ANATOMY OF FITNESS™

501

요가 아나토미

Premium 프리미엄

hinkler

디 에 이 치 미 디 어
DH:MEDIA

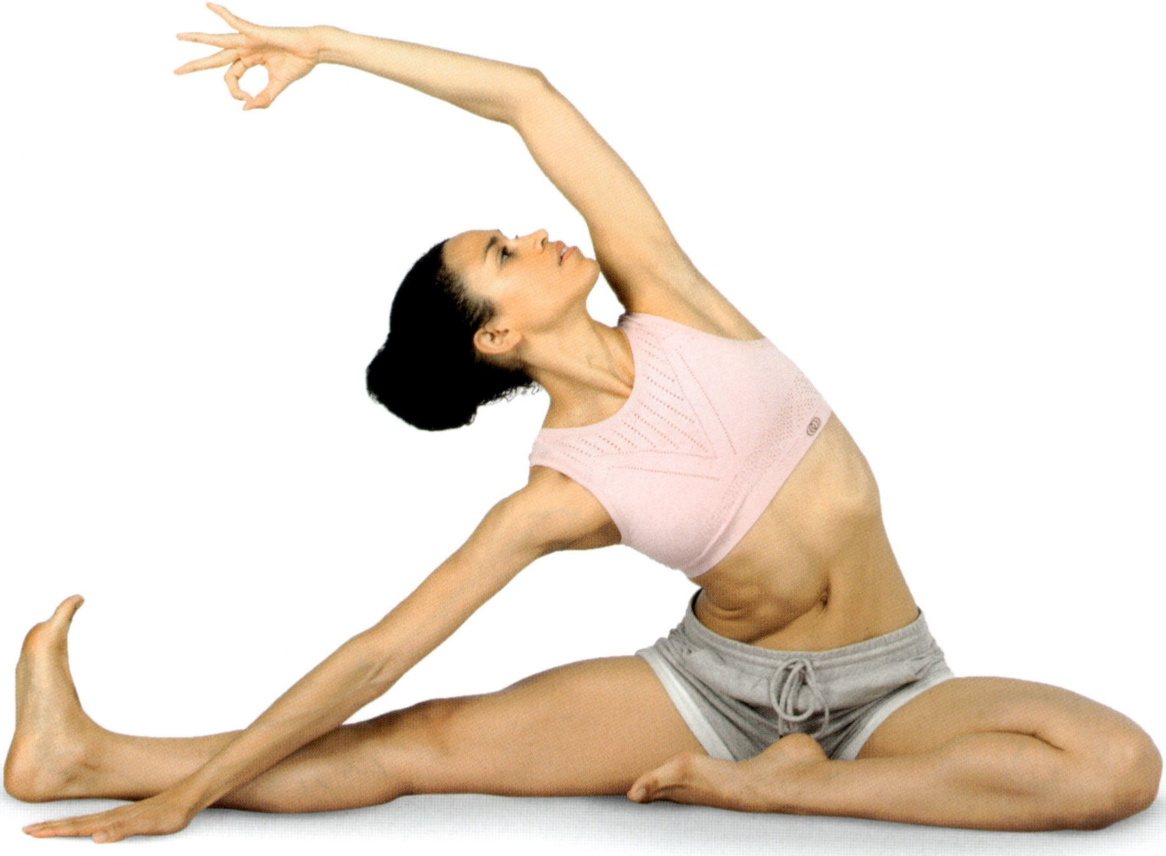

Published by Hinkler Books Pty Ltd 2018
45–55 Fairchild Street
Heatherton Victoria 3202 Australia
www.hinkler.com

© Hinkler Books Pty Ltd 2018

Created by Moseley Road Inc.
Cover Designer: Sam Grimmer
Prepress: Splitting Image
Production Director: Adam Moore
Designer: Philippa Baile www.oiloften.co.uk
Photographer: Naila Ruechel
Author: Nancy J. Hajeski

All rights reserved. No part of this publication may be reproduced, stored in a retrieval system, or transmitted in any way or by any means, electronic, mechanical, photocopying, recording or otherwise, without the prior written permission of Hinkler Books Pty Ltd.

Korean translation copyright © 2018 by DH Media Co., Ltd.

Anatomy of Fitness 501 Yoga Exercises
501 요가 아나토미 프리미엄

Nancy J. Hajeski 지음

김성원, 김지선, 최정심, 정준익, 조연정 공역

초판 1쇄 발행 • 2018년 8월 10일

발행인 • 양원석

발행처 • DH미디어

신고번호 • 제2017-000022호

전화 • (02) 2267-9731   팩스 • (02) 2271-1469

ISBN 979-11-960317-4-9 13690

정가 25,000원

※ 이 책의 한국어판 저작권은 호주 Hinkler Books 사와의 독점 계약으로 DH미디어가 소유합니다. 저작권법에 의하여 대한민국 내에서 보호받는 저작물이므로 DH미디어의 사전 서면 허가 없이 이 도서의 일부라도 전자, 기계, 복사, 기록 또는 다른 방법으로 복사하거나 전송할 수 없습니다.
※ DH미디어는 대한미디어의 취미, 실용, 스포츠 전문 브랜드입니다.
※ 잘못 만들어진 책은 구입처 및 DH미디어 본사에서 교환해 드립니다.

면책 조항

이 책의 내용은 일반 대중에게 유익한 정보를 제공하고자 기획되었습니다. 본문, 도표, 사진을 포함한 모든 자료는 오직 정보 목적으로만 사용되어야 하며 특정 질환에 대한 의학적 진단이나 치료의 대안이 될 수 없습니다. 독자들은 운동을 시작하기에 앞서 또는 일반적이거나 특수한 건강상 문제에 대해서는 전문가의 의학적 도움을 구하고 의사와 상담을 해야 합니다. 저자와 출판사는 이 책에 나오는 특정 치료법, 운동 절차, 조언이나 기타 정보를 추천하거나 지지하는 것이 아니며, 특히 이 출판물의 내용을 직간접적으로 사용하거나 적용한 결과로 유발된, 또는 개인적인 손해나 위험에 대해 책임을 지지 않습니다.

ANATOMY OF FITNESS 501

요가 아나토미

*Anatomy 해부학

Premium 프리미엄

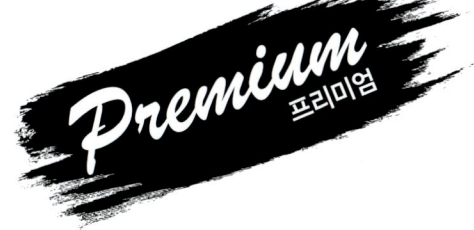

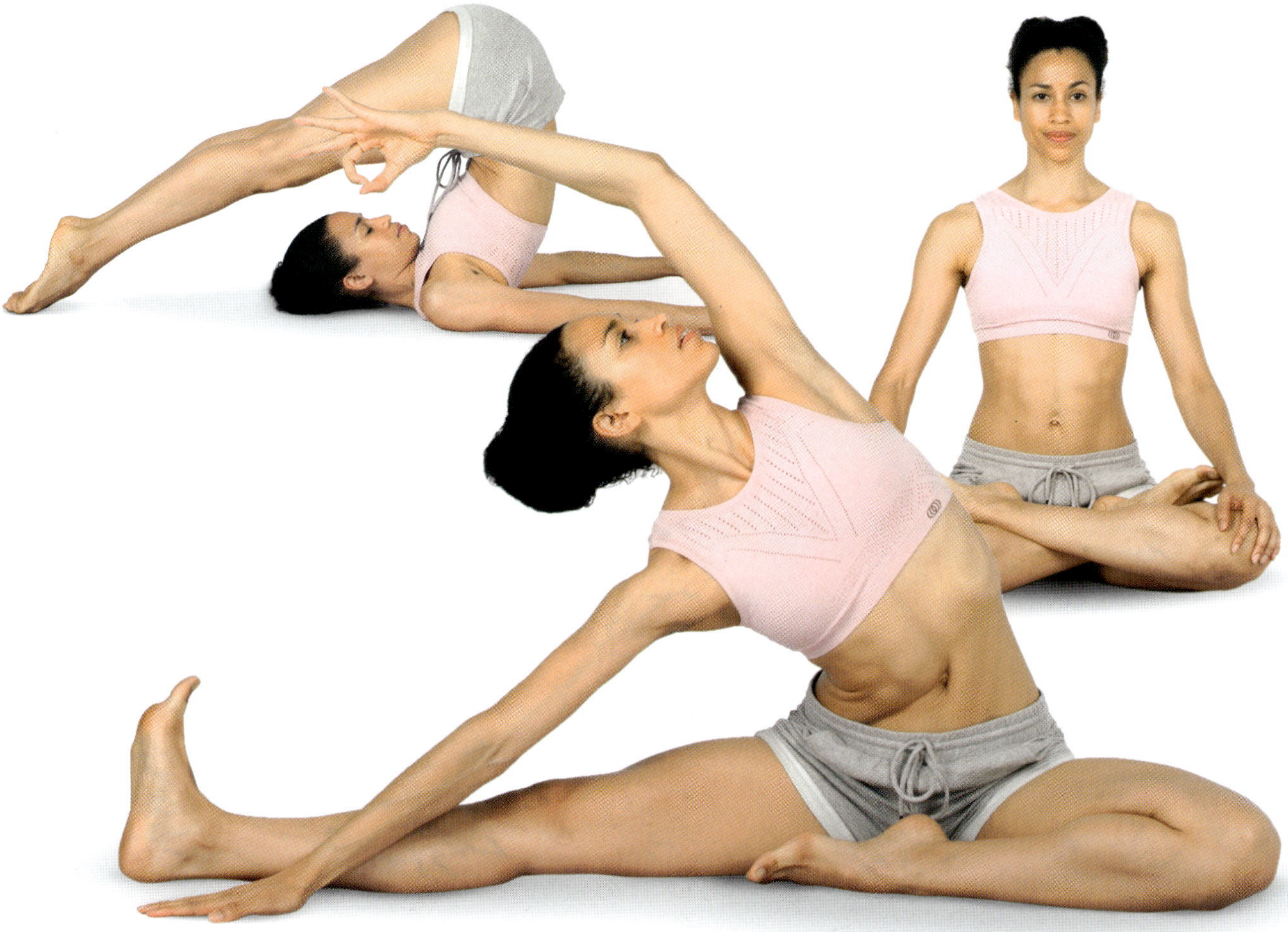

몸과 마음의 수련을 통해 **일상의 행복감**과 **마음의 안정**을 경험하세요!

목차

서문 6
근육 해부도 10

1장 서서 하는 자세   12

Mountain Pose 산 자세 14
Tree Pose 나무 자세 18
Extended Hand to Foot Pose 발 잡고 서기 자세 20
Triangle Pose 삼각 자세 22
Half Moon Pose 반달 자세 26
Warrior I Pose 전사 I 자세 28
Warrior II Pose 전사 II 자세 30
Warrior III Pose 전사 III 자세 32
Extended Side Angle Pose 옆으로 뻗는 자세 36
Twisting Chair Pose 의자 비틀기 자세 40

2장 앞으로 구부리는 자세   44

Intense Side Stretch 강한 측면 스트레칭 자세 46
Half Standing Forward Bend 서서 하는 반 전굴 자세 50
Wide Legged Forward Bend 다리를 벌린 전굴 자세 54
Seated Forward Bend 앉아서 하는 전굴 자세 58
Child's Pose 아이 자세 62
Extended Puppy Pose 강아지 자세 64
Bound Angle Pose 나비 자세 66
Fire Log Pose 장작 자세 70
Wide Angle Seated Bend 박쥐 자세 72
Standing Split Pose 서서 다리를 벌리는 자세 74

3장 뒤로 구부리는 자세   76

Upward Facing Dog 고개를 든 개 자세 78
Cobra Pose 코브라 자세 82
Half Frog Pose 1 반 개구리 자세 1 84
Bow Pose 활 자세 88
Bridge Pose 다리 자세 92
Upward Facing Bow Pose 위를 향한 활 자세 96
Camel Pose 낙타 자세 100
Fish Pose 물고기 자세 104
Locust Pose 1 메뚜기 자세 1 106
One Legged King Pigeon 1 외발 왕비둘기 자세 1 110
Lord of the Dance Pose 1 춤의 신 자세 1 114

4장 팔 운동   118

Plank Pose 널빤지 자세 120
Chaturanga 차투랑가 자세 124
Side Plank 측면 널빤지 자세 126
Crow Pose 까마귀 자세 130
Downward Facing Dog 고개 숙인 개 자세 132
Plow Pose 쟁기 자세 134
Shoulder Stand 어깨로 서기 자세 136
Head Stand 물구나무서기 자세 138
Upward Facing Plank 위를 향한 널빤지 자세 ... 140

5장 앉아서 하는 자세 및 비틀기　　　　　　　　　　144

Staff Pose 막대 자세 146
Easy Pose 편안한 자세 148
Hero Pose 영웅 자세 150
Cow Face Pose 소 얼굴 자세 154
Full Lotus Pose 연꽃 자세 158
Boat Pose 보트 자세 162
Sage Marichi's Pose 1 현자 마리치 자세 1 166
Monkey Pose 원숭이 자세 168
Revolved Head to Knee Pose 활 당기기 자세 170

6장 누워서 하는 자세　　　　　　　　　　　　　174

Reclining Twist 누워서 비틀기 자세 176
Knees to Chest Pose 무릎을 가슴까지 끌어당기는 자세 178
Reclining Big Toe Pose 1 누워서 엄지발가락을 잡는 자세 1 ..182
Corpse Pose 송장 자세 186

서문

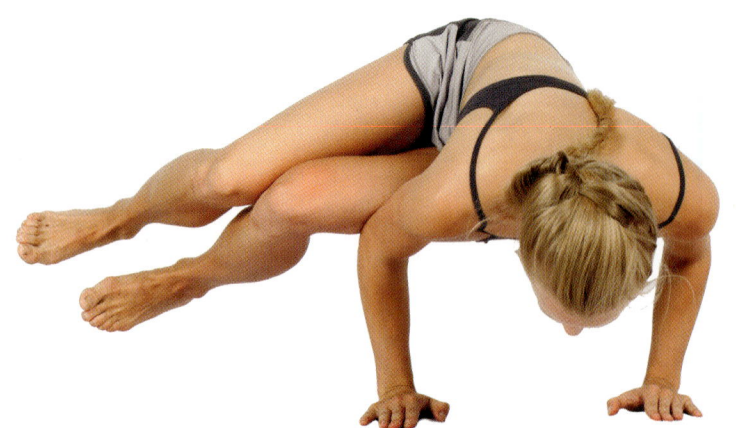

요가는 단순함에 뿌리를 둔 육체적·정신적 마음의 수련이다. 요가는 자세를 취한 뒤 그 자세를 유지하고 다음 자세로 흐르듯이 이어지는 과정이다. 무거운 기구를 들거나 갑작스럽고 빠르게 움직일 필요가 없고 같은 동작이 끊임없이 반복되지 않는다는 점에서 움직임의 효용성과 절제된 우아함에 대한 학문이라고 할 수 있다. 요가에는 상대적으로 쉽게 배울 수 있는 초급 및 중급 동작과 마스터하기까지 수년이 걸리는 매우 복잡한 상급 동작이 있다. 하지만 가장 단순한 자세라 할지라도 제어력, 집중력, 신체 정렬이 요구된다. 중상급 자세를 해내기 위해서는 힘과 유연성뿐 아니라 높은 균형감각이 필요하다. 심도 깊게 수련하고 복잡한 자세를 늘려나가면서 제어력, 집중력, 힘, 균형감, 유연성을 키울 수 있다.

요가를 수련하면 심리적·정신적 효과도 얻을 수 있다. 힌두교, 브라만교, 자이나교에서 요가라는 말은 '정신적 수련'을 뜻하며 단순히 운동요법 이상의 의미를 지닌다. 즉, 우리의 삶을 나은 방향으로 바꿔나간다는 의미를 담고 있다. 요가를 통해 얻을 수 있는 심리적·정신적 풍요로움은 원래 요가를 수련하는 주목적이었다. 독일의 인도학자이자 요가 전문작가인 게오르크 포이에르슈타인(Georg Feuerstein)에 따르면 요가란 "자아의 초월을 기반으로 심오한 변화를 일으키는 것"이다. 이러한 신비한 요가의 힘은 요가를 수련하는 사람이 자신의 호흡법과 온몸의 크고 작은 근육이 움직이는 순간에 온전히 집중할 때 나타난다. 먼저 마음이 차분해지고, 신체 각 부분의 위치에 집중하기 위해서는 현재의 순간에 온전히 몰입해야 한다. 그런 다음 신체는 우리 자신의 좁은 세상보다 더 크고 더 깊으며 더 큰 울림이 있는 무언가를 향한 매개체가 된다.

요가 세션을 마치고 난 후 다시 집중력이 생기고 상쾌한 활기를 느낌과 동시에 고요하고 평온한 상태가 되는 것을 이상적인 요가라 할 수 있다.

요가의 역사

요가의 정확한 기원에 대해서는 논쟁의 여지가 있지만 5천여 년 전 인도 북부의 인더스-사라스바티 문명을 통해 탄생했다고 알려져 있다. 요가라는 말은 노래, 만트라, 의례 모음집인 인도에서 가장 오래된 고대 경전 『리그베다(Rig Veda)』에 수련의 개념으로 처음 언급되었다. 원래 요가는 세상에 대한 이해를 넓힌다는 의미였고, 이후 깨우침이라는 궁극적 목적을 위한 자아 탐구의 의미로 진화했다. 힌두교 문헌 모음집 『우파니샤드(Upanishads)』에 따르면 '스승의 슬하에서 공부하고 요가 수련에 삶을 헌신'함으로써 자아 탐구의 여정을 시작할 수 있다. 기원전 6세기경에 이르러 자세와 명상이 요가의 중요한 요소가 되었고, 이러한 요가 자세와 명상은 상당 부분 석가모니의 가르침에 따라 시행되었다.

현대의 요가

요가는 19세기 중반 인도 철학과 더불어 서구 지식인층에 처음 도입되었다. 1890년대에 유명한 요가 수행자 스와미 비베카난다(Swami Vivekananda)가 유럽과 미국을 여행했는데, 서구에서 그의 인기를 뒷받침한 것은 인도 문화와 사상에 대한 게오르크 헤겔, 아서 쇼펜하우어 같은 철학자들의 관심과 독일 낭만주의에 자극을 받은 랠프 월도 에머슨, 헨리 데이비드 소로 등의 초월주의자들을 포함한 지식인들이었다. 신지학자(神智學者)들 역시 요가에 대한 미국 내 인식과 요가 문화 수용에 영향을 미쳤다. 요가의 유행은 신비주의적이고 초자연적인 철학을 받아들이게 했고, 이러한 철학을 지지하는 사람들은 과거에 대한 고대 지식이 자연세계를 이해할 수 있게 해주고 계몽과 더 나아가 구원에 이르게 해준다고 믿었다.

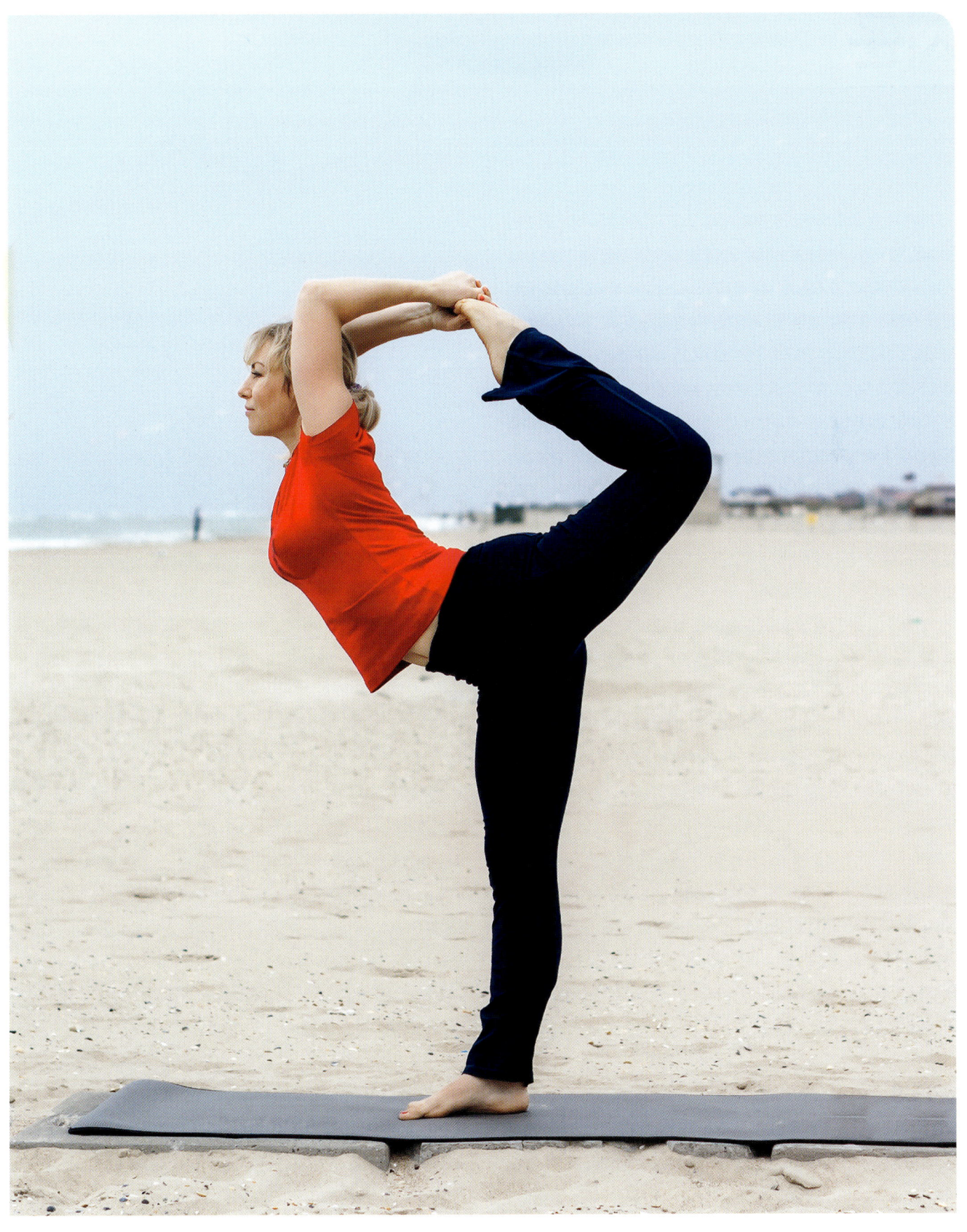

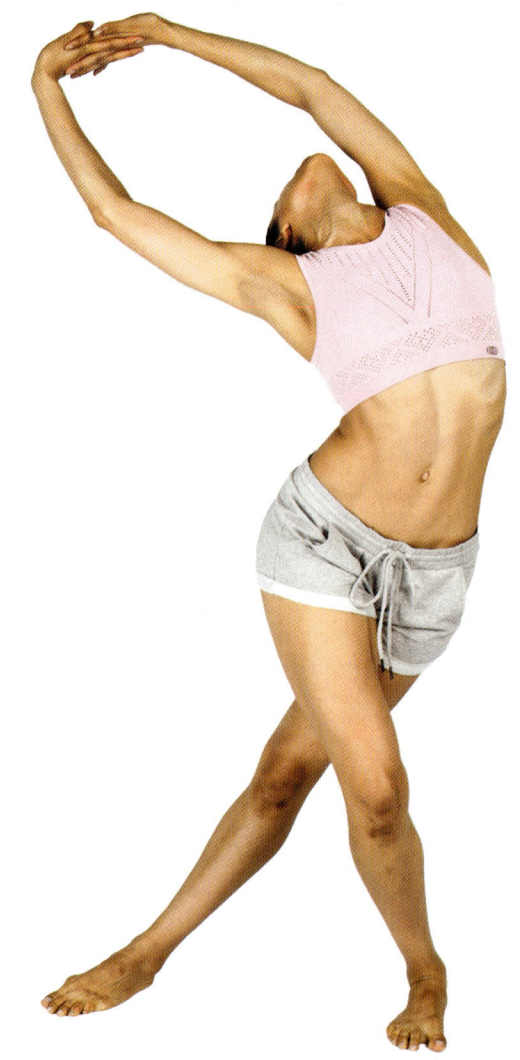

　20세기 초 인도에서는 영국에 의해 고대 관습이 지속적으로 탄압을 받았고 요가 수련을 지속하는 인도인을 거의 찾아볼 수 없었다. 하지만 티루말라이 크리쉬나마차리야(Tirumalai Krishnamacharya)는 어린 시절에 요가를 접한 뒤, 성장하면서 인도 전통이 다시 부활했던 시기에 힌두교 의례, 인도법, 산스크리트어, 아유르베다와 인도 의학을 연구했다. 이 중 그가 가장 전념했던 분야는 요가로, 신체적인 요소가 가미된 현대 요가인 아쉬탕가 빈야사(Ashtanga Vinyasa) 요가를 완성했다. 아쉬탕가 요가의 탄생은 인도의 도시 마이소르의 마하라자(Maharajah)의 후원 덕분에 가능했다고 할 수 있다. 마하라자는 당뇨병을 앓고 있었는데, 요가 수련이 지닌 잠재적인 치료의 힘에 관심이 많았다. 크리쉬나마차리야에 따르면 요가 수련은 다음의 3단계를 거쳐 이뤄져야 한다. 첫째 청년기에는 근육의 힘과 유연성을 키우고, 둘째 성인기에 이르러 '가족'을 이루는 시기에는 건강을 유지하며, 마지막으로 정신에 집중해야 한다. 크리쉬나마차리야는 여성에게도 요가 수련을 허락한 첫 번째 요기(yogi)로 세계 최초의 여성 요기였던 인드라 데비(Indra Devi)의 스승이다. 스와미 시바난다(Swami Sivananda) 역시 현대 요가에서 영향력 있는 요기로 손꼽힌다. 시바난다는 적절한 운동, 적절한 호흡, 적절한 식이요법, 긍정적인 사고, 명상을 현대 요가를 구성하는 5대 원칙이라고 주장했다.

　1960년대에 접어들면서 요가는 젊은이들이 주축이 된 반문화 운동, 히피 문화와 명상, 동양의 정신성에 대한 관심에 연계되었다. 이후 1980년대로 넘어오면서 생긴 피트니스와 헬스클럽 광풍이 요가에 대한 관심을 더욱 고조시켰고, 얼마 뒤엔 다양한 경제배경을 지닌 전 연령대의 사람들이 '고개 숙인 개 자세'를 수련하고 '내면의 구루(guru)와 만나기' 위해 요가를 배우게 되었다.

요가 전통

오늘날 서구에서 수련하고 있는 요가는 이전 시대의 요가보다 신체에 좀 더 중점을 두고 있다. 요즘에는 체중을 줄여 몸매를 가꾸고, 주로 앉아서 일하는 라이프스타일에 변화를 주거나 일상에서 느끼는 압박감과 스트레스에 의해 경직된 근육을 스트레칭하는 데 요가의 매력이 있다고 생각하는 사람들이 많다. 하지만 클래식 요가의 전통은 여전히 그대로 남아 있다. 요가 자세, 즉 아사나(asana)는 지금도 아난다 발라사나(Ananda Balasana), 사바사나(Savasana), 부장가사나(Bhujangasasa) 같은 산스크리트어 이름으로 불리고, 까마귀 자세, 낙타 자세, 연꽃 자세 같은 근본 동작들은 100여 년 전과 다름없이 숭배되고 있다. 집이든 문화센터든 전문 요가 스튜디오든 요가를 수련하는 사람들은 수천 년간 이어져온 전통의 일부가 되는 것이다.

요가의 종류

시간이 흐르면서 서로 다른 유형의 요가가 발전해왔다. 빈야사(Vinyasa) 요가는 호흡법과 움직임을 연계하는 빠른 페이스의 요가로 음악에 맞추어 하는 경우가 많다. 하타(Hatha) 요가는 부드럽고 느린 페이스의 요가로, 초보자들에게 적합하다. 아헹가(Iyengar) 요가는 신체의 정렬과 형태를 개선시키고 부상 회복에 좋은 요가다. 아쉬탕가(Ashtanga) 요가는 도전정신이 뛰어난 사람들에게 이상적인 요가로, 반복되는 루틴과 엄격한 가이드라인에 중점을 둔다. 26가지 동작과 두 가지 호흡법으로 구성되어 있는 비크람(Bikram) 요가는 난방을 한 방에서 진행된다. 정신적인 연결을 중시하는 사람들에게 적합한 쿤달리니(Kundalini) 요가는 노래, 찬팅, 명상과 더불어 반복적인 운동과 호흡법을 수련하는 요가다. 인(Yin) 요가의 경우 스트레칭을 통한 치료 효과를 얻기 위해 수분 동안 동작을 유지하고, 재활 요가에서는 더 깊은 이완을 위해 더 오랜 시간 자세를 유지한다.

치유를 위한 요가

최근 몇 년 사이에 요가는 암, 심장병, 천식, 조현병 등의 질환 치료를 위한 보완적인 중재 요법의 하나로 연구되고 있다. 암과 관련된 연구는 결론이 나지 않았지만 다른 질환과 관련된 연구 결과에 따르면 요가는 위험 요소를 줄이고 환자의 심리적 치유 과정에 도움을 주는 데 효과적일 수 있다.

책 소개

『501 요가 아나토미 프리미엄』 편에서는 기본적인 요가 동작과 여러 가지 변형 동작들을 소개한다. 서기, 눕기, 앞으로 구부리기, 앉기 같은 신체 동작을 바탕으로 각 장을 나누고, 각 장마다 기본 자세들을 소개한다. 각각의 기본 자세와 관련하여 간략한 소개, 동작 순서, 사진, 올바른 동작과 피해야 할 사항에 대한 팁을 제시한다. 또한 해당 자세를 통해 효과를 볼 수 있는 신체 부위와 근육을 해부학적으로 보여주는 그림도 포함되어 있다. 기본 자세 소개에 이어 기본 자세와 관련된 여러 동작을 간략한 설명과 함께 사진으로 설명한다.

이 책의 설명과 사진을 지침 삼아 초보자들도 초급 자세부터 좀 더 어려운 자세에 이르기까지 자신만의 수련을 해나갈 수 있을 것이다. 상급 자세에 도전하는 수련자들은 자신의 힘과 균형감, 유연성을 시험하는 자세를 포함해 이미 마스터한 동작들의 다양한 변형 자세를 시도해볼 수 있다. 이 책을 통해 요가를 수련하는 모든 사람이 성취감, 건강함과 행복감, 마음의 안정을 얻을 수 있기를 기대한다.

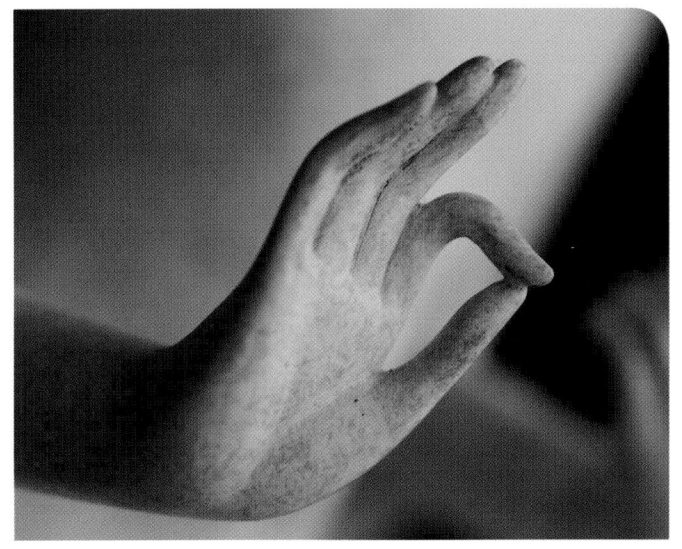

근육 해부도

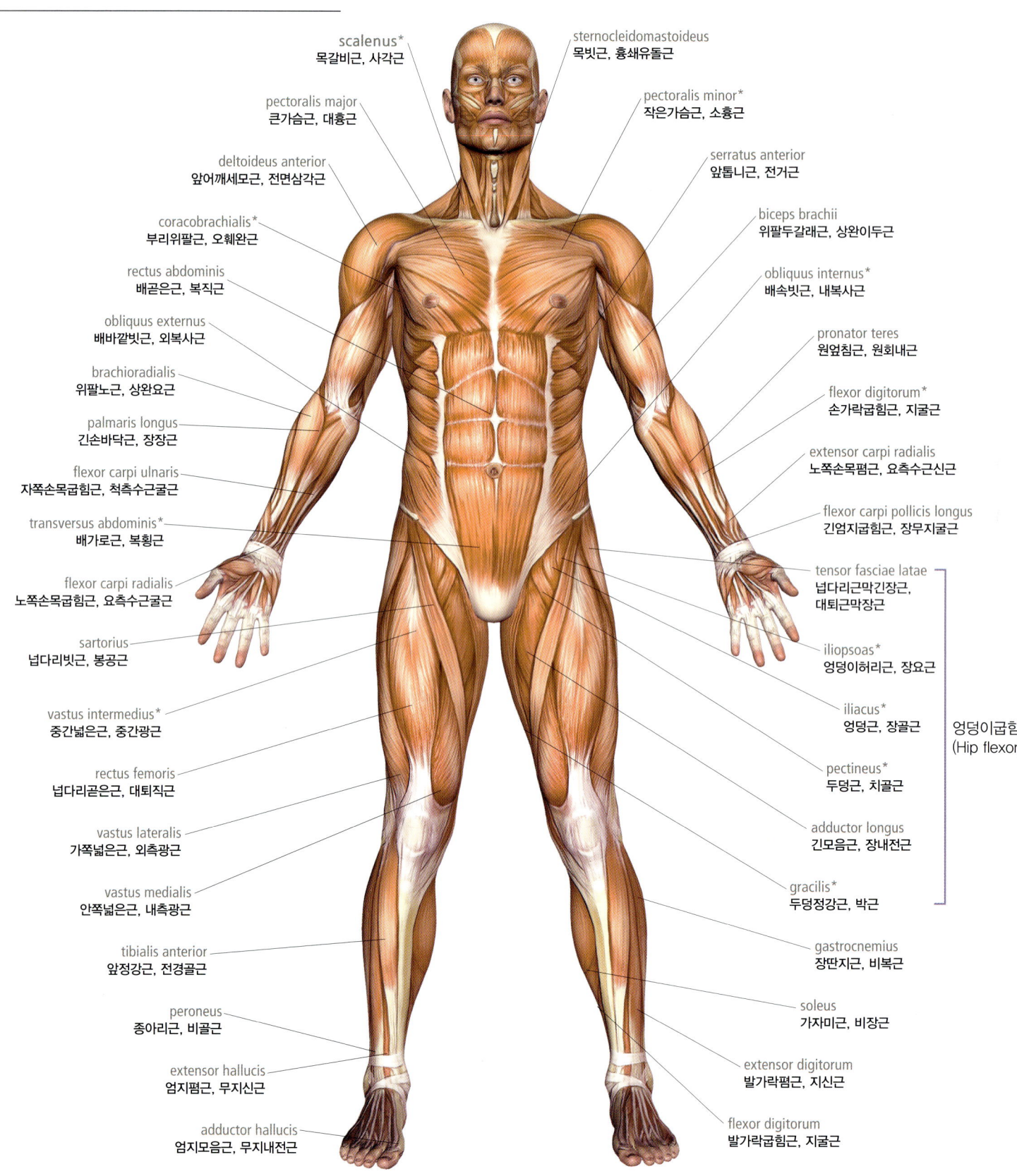

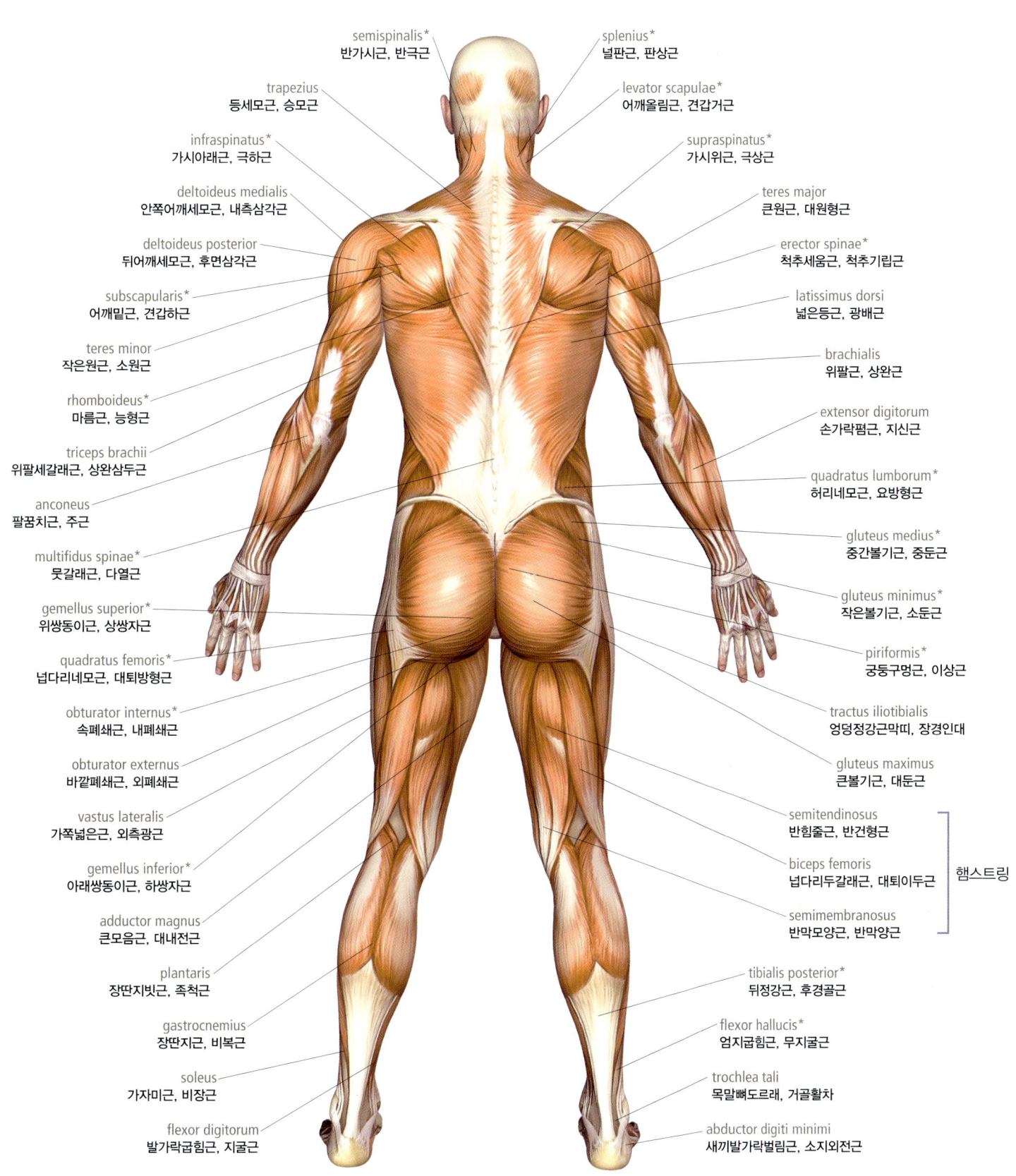

1장
Standing Poses
서서 하는 자세

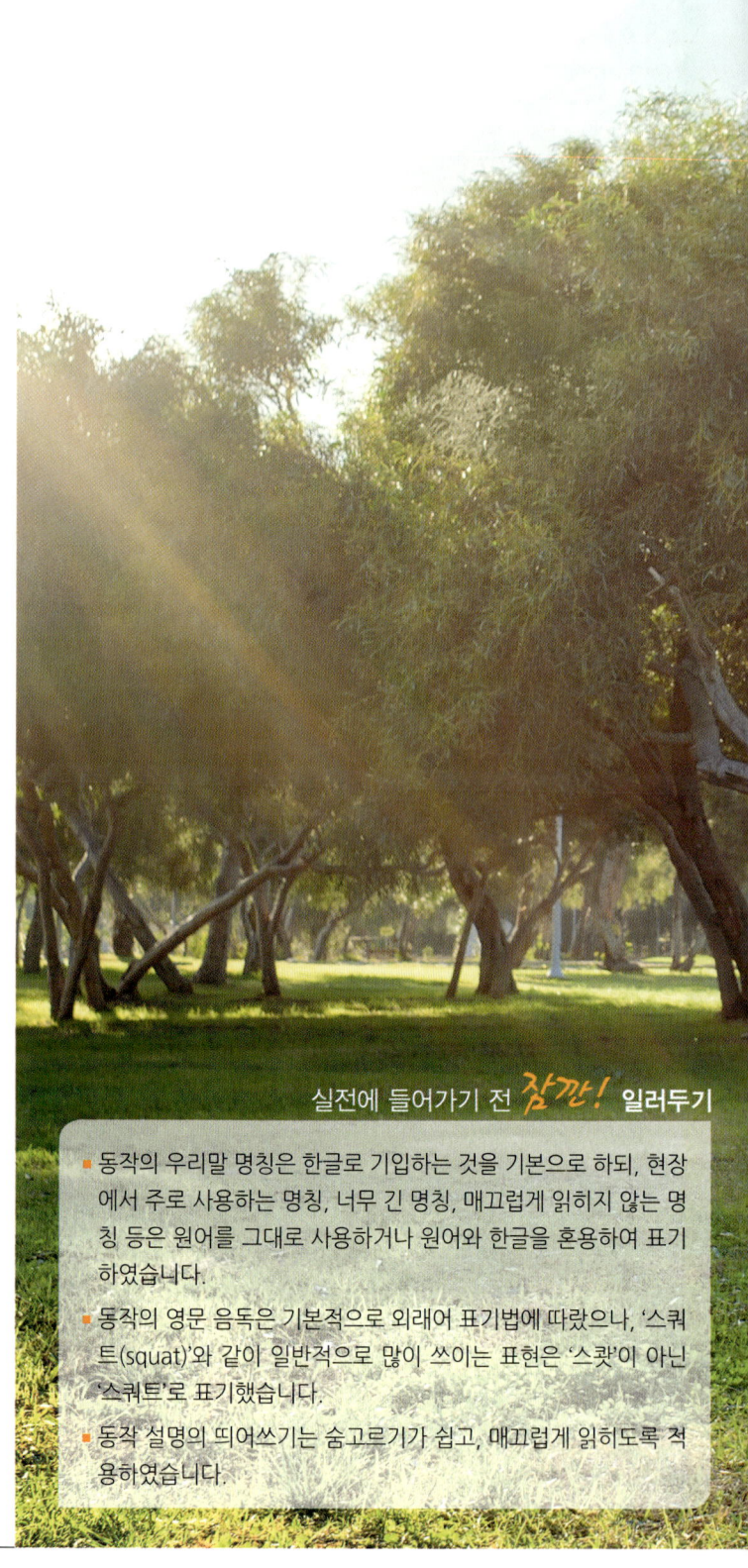

선 자세는 요가 플로우의 토대다. 일반적으로 서서 하는 자세는 운동을 시작할 때 실시하므로 핵심 요가 동작의 기초가 된다. 선 자세는 신체에 에너지를 불러일으키고 체력을 향상시키며 자신의 신체 역량을 깨닫게 해준다. 선 자세를 하기 위해서는 힘, 유연성, 균형이 조화를 이룬 섬세한 평형감각이 필요한데, 이러한 신체 요소들은 신체 정렬을 바르게 하는 데 달려 있다. 선 자세를 성공적으로 해내기 위해서는 올바른 자세를 유지하고 다리를 단단히 고정하는 것이 중요하다. 선 자세는 다리의 활력을 필요로 하지만, 다양한 관련 동작과 선 자세 변형 동작을 하기 위해서는 전신의 근육이 관련된다. 선 자세는 팔, 어깨, 몸통, 골반, 다리, 발을 강화시킨다. 선 자세를 통해 우아한 균형감을 찾는다면 이후 이어지는 모든 아사나를 수행할 준비가 된 것이다.

실전에 들어가기 전 잠깐! 일러두기

- 동작의 우리말 명칭은 한글로 기입하는 것을 기본으로 하되, 현장에서 주로 사용하는 명칭, 너무 긴 명칭, 매끄럽게 읽히지 않는 명칭 등은 원어를 그대로 사용하거나 원어와 한글을 혼용하여 표기하였습니다.
- 동작의 영문 음독은 기본적으로 외래어 표기법에 따랐으나, '스쿼트(squat)'와 같이 일반적으로 많이 쓰이는 표현은 '스쾃'이 아닌 '스쿼트'로 표기했습니다.
- 동작 설명의 띄어쓰기는 숨고르기가 쉽고, 매끄럽게 읽히도록 적용하였습니다.

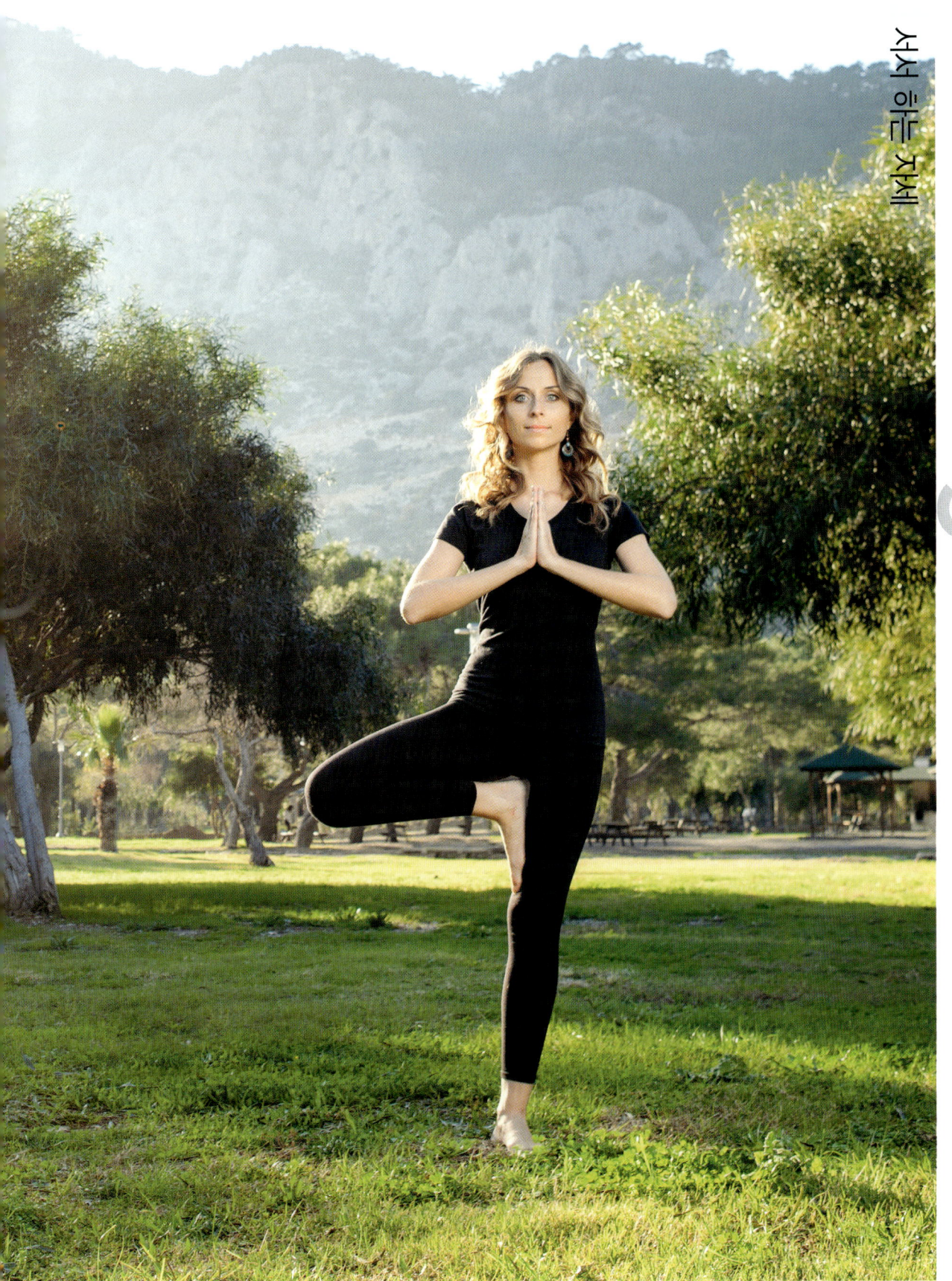

서서 하는 자세 **Standing Poses**

001
MOUNTAIN POSE
산 자세

산 자세는 모든 선 자세와 역자세의 기본이 되는 자세로 척추 자세와 균형감, 전신의 근육 정렬을 개선해준다. 기초 동작처럼 보일지 모르지만, 산 자세에는 이후 이어지는 서서 하는 동작들에 적용될 수 있는 신체 정렬의 원칙들이 숨어 있다.

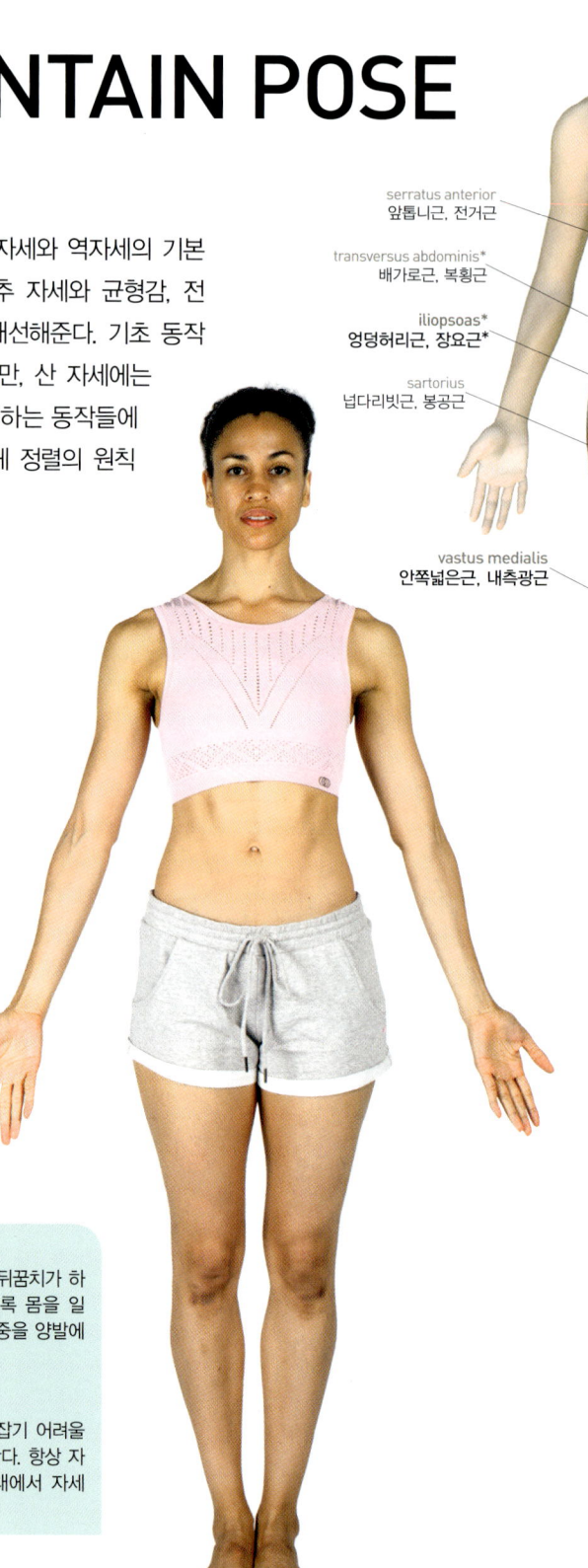

용어 범례
굵은 검정색 용어: 동작의 주요 근육
검정색 용어: 운동 근육
별표(*): 심부 근육

올바른 동작
귀, 어깨, 엉덩이, 발뒤꿈치가 하나의 직선을 이루도록 몸을 일직선으로 만들고 체중을 양발에 고르게 싣는다.

잘못된 동작
어지럽거나 균형을 잡기 어려울 경우 이 자세를 피한다. 항상 자신의 역량과 한계 내에서 자세를 취하도록 한다.

- 발은 나란히 모으고 팔은 양쪽 옆구리에 내리고 선다. 체중을 발바닥 전체에 고르게 싣는다.
- 골반을 중립 자세에 위치시킨다. 앞쪽 볼기뼈가 위나 아래를 향하게 하지 말고 정면을 향하게 한다. 배를 안쪽으로 살짝 끌어당긴다.
- 몸통 전체를 길게 늘이는 느낌으로 쭉 편다. 숨을 내쉬면서 어깨뼈를 머리에서 허리 뒤쪽 방향으로 이완시킨다.
- 팔 안쪽이 바깥쪽을 향하도록 돌리고 손은 양옆에 둔다. 손가락을 펼쳐 벌리고 손바닥은 앞쪽을 향하게 한다.
- 이 자세를 1분 정도 유지하면서 척추가 전신에 걸쳐 길게 펴지는 것을 느낀다.

Standing Poses 서서 하는 자세

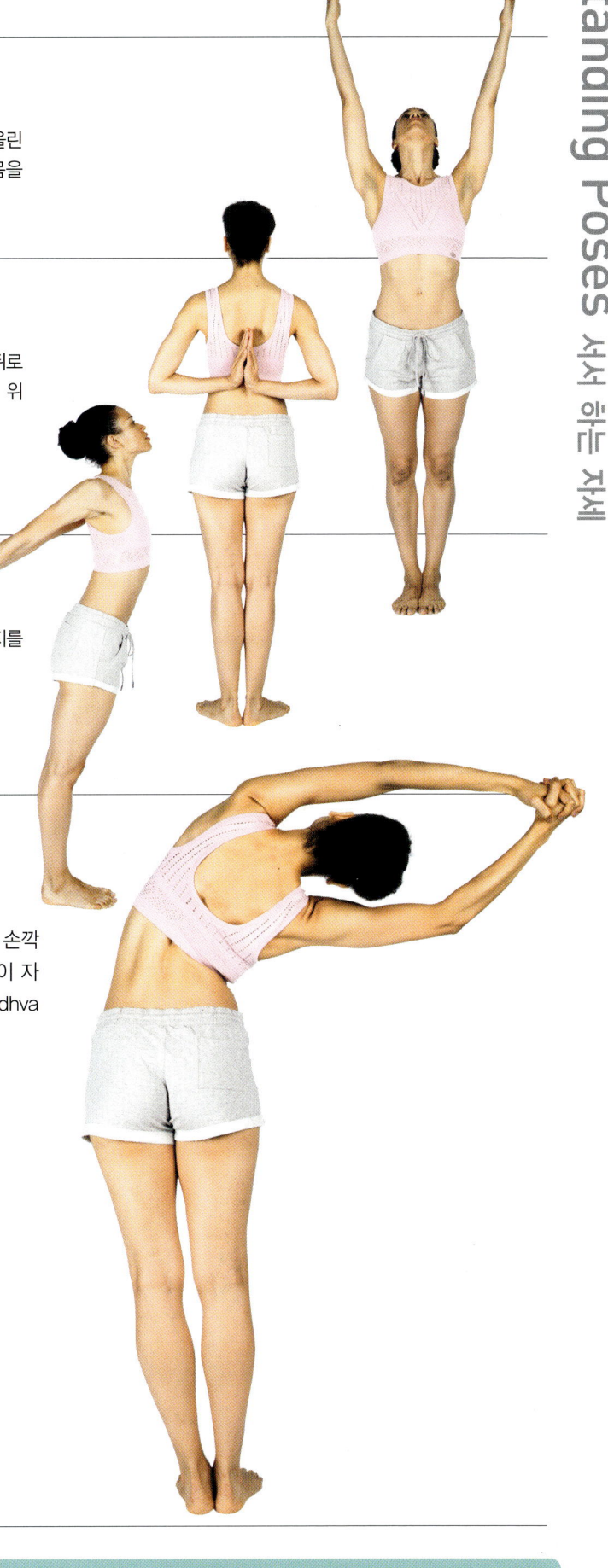

002 UPWARD SALUTE
양손을 위로 향한 경배 자세
산 자세(#001)로 선 다음 양팔을 천장을 향해 똑바로 뻗어 올린다. 시선은 위를 향하고 척추와 목을 길게 늘이는 느낌으로 몸을 편다.

003 REVERSE PRAYER
뒤로 기도하는 자세
산 자세(#001)로 선 다음 양팔을 쭉 펴서 등 뒤로 뻗는다. 뒤로 합장하는 자세로 손바닥을 맞댄다. 합장한 손을 척추를 따라 위로 더 끌어올려본다.

004 HANDS BOUND
등 뒤로 손깍지 자세
산 자세(#001)로 선 다음 양팔을 등 뒤로 쭉 뻗는다. 손은 깍지를 끼고 척추를 따라 위로 끌어올린다.

005 SIDEWAYS HANDS BOUND
손깍지 낀 측면 늘이기 자세
산 자세(#001)로 선 다음 손은 깍지를 끼고 팔은 위로 들어 똑바로 뻗는다. 손깍지를 끼고 팔을 쭉 뻗은 자세를 유지한 채 몸통을 좌우로 번갈아 기울인다. 이 자세는 파르쉬바 타다사나 우르드바 밧다 하스타사나(Parshva Tadasana Urdhva Baddha Hastasana), 옆으로 구부리기 자세(Side Bending Pose)라고도 한다.

- 옆으로 구부리는 자세는 자주 스트레칭을 하지 않는 부위를 자극하고 전신에 걸쳐 균형감을 느끼게 해준다.
- 옆으로 구부리는 자세는 등 근육, 어깨, 몸의 측면을 늘이고 강화시켜 복부와 허리를 탄력 있고 탄탄하게 만들어준다.
- 옆으로 구부리기는 모든 요가 단계의 기초 준비 자세다.
- 옆으로 구부리기는 삼각 자세(#029), 옆으로 뻗는 자세(#074), 반달 자세(#040)를 하기 위한 측굴 자세와 스트레칭에 대비해 척추와 옆구리를 훈련시켜준다.

006 STANDING CRESCENT
서서 하는 초승달 자세

산 자세(#001)로 선 다음 손은 깍지를 끼고 팔은 위로 들어 똑바로 뻗는다. 손깍지를 끼고 팔을 쭉 뻗은 자세를 유지한 채 어깨와 가슴을 한쪽 옆으로 기울인다. 엉덩이는 발과 발목에 일렬로 맞춰지도록 한다.

007 TADASANA POSE
타다사나 자세

산 자세(#001)로 선 다음 양팔을 위로 들어 똑바로 뻗는다. 손가락을 천장을 향해 곧게 펴고 손바닥을 서로 맞댄다. 시선은 천장을 향하도록 위를 쳐다본다.

008 ONE LEG STANDING CRESCENT
한 다리로 서서 하는 초승달 자세

산 자세(#001)로 선 다음 한 다리를 든다. 손은 깍지를 끼고 팔을 위로 똑바로 들어 올린다. 손깍지를 끼고 팔을 쭉 뻗은 자세를 유지한 채 어깨와 가슴을 한쪽 옆으로 기울인다.

009 SHIVAS VIGOROUS CYCLE OF LIFE
시바의 활기찬 생명 순환 자세

탄다바사나(Tandavasana)를 하기 위해서는 똑바로 서서 손을 깍지 끼고 머리 위로 들어 올린다. 왼쪽 다리를 오른쪽 다리 뒤로 돌려 길게 뻗고 양쪽 발바닥은 바닥에 붙인다. 상체를 뒤로 젖히면서 오른쪽으로 기울여 시선이 천장을 바라볼 수 있게 한다.

- 서두르지 말고 천천히 자연스러운 균형을 찾는다.
- 위로 뻗은 팔의 에너지를 이용해 몸이 만든 아치형을 따라 신체를 쭉 늘인다.
- 등 위쪽부터 구부려 엉덩이 부분에 너무 심한 압박이 가해지지 않도록 한다.
- 가슴, 복부, 어깨, 허벅지, 엉덩이, 다리, 발목을 스트레칭해 주는 동작이다.
- 전신에 걸쳐 활력과 에너지를 불러일으킨다.

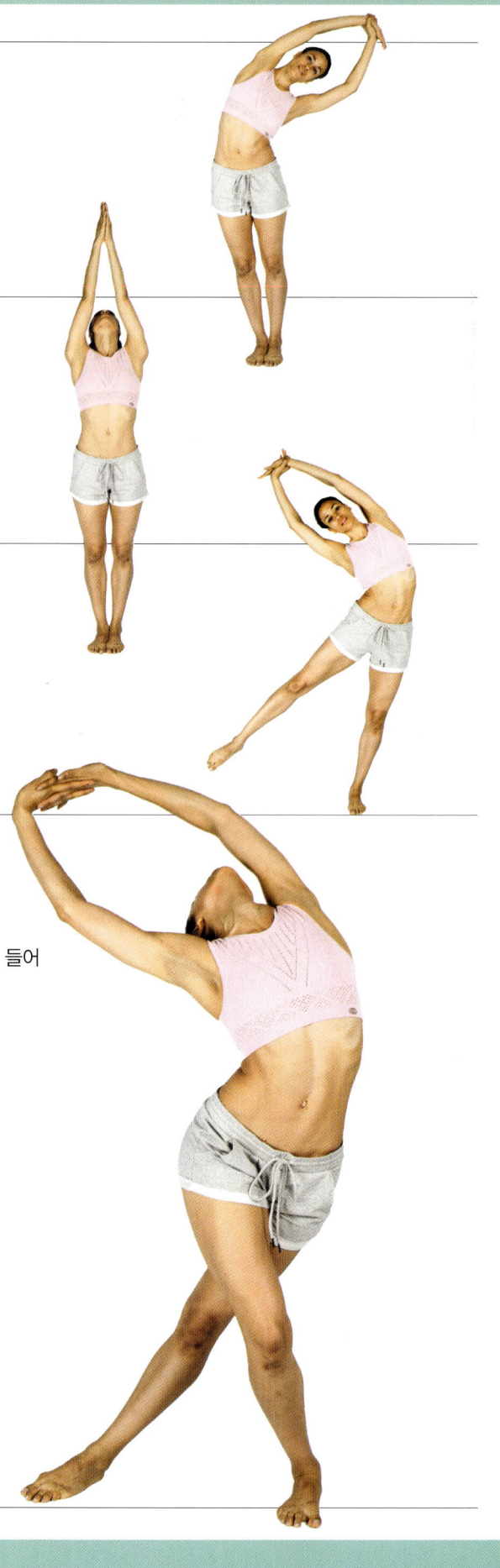

010 SUN SALUTATION BACKBEND
뒤로 기울이는 태양 경배 자세

산 자세(#001)로 선 다음 양팔을 위로 똑바로 뻗고 손바닥은 서로 맞댄 상태에서 손가락은 위를 향해 곧게 편다. 팔을 쭉 뻗은 채로 어깨를 후굴 자세가 되게 깊숙이 뒤로 기울인다. 이 자세는 '수리야 나마스카라사나(Surya Namaskarasana)'라고도 한다. '수리야'는 산스크리트어로 '태양'이라는 뜻이며 '나마스(namas)'에서 유래한 '나마스카라'는 '절, 존경, 경건한 경배'라는 의미다.

- 태양 경배 자세는 신체에 열을 발생시키고, 보통 준비 동작으로 실시한다. 태양 경배 자세를 할 때는 항상 코로 숨을 쉬도록 한다. 코로 숨을 쉬는 호흡법은 공기가 가슴으로 들어가기 전에 공기를 덥혀주어 명상 효과가 있다.
- 태양 경배 자세는 등 아랫부분과 엉덩이굽힘근에 공간을 만들어준다. 숨을 크게 내쉬면서 이에 맞추어 동작을 한다. 뒤로 기울이는 자세를 주기적으로 하면 운동성이 향상됨과 동시에 골격 주변의 지지근육을 강화해 척추를 보호하는 데 도움이 된다.

폐경기 증상 완화
몸을 반 정도 뒤로 구부리는 후굴 자세는 가슴과 심장 부분을 열어줄 수 있다. 이 자세는 혈압과 호르몬 분비에 균형을 가져올 뿐 아니라 감정 기복과 피부의 열감을 완화시키는 데도 도움이 된다. 골반 부위를 열어주는 동작을 집중적으로 수련하면 스트레스, 불쾌감 같은 폐경기 증상을 없애는 효과가 있다.

011 SUN SALUTATION BOUND BACKBEND
손깍지 끼고 뒤로 기울이는 태양 경배 자세

산 자세(#001)로 선 다음 팔을 위로 들어 똑바로 뻗는다. 손은 깍지를 낀다. 손깍지를 끼고 팔을 쭉 뻗은 자세를 유지한 채 후굴 자세가 되도록 어깨를 뒤로 깊숙이 기울인다.

012 CHAIR POSE
의자 자세

산 자세(#001)로 선 다음 무릎을 구부리고 상체를 앞으로 기울여 상체와 바닥이 45° 각도를 이루게 한다. 등을 똑바로 펴고 이 자세를 30초 정도 유지한다.

정확한 동작
허벅지, 무릎, 엉덩이만 아래로 내려 하체가 정확한 자세를 취할 수 있도록 한다. 등이 구부러지지 않도록 주의한다.

013

TREE POSE
나무 자세

나무 자세는 다리 근육을 따라 힘과 균형감을 키워주고 중심감각과 안정감을 개선시킨다. 이 동작은 허벅지, 사타구니, 몸통, 어깨를 스트레칭하여 발목과 종아리에 힘을 키우고 복부 근육을 탄력 있게 만들어준다.

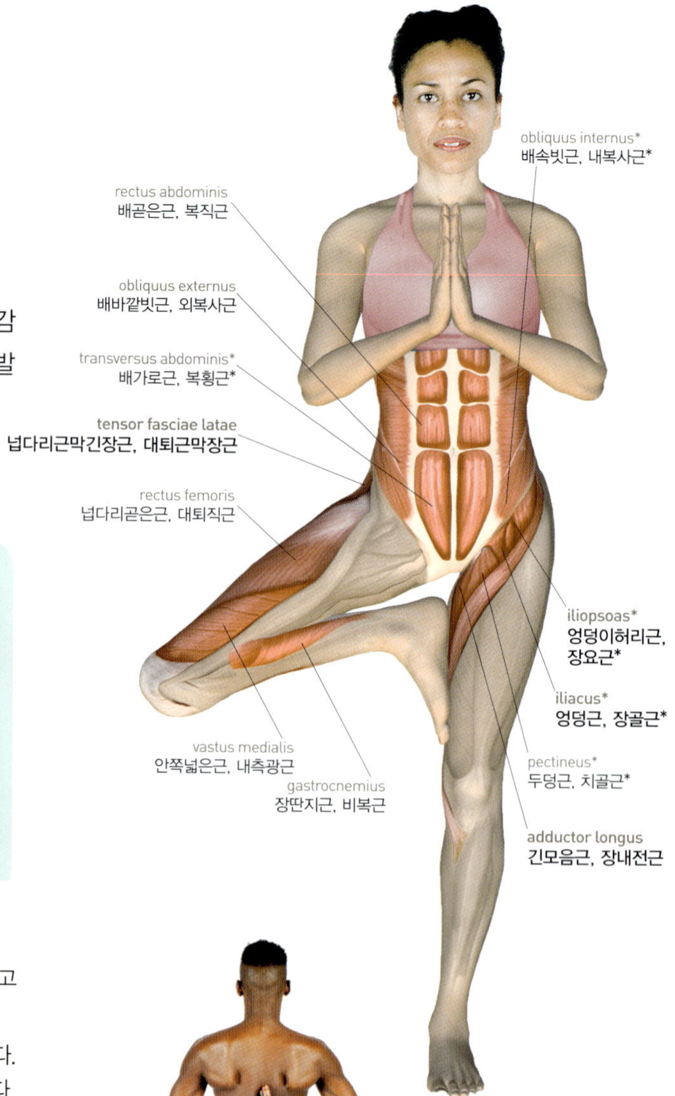

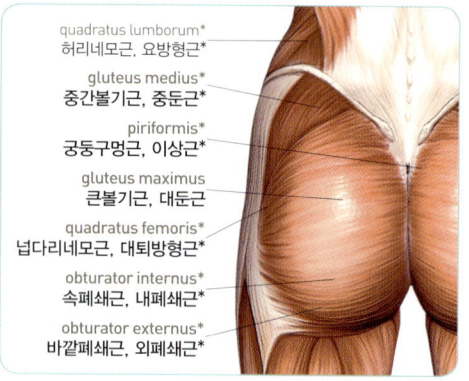

올바른 동작
몸을 지탱하는 무릎의 위나 아래, 또는 몸을 지탱하는 다리의 허벅지나 종아리 위에 발을 놓는다.

잘못된 동작
균형을 잡고 있는 발이 돌아가지 않도록 한다. 엉덩이와 몸을 지탱하는 무릎이 이루는 일직선이 흐트러질 수 있다.

- 똑바로 선 자세에서 체중을 왼발에 싣는다.
- 오른쪽 무릎을 굽히면서 발을 바닥에서 든다. 손을 뻗어 오른쪽 발목 안을 잡고 왼쪽 허벅지 안쪽을 따라 오른발을 끌어올린다.
- 균형을 잡기 위해 자세를 조정하여 골반 중앙이 바로 왼발 위에 오게 한다. 엉덩이 위치를 조정하여 오른쪽 엉덩이와 왼쪽 엉덩이가 일렬로 맞춰지도록 한다.
- 균형이 잡히면 손은 가슴 앞에서 합장한다. 이 자세를 10초 이상 유지해본다.
- 자세를 풀고 다리를 바꿔 반복한다.

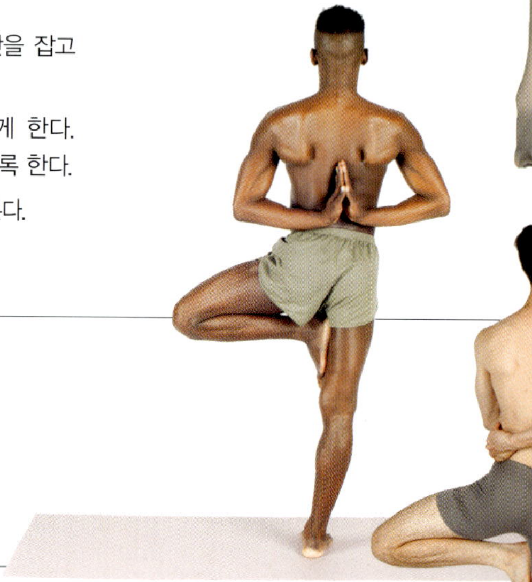

014
TREE POSE REVERSE PRAYER
뒤로 기도하는 나무 자세
나무 자세 후 균형이 잡히면 양팔을 등 뒤로 돌린다. 뒤로 합장하는 자세로 손바닥을 맞대고 손가락은 천장을 향해 곧게 편다.

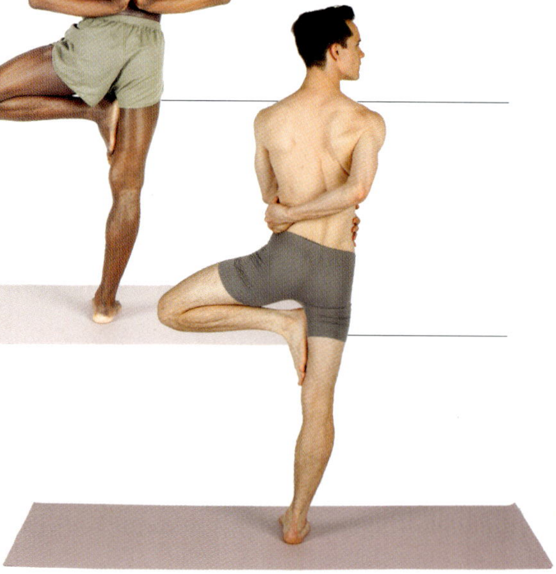

015
TREE VARIATION REVOLVED HALF BOUND
팔을 반 감아 돌린 나무 자세
나무 자세 후 균형이 잡히면 왼손은 가슴을 지나 맞은편 엉덩이에 닿게 하고, 오른손은 등 뒤로 돌려 몸을 감싸면서 왼쪽 엉덩이를 잡는다.

016 TREE VARIATION SIDE BENDING
옆으로 구부리는 나무 자세
나무 자세 후 균형이 잡히면 양팔을 옆으로 똑바로 뻗는다. 몸통을 왼쪽 아래로 기울이면서 오른손을 천장을 향해 쭉 뻗는다.

017 TREE VARIATION HALF BOUND UPWARD
팔을 반 감고 위를 향한 나무 자세
나무 자세 후 균형이 잡히면 들어 올린 발과 같은 쪽의 손을 등 뒤로 내려 반대편 엉덩이 위에 닿게 한다. 들어 올린 발을 반대편 허벅지 위로 끌어올려 손으로 발을 잡아 엉덩이 앞에서 손과 발을 맞잡는다. 반대쪽 팔은 위를 향해 똑바로 쭉 뻗는다.

018 HAND TO FOOT HAND TO KNEE
발과 무릎을 잡는 자세
나무 자세 후 균형이 잡히면 양팔을 등 뒤로 돌려 내린다. 들어 올린 발과 같은 쪽 손으로 구부러져 있는 무릎을 잡는다. 발을 허벅지에서 들어 반대편 손으로 잡는다. 들어 올린 다리를 등 뒤로 뻗고, 한 손은 무릎을 다른 한 손은 발을 잡은 자세를 유지한다.

019 HAND TO FOOT HAND TO KNEE TOPPLING
발과 무릎을 잡고 앞으로 구부리는 자세
나무 자세 후 균형이 잡히면 양팔을 등 뒤로 돌려 내린다. 들어 올린 발과 같은 쪽 손으로 구부러져 있는 무릎을 잡는다. 발을 허벅지에서 들어 반대편 손으로 잡는다. 들어 올린 다리를 등 뒤로 뻗고, 한 손은 무릎을 다른 한 손은 발을 잡은 자세를 유지한다. 이 자세에서 엉덩이부터 몸을 앞으로 구부린다.

좋은 자세
몸을 지탱하는 발이 앞쪽을 향해야 한다. 발이 틀어지면 엉덩이와 몸을 지탱하고 있는 무릎이 이루는 일직선이 흐트러질 수 있다. 무릎도 앞을 향하게 한다.

020 ARMS RAISED
양팔을 들어 올리는 자세
나무 자세(#013) 후 균형이 잡히면 양팔을 들어 머리 위로 쭉 편다. 손바닥은 서로 마주 보게 하고 손가락은 위로 곧게 편다.

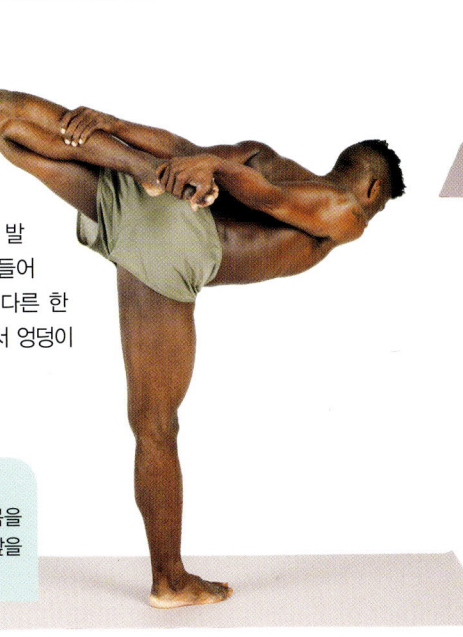
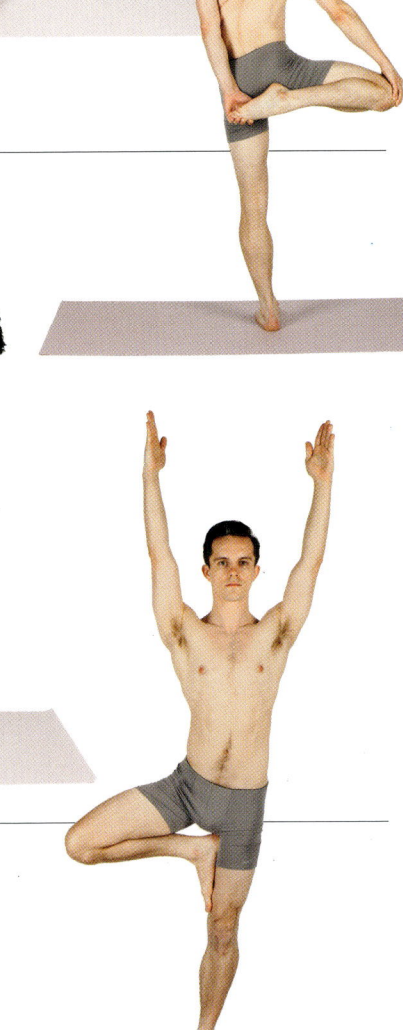

Standing Poses 서서 하는 자세

021

EXTENDED HAND TO FOOT POSE

발 잡고 서기 자세

발 잡고 서기 자세는 균형감과 유연성을 높여주는 중요한 동작이다. 이 자세를 할 때는 서 있는 다리를 바닥에 단단히 고정시키는 데 집중해야 한다. 서 있는 다리를 일직선으로 펴고 척추는 길게 늘여주는 자세를 유지하면서 반대편 다리를 들어 올린다. 충분한 시간을 갖고 균형감을 찾은 후 1~5회 호흡하면서 버텨본다.

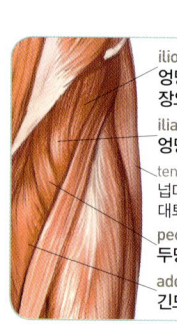

올바른 동작
척추를 일직선으로 곧게 세우고 어깨는 엉덩이와 똑바로 일렬로 맞춘다. 엉덩이를 똑바로 펴고 선 자세를 유지하면서 균형을 잡고 있는 다리의 발뒤꿈치를 바닥에 단단히 붙이고 균형을 유지한다.

잘못된 동작
다리를 들어 올릴 때 엉덩이가 위를 향해 들리지 말아야 한다. 무릎을 고정시키거나 안쪽으로 들어지지 않도록 한다.

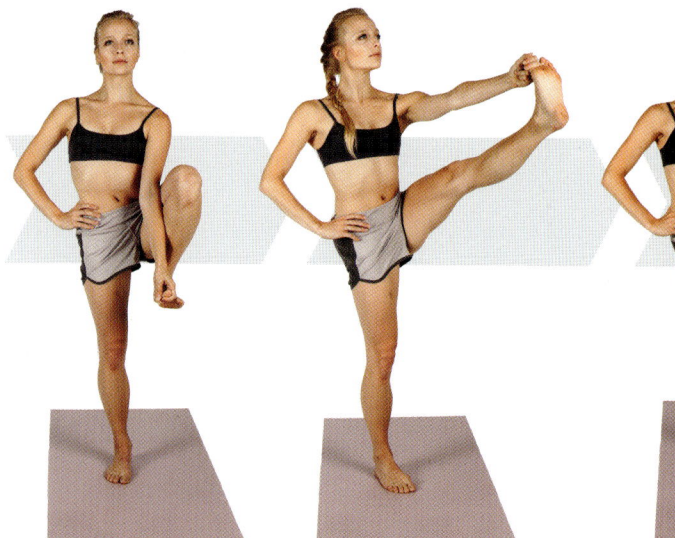

- 산 자세(#001)로 선다. 체중을 오른발로 옮기면서 왼쪽 무릎을 들어 올린다. 균형을 잡기 위해 오른손은 오른쪽 엉덩이 위에 올려놓는다.

- 왼손으로 왼발 엄지발가락을 잡는다. 엄지손가락은 발가락 바깥쪽에, 두 개의 손가락으로는 발가락 안쪽을 감싼다.

- 오른쪽 허벅지를 살짝 돌리면서 지탱하는 다리에 힘을 준다. 숨을 내쉬면서 왼쪽 다리를 똑바로 쭉 뻗는다. 1~5회 호흡하면서 자세를 유지한 뒤 방향을 바꿔 반복한다.

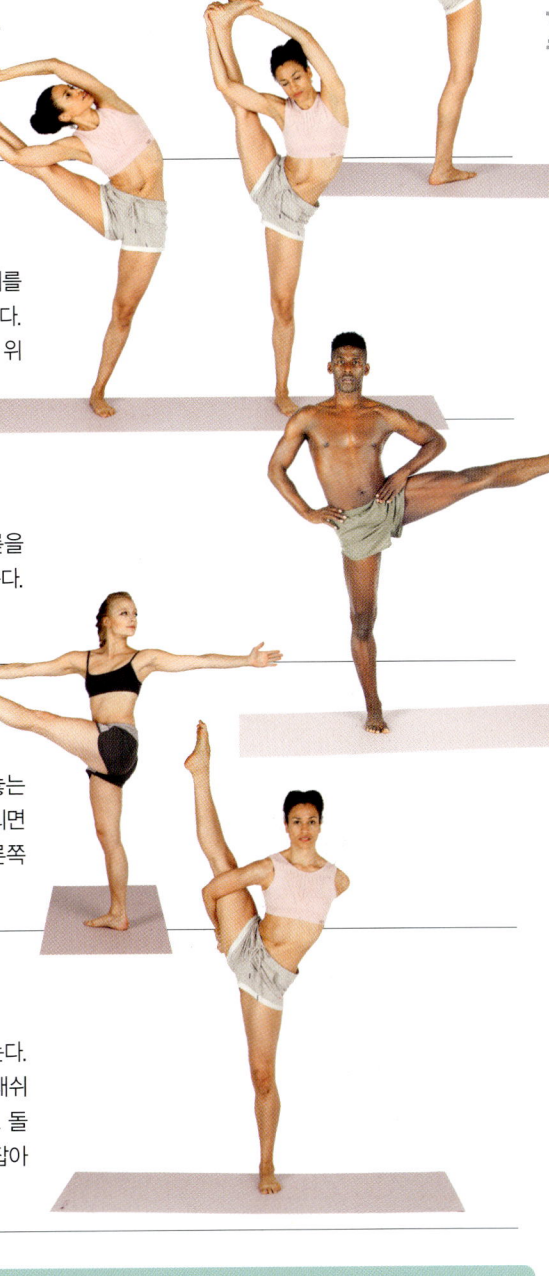

022 EXTENDED ONE FOOT POSE
한 발 앞으로 들고 균형잡기 자세
산 자세(#001)로 선 다음 양손을 엉덩이 위쪽에 놓는다. 무릎을 가슴까지 끌어 올린다. 앞쪽으로 다리를 쭉 뻗으면서 엉덩이와 일렬이 되게 한다. 발가락은 앞을 향해 곧게 편다.

023 LEG TO SIDE
옆으로 다리 들기 자세
발 잡고 서기 자세(#021)를 취한다. 숨을 한 번 내쉬면서 왼쪽 다리를 옆으로 쭉 뻗는다. 1~5회 호흡하면서 자세를 유지한 뒤 방향을 바꿔 반복한다.

024 UPWARD EXTENDED
위로 다리 뻗기 자세
체중을 왼발에 싣고 오른쪽 무릎을 들어 올린다. 양손으로 오른발을 잡는다. 왼쪽 허벅지를 안쪽으로 살짝 돌리면서 지탱하는 다리에 힘을 준다. 숨을 내쉬면서 오른쪽 다리를 옆구리 위로 쭉 뻗어 올린다. 양손으로 다리를 위를 향해 잡아당긴다.

025 RISING STANDING
다리 올리고 서기 자세
체중을 왼발에 싣고 오른쪽 무릎을 들어 올린다. 양손으로 오른쪽 발뒤꿈치를 꽉 쥔다. 왼쪽 허벅지를 안쪽으로 살짝 돌리면서 지탱하는 다리에 힘을 준다. 숨을 내쉬면서 오른쪽 다리를 옆구리 위로 쭉 뻗어 올린다. 양손으로 다리를 위를 향해 잡아당긴다. 몸통을 오른쪽으로 내린다.

026 HAND-TO-FOOT VARIATION
발 잡고 서기 자세의 변형
산 자세(#001)로 선 다음 지탱하기 위해 양손을 엉덩이 위쪽에 놓는다. 무릎을 가슴까지 끌어올린다. 균형을 잡은 다음 옆구리 바깥쪽으로 다리를 쭉 뻗는다. 이때 발가락은 곧게 펴서 당긴다.

027 REVOLVED EXTENDED
발 잡고 서서 몸을 돌린 자세
체중을 오른발에 싣고 왼쪽 무릎을 들어 올린다. 왼손은 엉덩이 위쪽에 놓는다. 오른손으로 왼쪽 발가락을 잡는다. 오른쪽 허벅지를 안쪽으로 살짝 돌리면서 지탱하는 다리에 힘을 준다. 숨을 내쉬면서 왼쪽 다리가 몸을 지나 오른쪽을 향하도록 쭉 뻗는다. 왼팔은 들어 올려 쭉 펼친다.

028 BIRD OF PARADISE
천국의 새 자세
체중을 왼발에 싣고 오른쪽 무릎을 들어 올린다. 양손은 엉덩이 위쪽에 놓는다. 왼쪽 허벅지를 안쪽으로 살짝 돌리면서 지탱하는 다리에 힘을 준다. 숨을 내쉬면서 오른쪽 다리가 몸을 지나 왼쪽을 향하도록 쭉 뻗는다. 왼팔을 등 뒤로 돌리고 오른팔은 들어 올린 오른쪽 허벅지를 감싸면서 뒤로 돌린다. 손을 맞잡아 들어 올린 다리를 감싼다.

029
TRIANGLE POSE
삼각 자세

삼각 자세는 서서 하는 요가 플로우의 전형이 되는 동작이다. 삼각 자세는 스트레스를 줄여주고 안정성을 높이는 효과가 있는 것으로 알려져 있다. 삼각 자세는 허리 측면의 근육을 늘여주는 동시에 허벅지 뒤쪽과 엉덩이에 강한 자극을 주는 동작이다.

잘못된 동작
저혈압이나 두통이 있을 경우 삼각 자세를 하지 않도록 한다. 목 부상이나 목에 강직 증상이 있는 사람은 머리를 천장 쪽으로 돌리지 말고 대신 정면이나 바닥에 시선을 둔다.

- 양팔을 양옆으로 똑바로 편 상태로 선다. 왼발을 한두 걸음 뒤로 빼고 발을 살짝 바깥쪽으로 돌린다.
- 앞에 짚은 다리 위로 허리를 구부려 몸통이 바닥과 평행이 되게 한다.
- 오른손을 오른쪽 정강이 위에 오도록 내린다.
- 머리를 위로 돌려 시선이 천장을 향하게 한다. 이 자세를 30초 정도 유지한 뒤 방향을 바꾸어 실시한다.

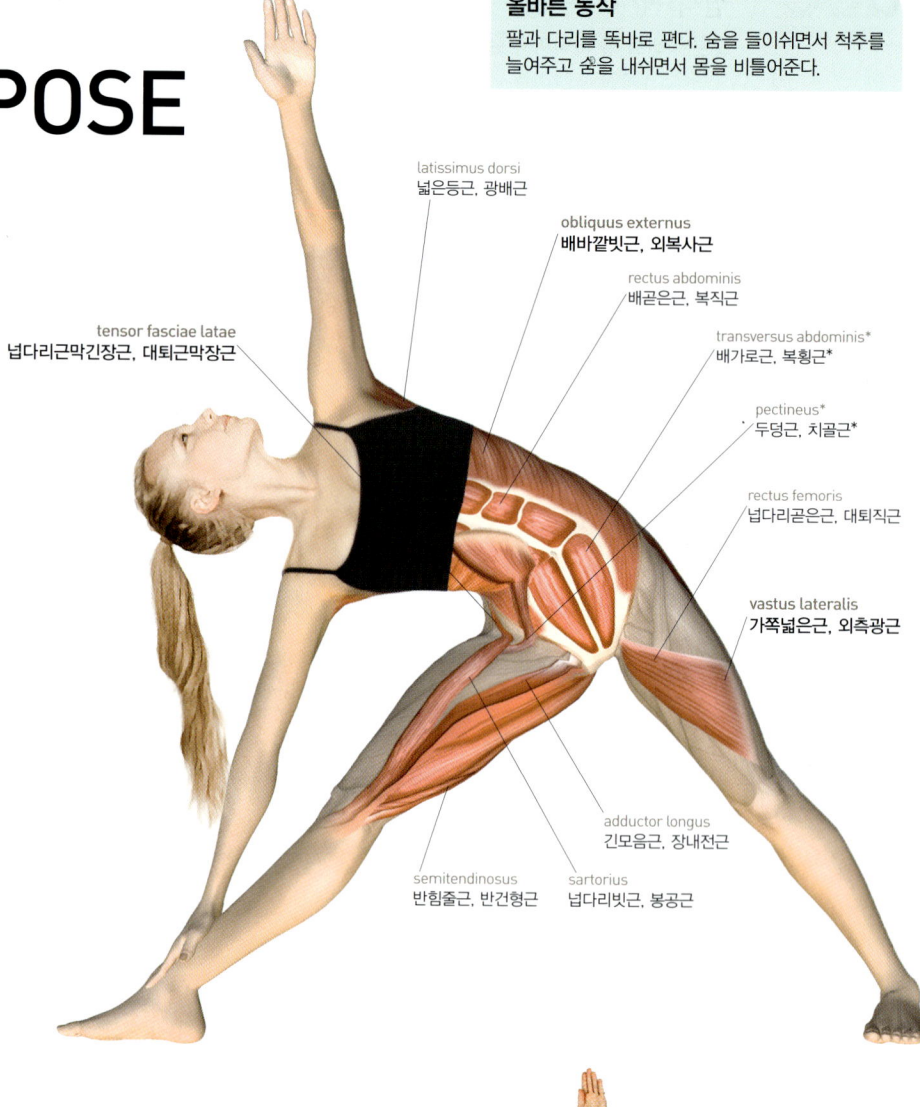

올바른 동작
팔과 다리를 똑바로 편다. 숨을 들이쉬면서 척추를 늘여주고 숨을 내쉬면서 몸을 비틀어준다.

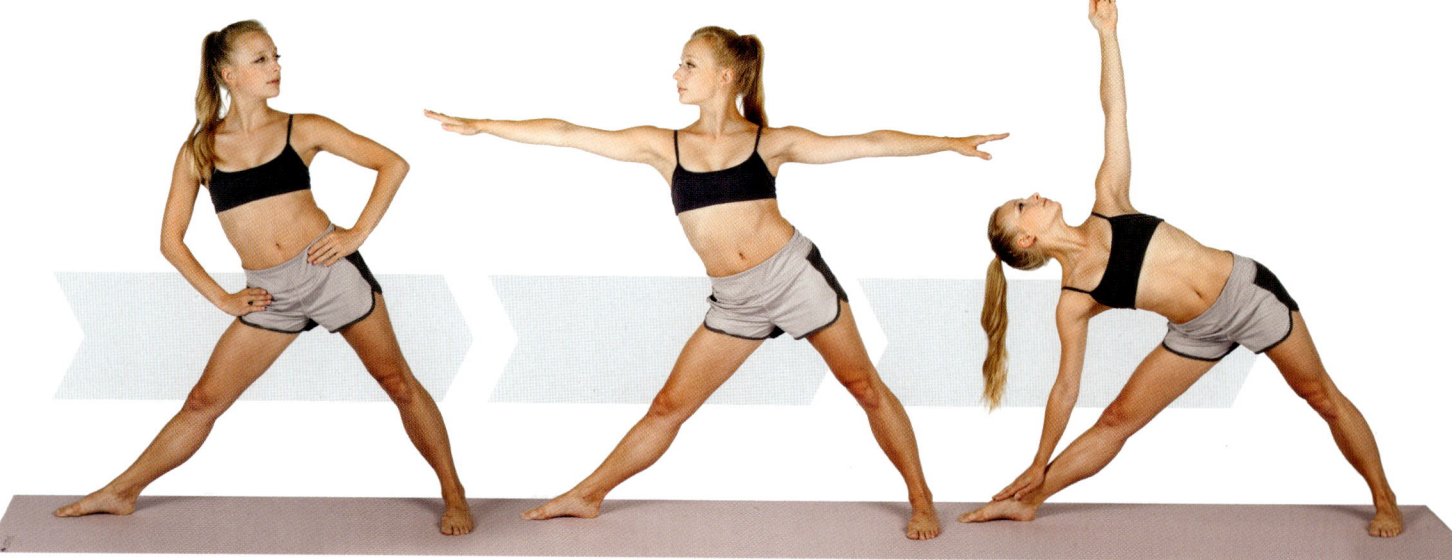

030 TRIANGLE POSE VARIATION
삼각 자세의 변형
오른발 바로 옆 바닥까지 오른손을 길게 내려 자세를 더 깊게 취한다.

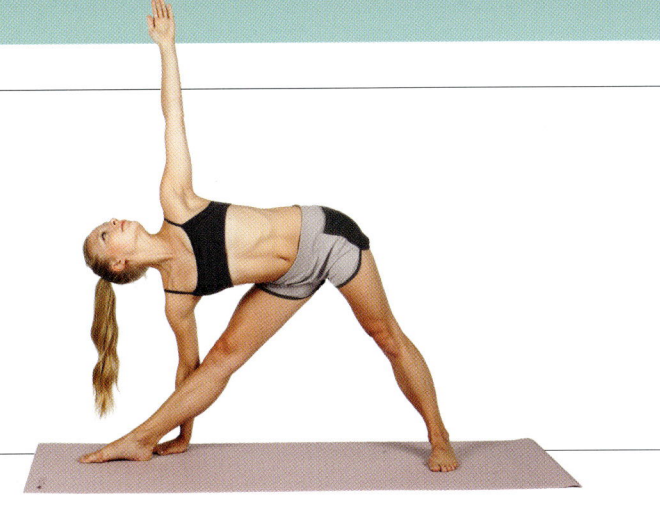

031 BOUND REVOLVED EXTENDED FEET SPREAD
한 팔을 돌려 감고 다리를 벌린 자세

이 자세는 진정 효과가 있는 비틀기 동작으로 전신 스트레칭에 도움이 된다. 소화기관의 독소를 제거해주고 마음을 진정시켜줄 뿐 아니라 전신의 협응력을 향상시켜준다.

- 다리를 양쪽으로 벌리고 삼각 자세(#029)를 취한 다음 상체를 오른쪽 아래로 비틀어 어깨가 바닥과 수직을 이루게 한다.
- 왼팔을 구부려 오른쪽 발목을 잡는다.
- 오른팔을 등 아래로 돌려 왼쪽 엉덩이에 닿게 한다. 이 자세를 15~30초 정도 유지한 뒤 반대 방향으로 비틀기를 실시한다.

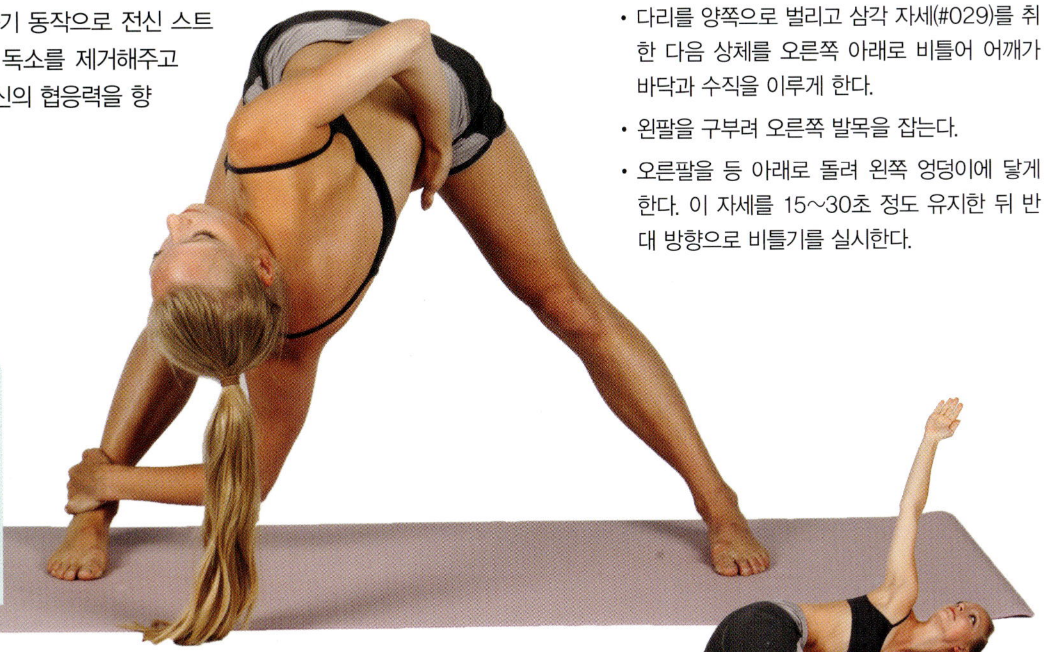

호흡 조절
요가 수련 시에는 신체의 동작뿐 아니라 호흡에도 주의를 기울여야 한다. 수련을 통해 호흡을 따르는 법을 터득해야 한다. 자신의 호흡과 동작을 연결하고 다시 동작을 호흡에 연결할 수 있게 되면 '움직이는 명상'을 할 수 있게 될 것이다.

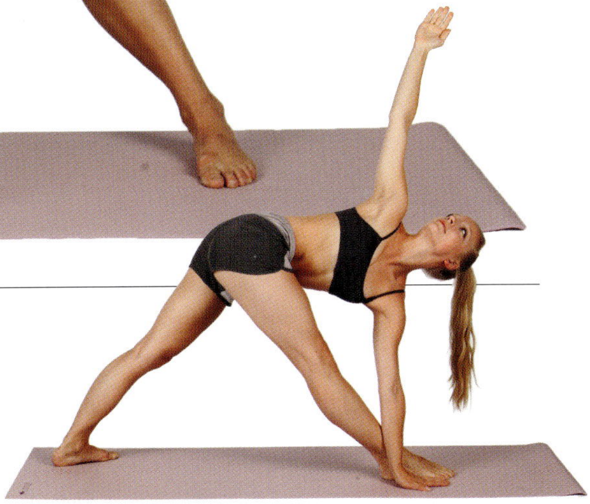

032 REVOLVED TRIANGLE POSE
몸을 돌린 삼각 자세
다리는 벌려 서고 팔은 양쪽으로 뻗는다. 숨을 내쉬면서 엉덩이를 축으로 몸을 숙이면서 오른쪽으로 비틀어준다. 왼손을 오른발 옆 바닥에 내리고 오른손은 위로 똑바로 뻗는다.

033 EXTENDED SIDE TRIANGLE
측면 삼각 자세
삼각 자세의 변형(#030) 자세로 선 다음 허리를 더 접어서 오른팔이 바닥과 평행을 이룰 때까지 아래로 끌어당긴다. 이 자세는 몸 측면 근육을 단련시켜준다.

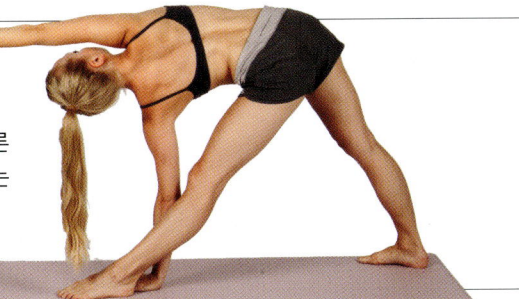

Standing Poses 서서 하는 자세

034
INTENSE SIDE STRETCH POSE PREPARATION
강한 측면 스트레칭 자세 준비

왼발을 오른발의 90cm 정도 앞에 짚고 양발의 발뒤꿈치가 일렬이 되게 놓는다. 숨을 내쉬면서 엉덩이를 축으로 몸을 숙여 몸통이 바닥과 평행을 이루도록 한다. 양손을 뻗어 정강이 위에 내려놓는다.

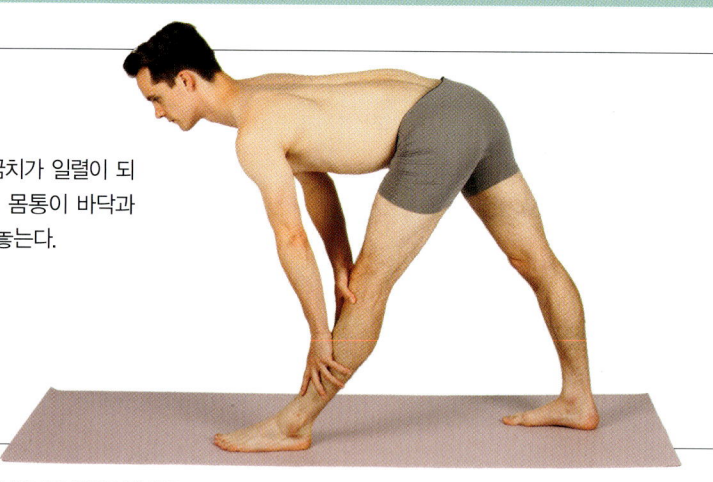

035
INTENSE SIDE STRETCH POSE ARMS EXTENDED
팔을 뻗은 강한 측면 스트레칭 자세

앞에 놓인 다리의 허벅지 뒤쪽 스트레칭에 초점을 맞춘다. 골반, 엉덩이, 뒤쪽 발의 위치에 따라 뒤에 놓인 다리의 허벅지 뒤쪽이 스트레칭 되는 효과를 기대할 수 있다.

- 왼발을 오른발의 90cm 정도 앞에 짚고 양발의 발뒤꿈치가 일렬이 되게 놓는다.
- 숨을 내쉬면서 엉덩이를 축으로 몸을 숙여 몸통이 바닥과 평행을 이루도록 한다. 양손을 앞으로 쭉 뻗는다.

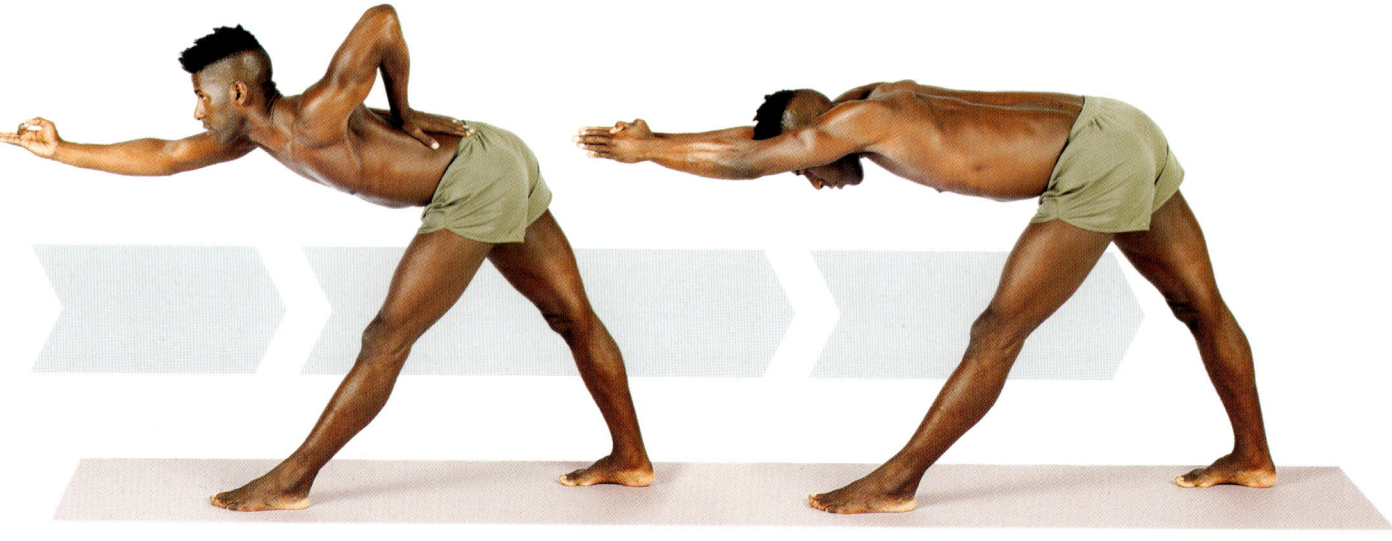

036
REVOLVED INTENSE SIDE STRETCH POSE
몸을 돌린 강한 측면 스트레칭 자세

왼발을 오른발의 90cm 정도 앞에 짚고 양발의 발뒤꿈치가 일렬이 되게 놓는다. 숨을 내쉬면서 엉덩이를 축으로 몸을 숙여 몸통이 바닥과 평행을 이루도록 한다. 균형이 잡히면 왼쪽으로 몸통을 비튼다. 오른팔로 왼쪽 허벅지를 감싸 올리면서 가슴 앞에서 양손을 맞댄다.

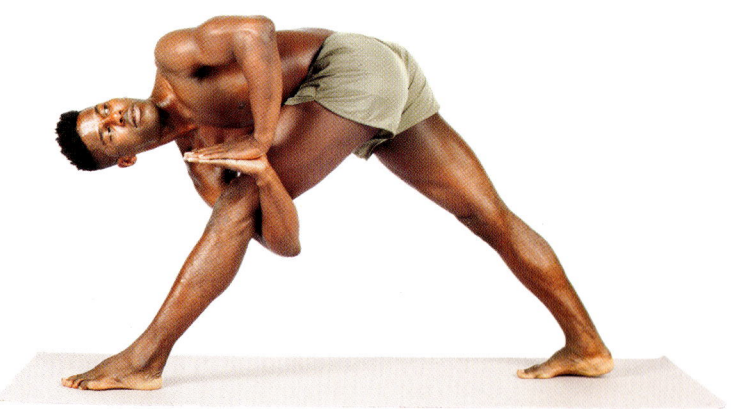

037 BOUND EXTENDED TRIANGLE
팔을 감은 삼각 자세

오른발을 왼발 앞에 짚는다. 숨을 내쉬면서 엉덩이를 축으로 몸을 숙여 몸통이 바닥과 평행을 이루도록 한다. 왼팔을 등 뒤로 돌려 반대편 엉덩이에 오게 하고 오른팔은 앞을 짚은 허벅지를 감싼 뒤 양손을 맞잡는다.

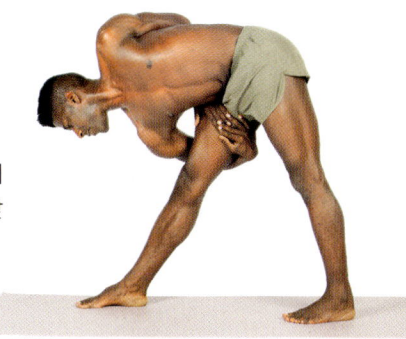

좋은 자세
엉덩이가 아니라 척추를 축으로 몸을 비틀어 엉덩이가 안정된 자세를 유지하고 매트와 직각을 이룬다.

038 REVOLVED PRAYER HANDS
몸을 돌려 기도하는 자세

왼발을 오른발의 90cm 정도 앞에 짚는다. 숨을 내쉬면서 엉덩이를 축으로 몸을 숙여 몸통이 바닥과 평행을 이루도록 한다. 균형이 잡히면 왼쪽 방향으로 몸통을 비튼다. 양팔을 구부려 가슴 앞에서 합장한다. 시선은 위를 향한다. 합장 자세로 동작을 수련할 때는 손이 한쪽 어깨 쪽으로 치우치지 않게 항상 가슴 중앙에 놓는다.

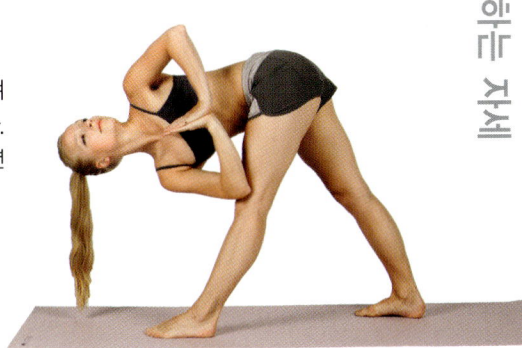

039 REVOLVED BOUND TRIANGLE POSE
팔을 돌려 감은 삼각 자세

오른발을 왼발의 90cm 정도 앞에 짚고 양발의 발뒤꿈치가 일렬이 되게 놓는다. 숨을 내쉬면서 엉덩이를 축으로 몸을 숙여 몸통이 바닥과 평행을 이루도록 한다. 양손을 뻗어 정강이 위에 내려놓는다. 균형이 잡히면 정강이에서 손을 들어 올린다. 오른팔은 등 뒤로 돌려 반대편 엉덩이에 오게 하고 왼팔은 앞에 놓은 허벅지를 감싸면서 엉덩이 뒤로 보낸 다음 양손을 맞잡는다.

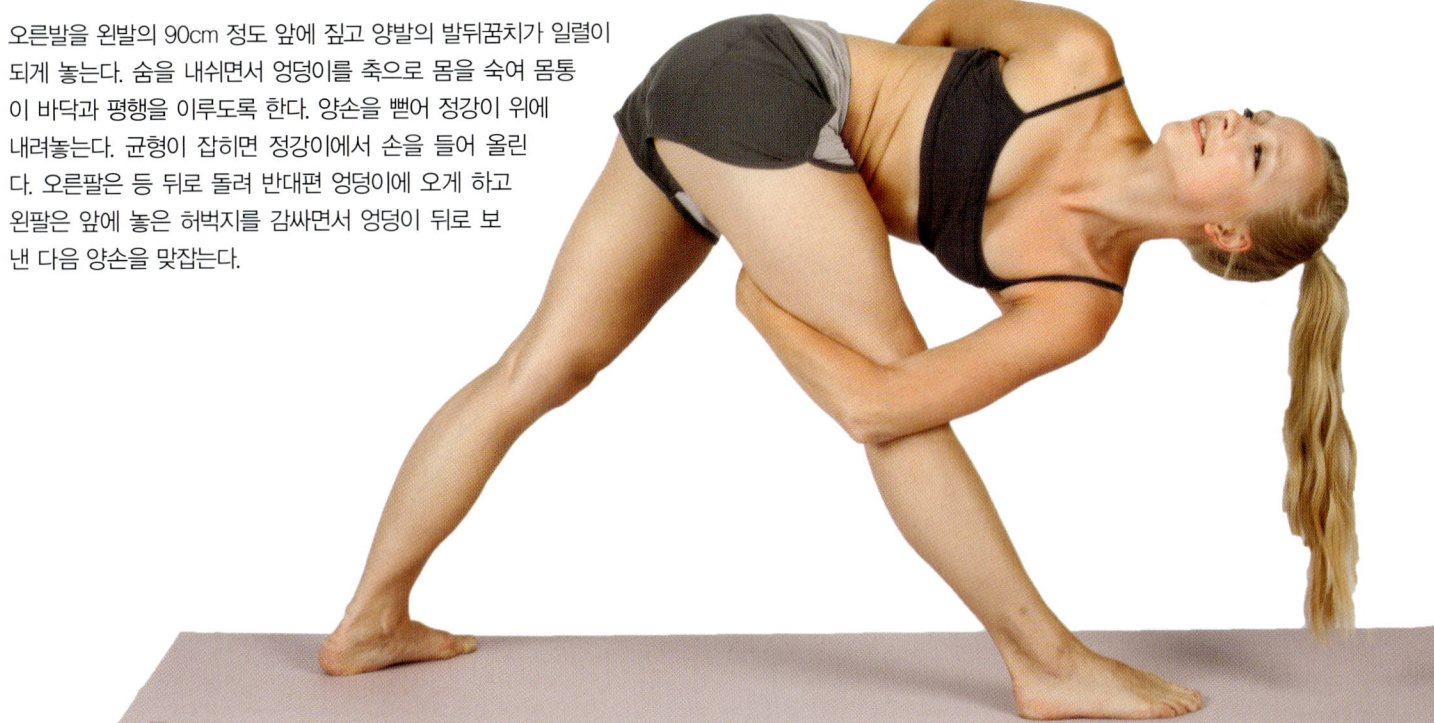

040

HALF MOON POSE
반달 자세

반달 자세는 서서 하는 요가 동작으로 다리 근육과 균형감각을 단련시켜준다. 반달 자세는 가슴과 사타구니, 허벅지 뒤쪽을 열어주는 동시에 힘과 균형감을 키워준다.

올바른 동작
발뒤꿈치를 바깥쪽으로 잡아당기는 느낌으로 들어 올린 다리를 길게 늘이면서 다리에 힘을 준다.

- 똑바로 서서 왼발은 앞으로 멀리 디디고 팔은 양옆으로 뻗는다.
- 체중을 왼쪽 다리에 싣고 몸통을 앞으로 기울이면서 오른쪽 다리를 바닥에서 들어 올린다. 등이 바닥과 일직선을 이루고 오른쪽 다리가 뒤로 똑바로 쭉 뻗는 자세가 될 때까지 몸을 기울인다.
- 몸통을 오른쪽 방향으로 비튼다. 왼손바닥을 바닥에 짚고 오른팔은 위로 똑바로 뻗는다.

잘못된 동작
저혈압이나 두통, 불면증, 설사 증상이 있을 경우 반달 자세를 하지 않도록 한다. 목에 강직 증상이 있는 사람은 머리를 위를 향해 돌리지 말고 시선을 앞에 둔다.

주요 근육:
- tensor fasciae latae 넙다리근막긴장근, 대퇴근막장근
- obliquus internus* 배속빗근, 내복사근*
- transversus abdominis* 배가로근, 복횡근*
- rectus abdominis 배곧은근, 복직근
- obliquus externus 배바깥빗근, 외복사근
- iliopsoas* 엉덩이허리근, 장요근*
- biceps femoris 넙다리두갈래근, 대퇴이두근
- serratus anterior 앞톱니근, 전거근
- semitendinosus 반힘줄근, 반건형근
- sartorius 넙다리빗근, 봉공근
- semimembranosus 반막모양근, 반막양근
- vastus medialis 안쪽넓은근, 내측광근

041

HALF MOON IN PRAYER
기도하는 반달 자세

반달 자세(#040)에서 균형이 잡히면 바닥에서 손을 떼고 양팔을 구부려 가슴 앞에서 양손을 힘주어 맞댄다.

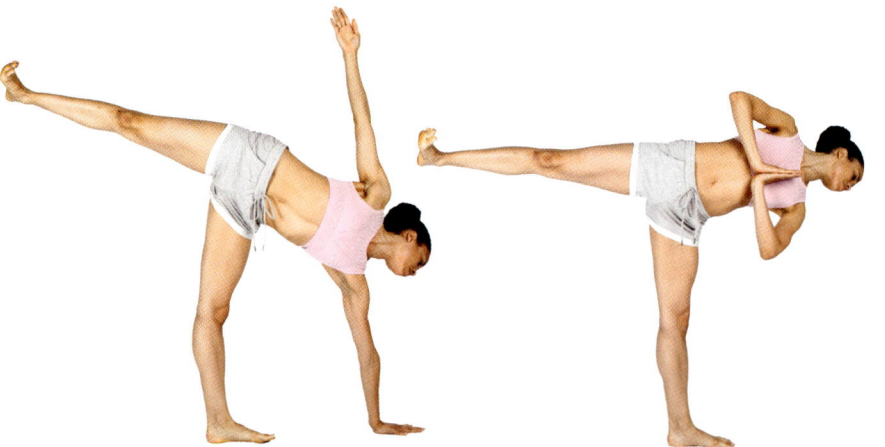

042 HALF MOON REVERSE PRAYER
뒤로 기도하는 반달 자세

반달 자세(#040)에서 균형이 잡히면 바닥에서 손을 떼고 양팔을 구부려 등 뒤로 돌린다. 등 뒤에서 합장 자세를 취하고 양손을 힘주어 맞댄다.

043 BOUND HALF MOON
팔을 감은 반달 자세

반달 자세(#040)에서 균형이 잡히면 바닥에서 손을 떼고 엉덩이 아래쪽으로 뻗는다. 반대쪽 팔은 등 뒤로 뻗어 엉덩이 뒤에서 양손을 맞잡는다.

044 HALF MOON PREPARATION
반달 자세 준비

좀 더 수월하게 변형 동작을 하려면 손을 바닥에 짚는 대신 요가블록 위에 올려놓는다. 지탱하는 다리를 쭉 펴기 어려울 경우 이러한 준비 자세가 도움이 된다. 블록은 길게 놓을 수도 있고 낮게 놓고 해도 된다.

045 HALF BOUND LOTUS POSE
팔을 감은 반 연꽃 자세

오른발을 들어 올려 위를 향해 접는다. 양손으로 오른발을 잡고 왼쪽 엉덩이까지 끌어올린다. 왼손으로는 계속 오른발을 잡고 자세를 유지하면서 오른손을 등 뒤로 돌려 뒤에서 발을 잡는다. 왼손은 발을 놓는다. 허리부터 앞으로 숙이면서 머리와 어깨를 바닥 쪽으로 내려뜨리고 왼손으로는 바닥을 짚는다.

046 HALF BOUND LOTUS HALF MOON POSE
팔을 감은 반 연꽃 자세가 결합된 반달 자세

서서 균형을 잡는 동작으로 마음을 차분하게 진정시키고 침착성을 키워준다. 신체적으로는 어깨, 허벅지 뒤쪽, 엉덩이, 무릎, 발목의 유연성을 키워주는 동작이다.

- 오른발을 들어 올려 위쪽으로 구부린다.
- 양손으로 발을 잡아 왼쪽 엉덩이 쪽으로 밀어 넣듯이 끌어당긴다. 왼손을 등 뒤로 돌려 오른쪽 허벅지를 잡는다.
- 허리부터 앞으로 숙이면서 머리와 어깨를 내려뜨리고 오른손은 바닥을 짚는다.

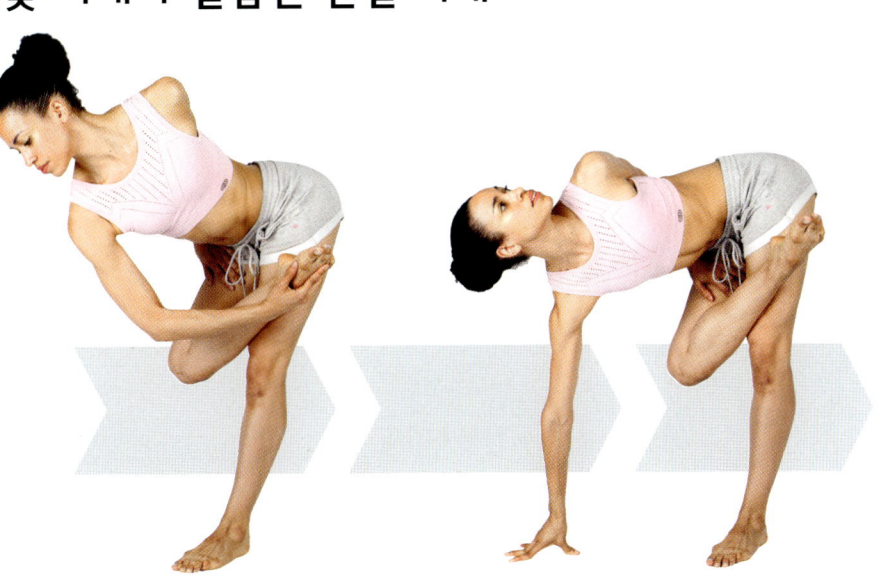

047

WARRIOR I POSE
전사 I 자세

전사 I 자세는 세 가지 전사 자세 중 첫 번째 동작이다. 발목, 허벅지, 등 부분의 힘과 안정성을 키워줌과 동시에 몸의 앞면을 스트레칭해준다. 가슴과 폐를 깊게 늘여주어 신체에 활력을 불어 넣고 집중력과 평정심을 키워준다.

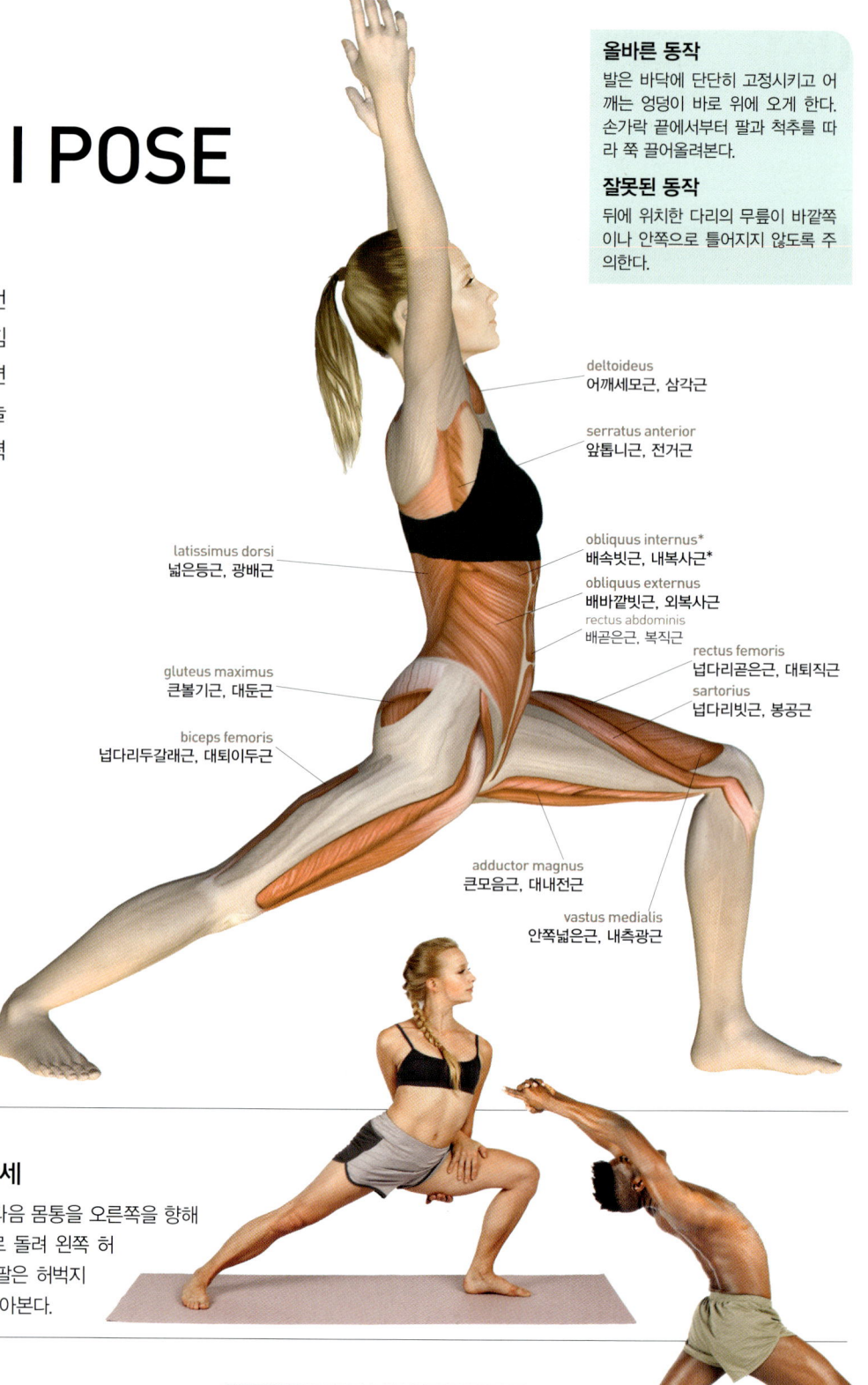

올바른 동작
발은 바닥에 단단히 고정시키고 어깨는 엉덩이 바로 위에 오게 한다. 손가락 끝에서부터 팔과 척추를 따라 쭉 끌어올려본다.

잘못된 동작
뒤에 위치한 다리의 무릎이 바깥쪽이나 안쪽으로 틀어지지 않도록 주의한다.

- 왼발을 오른발의 90cm 정도 앞에 짚는다.
- 오른쪽 발가락을 바깥 방향으로 돌려 요가 매트의 위쪽 모서리를 향하게 하고 양발의 발뒤꿈치는 일렬을 이루게 한다.
- 숨을 내쉬면서 왼쪽 무릎을 구부리고 엉덩이를 아래로 내린다.
- 팔을 어깨 위로 들어 올려 몸통과 팔이 일직선을 이루고 바닥과 직각이 되게 한다.
- 이 자세를 1~5회 호흡하는 동안 유지한다.

근육 레이블: deltoideus 어깨세모근, 삼각근 / serratus anterior 앞톱니근, 전거근 / latissimus dorsi 넓은등근, 광배근 / obliquus internus* 배속빗근, 내복사근* / obliquus externus 배바깥빗근, 외복사근 / rectus abdominis 배곧은근, 복직근 / rectus femoris 넙다리곧은근, 대퇴직근 / sartorius 넙다리빗근, 봉공근 / gluteus maximus 큰볼기근, 대둔근 / biceps femoris 넙다리두갈래근, 대퇴이두근 / adductor magnus 큰모음근, 대내전근 / vastus medialis 안쪽넓은근, 내측광근

048
BOUND WARRIOR
팔을 감은 전사 자세
전사 I 자세(#047)로 선 다음 몸통을 오른쪽을 향해 비튼다. 오른팔을 등 뒤로 돌려 왼쪽 허벅지 위에 오게 하고 왼팔은 허벅지 밑으로 넣어 양손을 맞잡아본다.

049
WARRIOR I BACKBEND
뒤로 기울이는 전사 I 자세
전사 I 자세(#047)로 선 다음 머리와 어깨를 뒤로 깊숙이 기울인다. 팔을 쭉 뻗은 자세를 유지한다.

효과
체력을 키워주고 어깨, 팔, 허벅지, 발목, 종아리를 강화시킨다. 사타구니, 복부, 가슴, 어깨를 스트레칭해준다.

050 WARRIOR I OPEN CHEST
가슴을 여는 전사 I 자세

전사 I 자세(#047)로 선 다음 양팔을 등 뒤로 돌려 똑바로 뻗은 상태에서 등 뒤에서 손깍지를 낀다. 상체를 뒤로 깊숙이 기울여 후굴 자세를 취하고 손가락은 깍지 낀 상태를 유지한다.

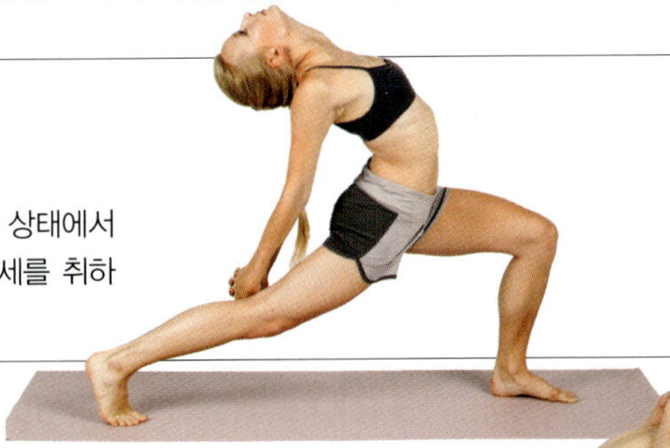

051 BOWING REVERSE PRAYER WARRIOR
머리를 숙이고 뒤로 기도하는 전사 자세

전사 I 자세(#047)로 선 다음 양팔을 등 뒤로 돌리고 척추 뒤에서 양손을 맞대 뒤로 합장하는 자세를 취한다. 가슴이 무릎까지 닿도록 상체를 앞으로 숙인다.

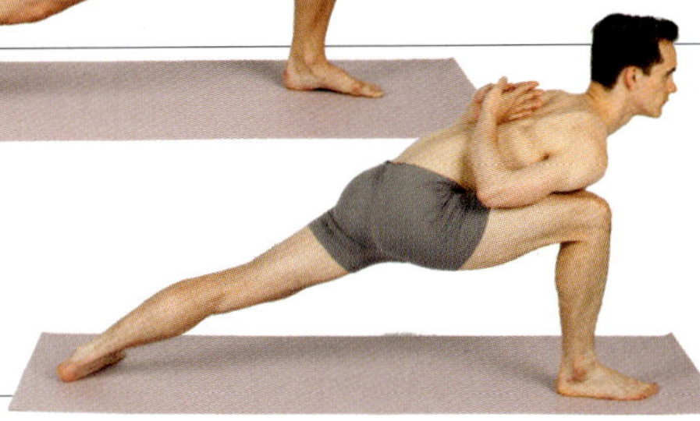

052 BOWING DEEP LUNGE
깊게 머리 숙인 자세

'겸손한 전사 자세(Humble Warrior)'라고도 불리는 이 동작은 몸을 구부려 항복하는 법을 알려준다고 한다. 세상과 마주 보는 자세를 취하는 다른 전사 자세와는 다르게 이 전굴 자세는 수련자가 내면에 집중할 수 있게 해준다.

- 전사 I 자세(#047)로 선 다음 양팔을 등 뒤로 돌려 오른손으로는 왼쪽 팔꿈치를, 왼손으로는 오른쪽 팔꿈치를 잡는다.
- 양팔의 자세를 그대로 유지하면서 상체를 앞으로 구부려 머리를 바닥 쪽으로 내려뜨린다.

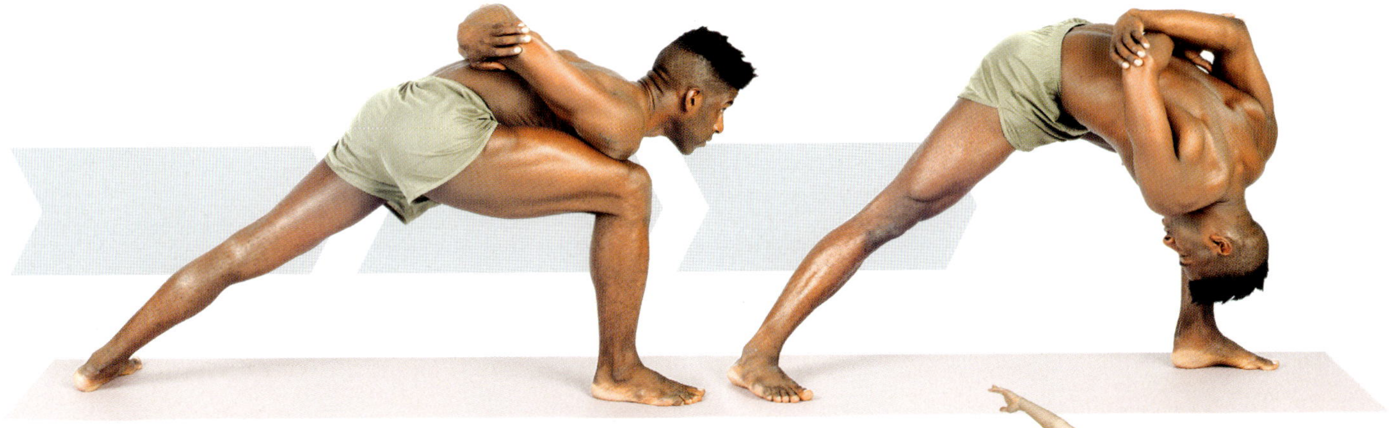

053 REVERSE WARRIOR
역전사 자세

전사 I 자세(#047)로 선 다음 머리와 어깨를 뒤로 깊숙이 숙인다. 뒤로 몸을 구부리면서 오른팔을 뒤에 짚은 다리를 따라 내린다. 왼팔은 위로 들고 있는 자세를 유지한다.

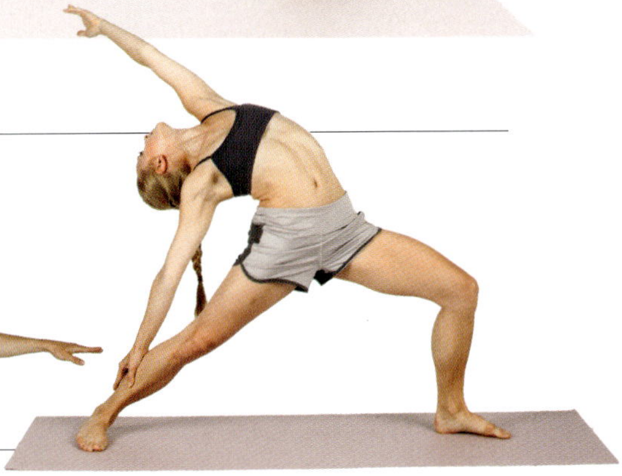

054 TIPTOE WARRIOR
발끝을 드는 전사 자세

전사 I 자세(#047)의 변형 자세로 앞을 짚고 있는 발의 발끝을 든다. 이 자세를 계속 유지한다.

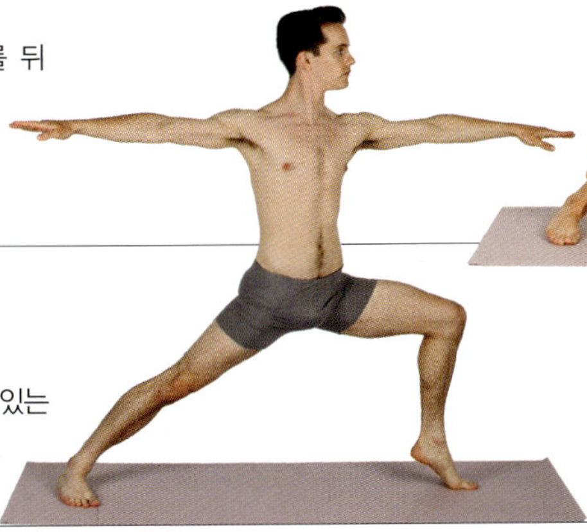

Standing Poses 서서 하는 자세

055

WARRIOR II POSE
전사 II 자세

전사 II 자세는 세 가지 전사 자세 중 가장 자주 쓰이는 동작이다. 요가 순서상 전사 I 자세보다 먼저 하는 경우가 많다. 내적 강인함과 체력을 키워줌과 동시에 다리, 발목, 엉덩이, 등, 어깨의 신체적 안정성을 마스터하는 데 도움이 된다. 엉덩이와 가슴을 열어주어 전신에 순환을 개선시키고 활력을 가져오는 동작이다.

올바른 동작
발은 바닥에 단단히 고정시키고 어깨는 엉덩이 바로 위에 오게 한다. 손가락 끝에서부터 팔과 척추를 따라 쭉 끌어올려본다.

잘못된 동작
엉덩이 앞에서 기울이지 말아야 한다. 등 아랫부분이 구부러지면 안 된다.

- rectus abdominis 배곧은근, 복직근
- obliquus externus 배바깥빗근, 외복사근
- vastus intermedius* 중간넓은근, 중간광근*
- rectus femoris 넙다리곧은근, 대퇴직근
- obliquus internus* 배속빗근, 내복사근*
- transversus abdominis* 배가로근, 복횡근*
- tensor fasciae latae 넙다리근막긴장근, 대퇴근막장근
- vastus lateralis 가쪽넓은근, 외측광근
- vastus medialis 안쪽넓은근, 내측광근
- sartorius 넙다리빗근, 봉공근
- biceps femoris 넙다리두갈래근, 대퇴이두근
- adductor magnus 큰모음근, 대내전근

- 왼발을 오른발의 90cm 정도 뒤에 짚는다. 바깥쪽을 향해 왼발을 직각으로 돌린다.
- 천천히 오른쪽 무릎을 굽히면서 엉덩이를 아래로 내린다.
- 몸통을 들어 척추를 길게 펴고 어깨가 엉덩이의 바로 위에 오게 한다.
- 팔을 양옆으로 쭉 뻗어 바닥과 평행을 이루게 한다.
- 중립 자세를 되찾은 뒤 이 자세를 1~5회 호흡하는 동안 유지한다.

056
BOUND REVOLVED SON OF ANJANI
팔을 돌려 감은 안자니의 아들 자세

전사 II 자세(#055)로 선 다음 몸통을 아래로 내리고 척추를 오른쪽으로 비튼다. 오른팔을 허리와 엉덩이 뒤로 돌리고 왼팔은 허벅지 아래를 감아 양손을 맞잡는다.

057
REVOLVED SON OF ANJANI IN PRAYER
몸을 돌려 기도하는 안자니의 아들 자세

전사 II 자세(#055)로 선 다음 몸통을 아래로 내리고 척추를 오른쪽으로 비튼다. 가슴 앞에서 양팔을 구부려 손바닥을 맞댄다. 왼쪽 팔꿈치를 오른쪽 무릎 바깥쪽에 댄다.

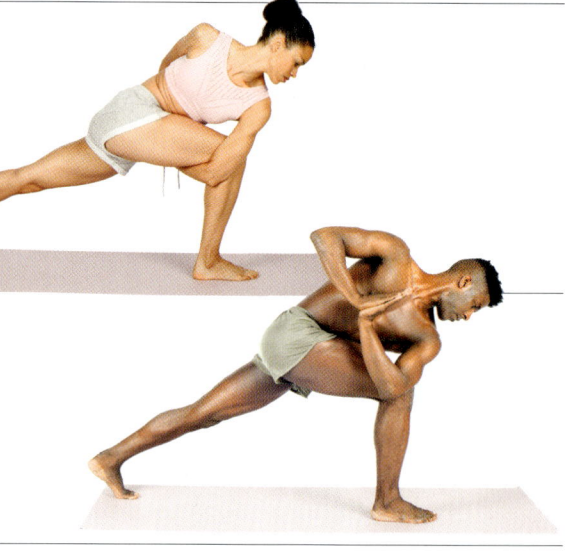

058 — FIGHTING WARRIOR II
전투하는 전사 II 자세

전사 자세를 통해 결과에 연연하지 않고 중심을 잃지 않도록 노력하면서 신체적·정신적·감정적 한계를 헤쳐나가는 전사의 정신을 기르는 수련을 한다.

- 전사 II 자세(#055)로 선 다음 뒤쪽 무릎을 바닥 쪽으로 구부린다.
- 몸통을 왼쪽 방향으로 비틀고 오른쪽 팔꿈치를 오른쪽 무릎에 닿도록 내린다.
- 왼팔은 쭉 뻗은 자세를 유지하고 시선은 위를 향한다.

059 — HANDS ON HIPS
양손을 엉덩이에 올리는 자세

전사 II 자세(#055)로 선 다음 양손을 엉덩이 위쪽에 놓는다. 부드럽게 엉덩이를 눌러주면서 좀 더 깊게 자세가 열리게 한다.

060 — BOWING WARRIOR II
머리 숙인 전사 II 자세

전사 II 자세(#055)로 선 다음 몸통과 어깨를 앞쪽 무릎 방향으로 깊게 구부려 머리를 숙인다.

061 — BOWING WARRIOR II WITH RAISED BOUND HANDS
손깍지를 들어 올리고 머리 숙인 전사 II 자세

전사 II 자세(#055)로 선 다음 양팔을 뒤로 돌려 깍지를 낀다. 맞잡은 손을 척추를 따라 들어 올린다. 손은 깍지를 낀 채로 머리와 어깨를 바닥 쪽으로 내린다.

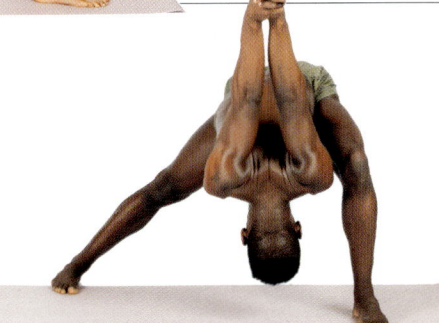

Standing Poses 서서 하는 자세

062
WARRIOR III POSE 전사 III 자세

올바른 동작
엉덩이를 똑바로 펴고 발뒤꿈치부터 손가락 끝으로 이어지는 전신을 늘인다는 느낌으로 잡아당긴다.

잘못된 동작
들어 올린 다리를 구부리거나 힘을 빼서는 안 된다.

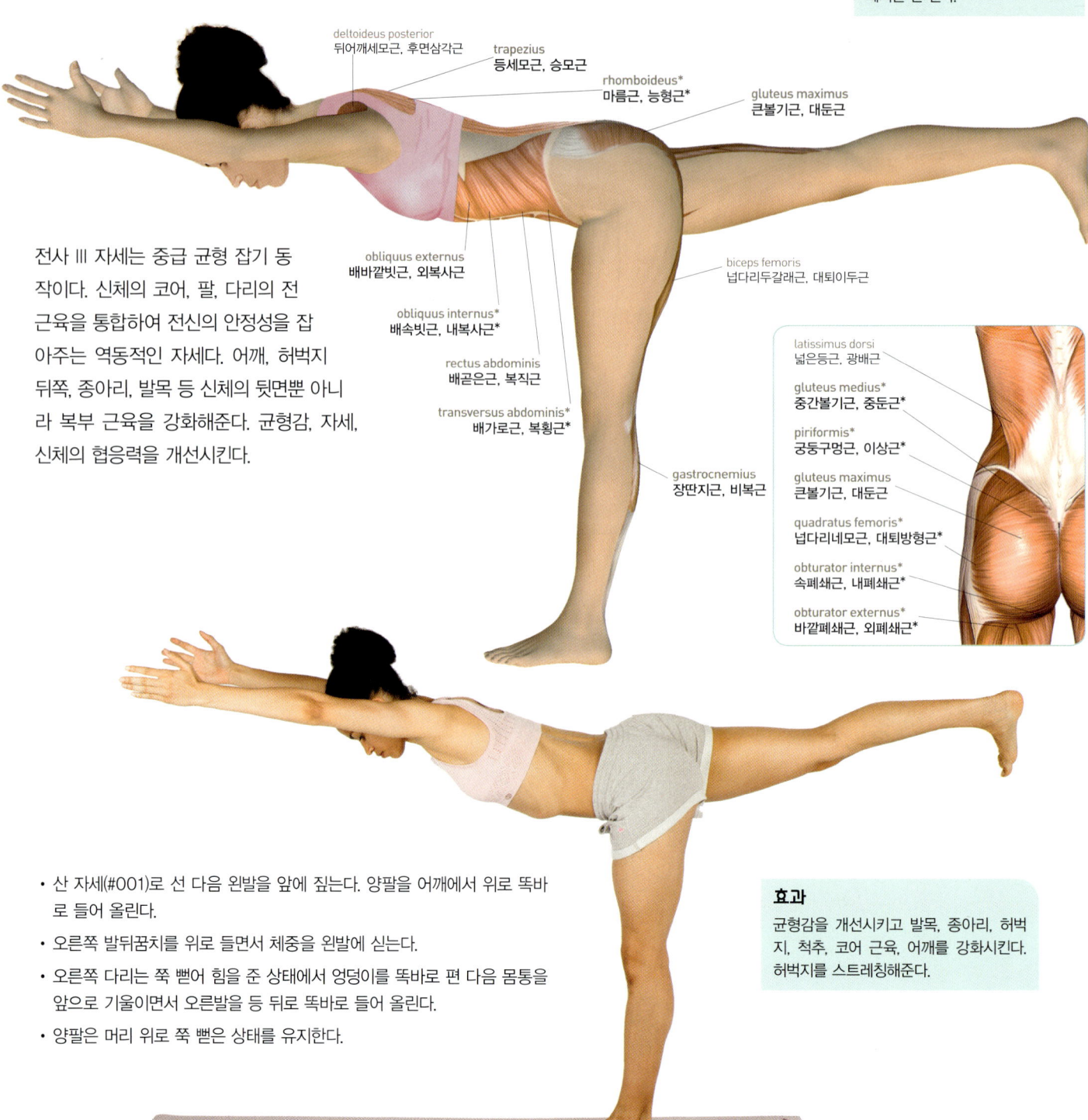

전사 III 자세는 중급 균형 잡기 동작이다. 신체의 코어, 팔, 다리의 전 근육을 통합하여 전신의 안정성을 잡아주는 역동적인 자세다. 어깨, 허벅지 뒤쪽, 종아리, 발목 등 신체의 뒷면뿐 아니라 복부 근육을 강화해준다. 균형감, 자세, 신체의 협응력을 개선시킨다.

- 산 자세(#001)로 선 다음 왼발을 앞에 짚는다. 양팔을 어깨에서 위로 똑바로 들어 올린다.
- 오른쪽 발뒤꿈치를 위로 들면서 체중을 왼발에 싣는다.
- 오른쪽 다리는 쭉 뻗어 힘을 준 상태에서 엉덩이를 똑바로 편 다음 몸통을 앞으로 기울이면서 오른발을 등 뒤로 똑바로 들어 올린다.
- 양팔은 머리 위로 쭉 뻗은 상태를 유지한다.

효과
균형감을 개선시키고 발목, 종아리, 허벅지, 척추, 코어 근육, 어깨를 강화시킨다. 허벅지를 스트레칭해준다.

063 ARMS AT SIDES
팔을 옆에 붙인 자세
전사 III 자세(#062)의 변형 자세로 좀 더 어려운 균형 잡기 동작이다. 양팔을 옆에 붙이고 자세를 유지한다.

064 WARRIOR REVERSE PRAYER
뒤로 기도하는 전사 자세
팔을 옆에 붙인 자세(#063)를 취한 다음 양팔을 등 뒤로 돌려 손바닥을 맞대 뒤로 합장한다. 팔은 그대로 유지한 채 몸을 앞으로 숙여 전사 III 자세(#062)를 취하면서 몸을 더 깊숙이 구부려 다리와 몸통이 일직선을 이루게 한다.

065 WRAPPED ARMS
팔을 감싼 자세
전사 III 자세(#062)를 취한 다음 왼쪽 다리를 머리 위로 더 높이 들어 올리고 발가락은 곧게 편다. 위팔부터 양쪽 팔꿈치가 수직이 되게 구부리고 오른쪽 팔뚝으로 왼쪽 팔뚝을 감싼다.

066 HALF LOTUS
반 연꽃 자세가 결합된 전사 III 자세
전사 III 자세(#062)의 변형 자세로 왼발을 엉덩이까지 들어 올려 발바닥을 오른쪽 허벅지에 대고 밀어 올린다. 균형이 잡히면 양팔을 머리 위로 쭉 뻗어 전사 III 자세를 취한다.

- 전사 III 자세(#062)와 변형 자세들은 난이도가 높기 때문에 완벽히 연마하려면 꾸준히 연습해야 한다.
- 이 자세에서 균형을 잡기 위해서는 힘과 차분함이 필요하다.
- 넘어지는 것을 두려워하지 말고 다시 도전해본다. 인내하면서 꾸준히 노력한다면 결단력을 가지고 삶의 도전과제들에 직면할 수 있는 방법을 배우게 될 것이다.

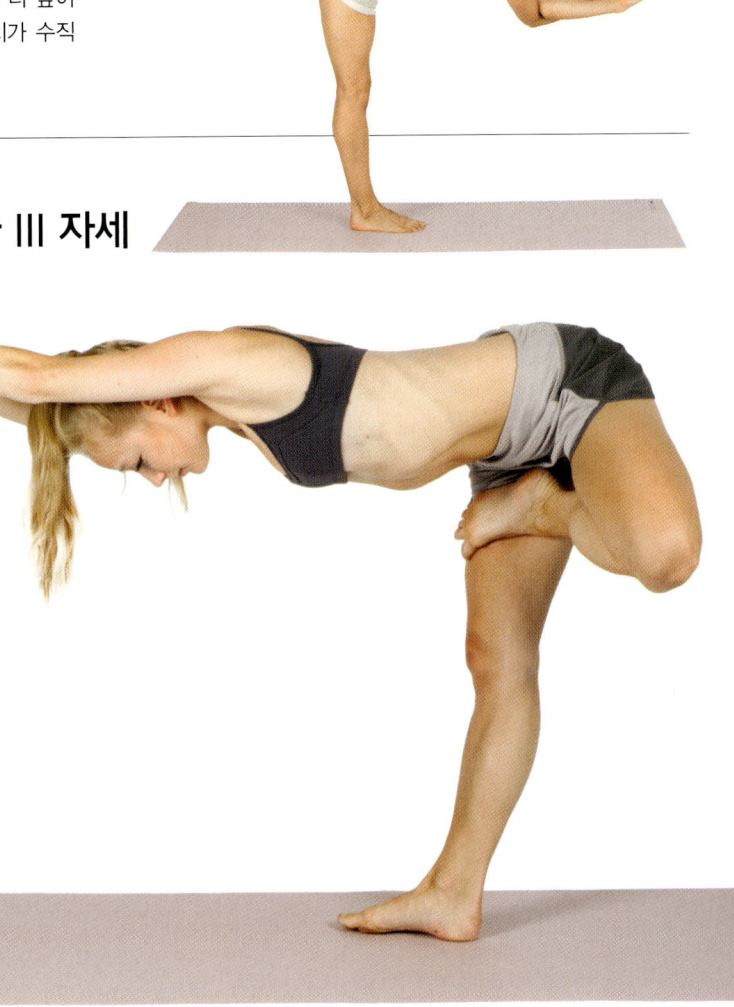

Standing Poses 서서 하는 자세

067
ONE LEG STRETCHED UPWARD
한 다리를 위로 뻗는 자세
전사 III 자세(#062)를 취한 다음 계속 앞으로 몸을 구부려 양 손바닥으로 앞쪽 바닥을 짚는다. 몸을 더 구부려 머리를 바닥 쪽으로 내리면서 다리는 머리 위로 쭉 뻗는다. 위로 든 다리를 똑바로 편다.

068
SUPPORTED ONE LEG STRAIGHT UP
몸을 지탱하고 한 다리를 똑바로 뻗는 자세
전사 III 자세(#062)를 취한 다음 계속 앞으로 몸을 구부려 양 손바닥으로 지탱하고 있는 다리의 양쪽 옆 바닥을 짚는다. 이마를 정강이까지 끌어내린다. 위로 든 다리를 똑바로 편다.

069
UNSUPPORTED ONE LEG STRAIGHT UP
몸을 지탱하지 않고 한 다리를 똑바로 뻗는 자세
전사 III 자세(#062)를 취한 다음 계속 앞으로 몸을 구부려 양손을 지탱하고 있는 다리의 발목 뒤에 놓는다. 이마를 정강이까지 끌어내린다. 위로 든 다리를 똑바로 편다.

070
BOWING WITH RESPECT POSE 1
머리 숙여 인사 자세 1
전사 III 자세(#062)를 취한 다음 들어 올린 다리를 가슴까지 구부린다. 같은 쪽 손으로 발가락을 잡은 다음 맞잡은 팔과 다리를 옆으로 쭉 뻗는다. 반대쪽 팔은 옆으로 뻗는다.

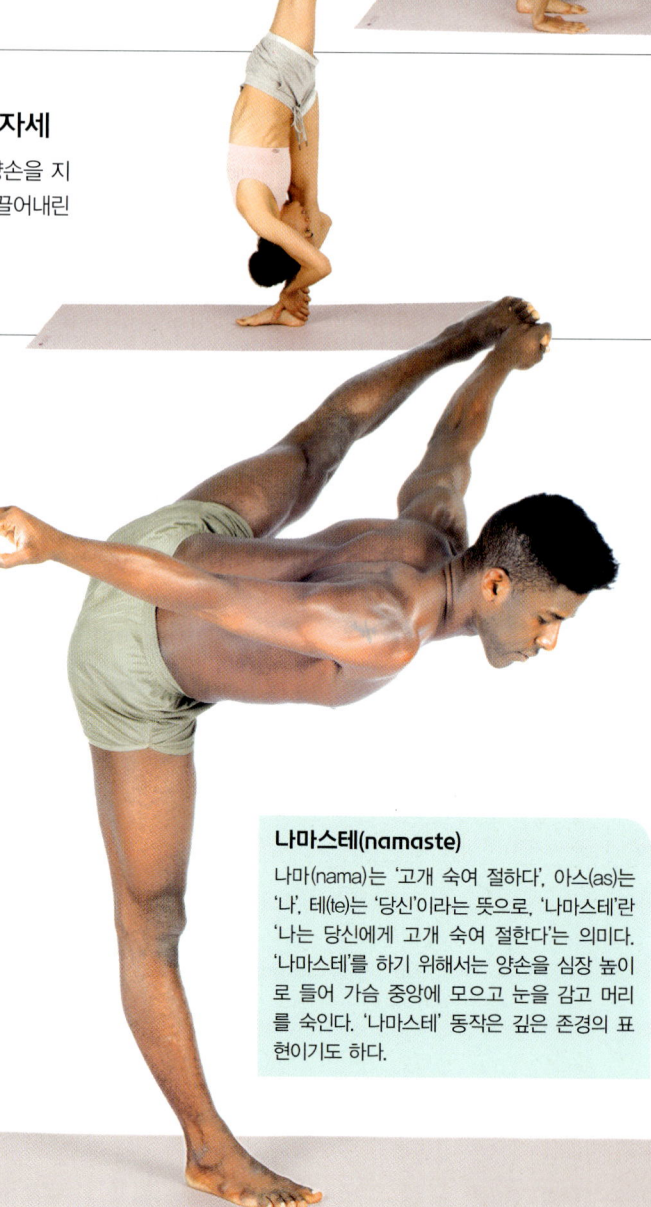

- 다리 근육의 균형과 힘을 길러줄 뿐 아니라 엉덩이 부분이 깊이 열리는 변형 동작이다.
- 엉덩이를 조이면 등 아랫부분에 통증이 나타나거나 근육이 경직될 수 있고 이전에는 쉽게 걸었던 거리를 걷기 어려워질 수 있다.
- 장시간 앉아서 일하는 사람들의 경우 엉덩이굽힘근과 회선근이 경직되고 둔근이 약해져 올바른 자세와 척추의 안정성 유지 및 걷기 능력이 급격히 쇠퇴할 수 있다.
- 엉덩이를 여는 자세를 통해 이러한 근육의 불균형을 해소하고 엉덩이 동작의 범위를 넓힐 수 있다.

> **나마스테(namaste)**
> 나마(nama)는 '고개 숙여 절하다', 아스(as)는 '나', 테(te)는 '당신'이라는 뜻으로, '나마스테'란 '나는 당신에게 고개 숙여 절한다'는 의미다. '나마스테'를 하기 위해서는 양손을 심장 높이로 들어 가슴 중앙에 모으고 눈을 감고 머리를 숙인다. '나마스테' 동작은 깊은 존경의 표현이기도 하다.

071 BOWING WITH RESPECT POSE 2
머리 숙여 인사 자세 2

전사 III 자세(#062)를 취한 다음 들어 올린 다리를 가슴까지 구부린다. 같은 쪽 손으로 발가락을 잡은 다음 맞잡은 팔과 다리를 옆으로 쭉 뻗는다. 반대편 손은 아래로 내려 몸을 지탱하고 있는 발을 잡는다.

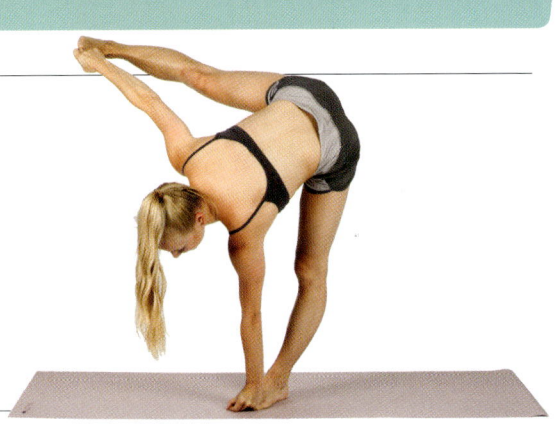

072 BOWING WITH RESPECT BIRD OF PARADISE POSE PREPARATION
머리 숙여 인사하는 천국의 새 자세 준비

전사 III 자세(#062)를 취한 다음 들어 올린 무릎을 가슴까지 구부린 뒤 다리를 옆으로 쭉 뻗는다. 같은 쪽 팔을 들어 올린 무릎 아래로 끼워 넣은 다음 다리를 따라 바깥쪽으로 뺀다. 반대편 팔은 쭉 뻗어 균형을 잡는다.

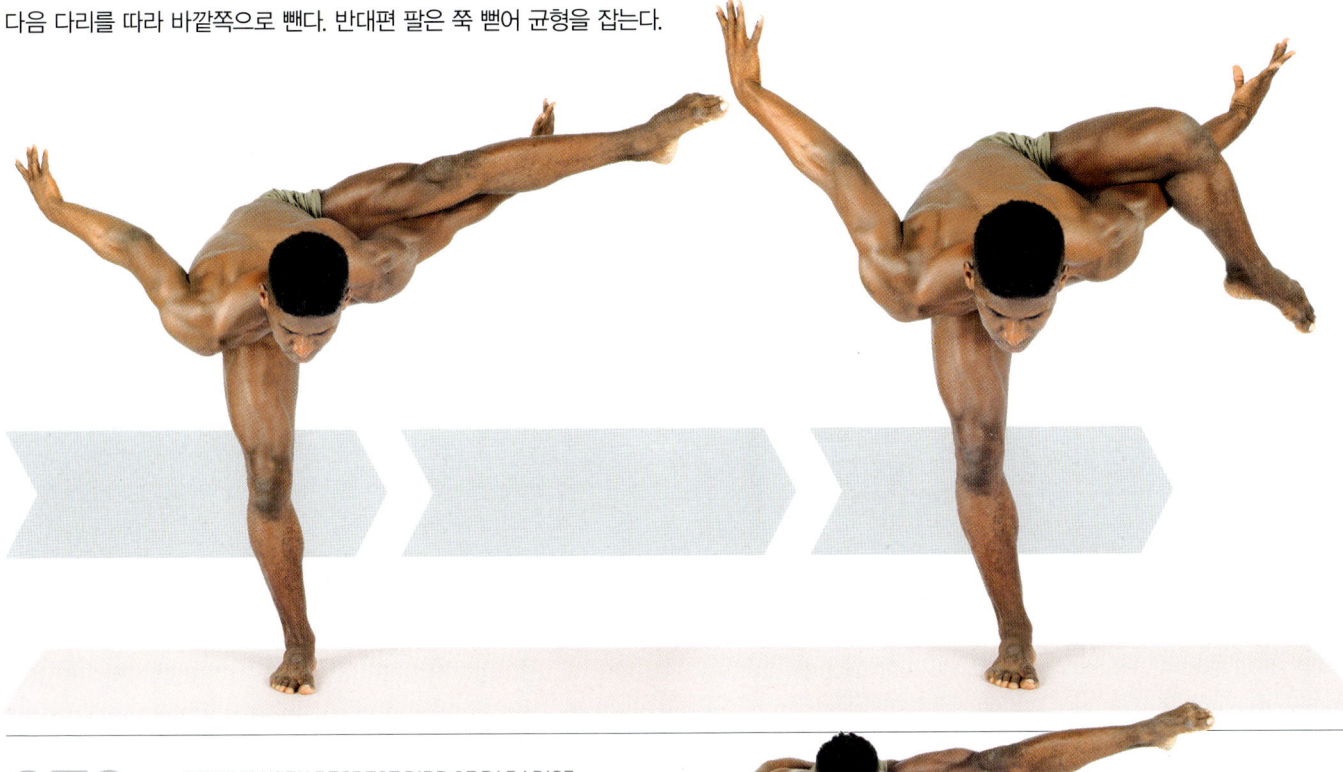

073 BOWING WITH RESPECT BIRD OF PARADISE
머리 숙여 인사하는 천국의 새 자세

전사 III 자세(#062)를 취한 다음 들어 올린 무릎을 가슴까지 구부린 뒤 다리를 옆으로 쭉 뻗는다. 같은 쪽 팔을 엉덩이 사이에 닿도록 뒤로 뻗는다. 반대편 팔을 등 뒤로 돌려 엉덩이 뒤에서 두 손을 맞잡는다.

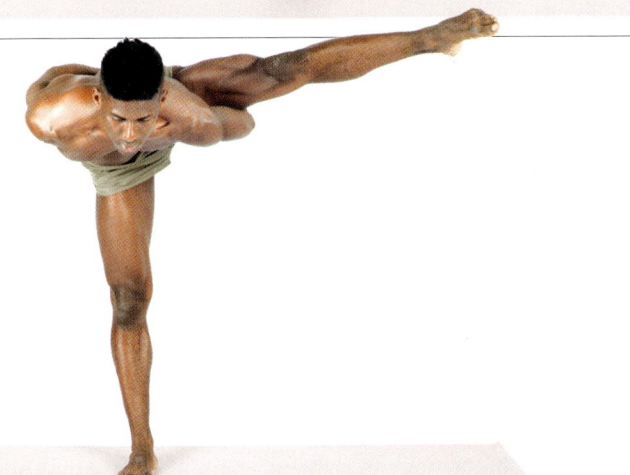

074

EXTENDED SIDE ANGLE POSE
옆으로 뻗는 자세

옆으로 뻗는 자세는 등과 어깨의 경직을 풀어준다. 이 동작을 하기 위해서는 다리, 발목, 사타구니, 가슴, 폐, 어깨, 척추, 복부를 포함한 다양한 핵심 근육이 활용된다. 신체의 한쪽 면을 따라 근육을 늘여주고 사타구니 부분을 스트레칭해주는 효과가 있다.

올바른 동작
동작을 하는 동안 양쪽 발뒤꿈치가 바닥에서 떨어지면 안 된다. 바깥으로 뻗은 다리와 위로 뻗은 팔이 일직선이 되게 한다.

biceps brachii 위팔두갈래근, 상완이두근
biceps femoris 넙다리두갈래근, 대퇴이두근
serratus anterior 앞톱니근, 전거근
obliquus internus* 배속빗근, 내복사근*
rectus abdominis 배곧은근, 복직근
tensor fasciae latae 넙다리근막긴장근, 대퇴근막장근
pectoralis major 큰가슴근, 대흉근
triceps brachii 위팔세갈래근, 상완삼두근
rectus femoris 넙다리곧은근, 대퇴직근
gracilis* 두덩정강근, 박근*
transversus abdominis* 배가로근, 복횡근*
sartorius 넙다리빗근, 봉공근
semimembranosus 반막모양근, 반막양근
biceps femoris 넙다리두갈래근, 대퇴이두근
semitendinosus 반힘줄근, 반건형근

잘못된 동작
저혈압이나 두통, 불면증, 설사 증상이 있으면 이 자세를 하지 않도록 한다. 목에 경직 증상이 있는 사람은 머리가 위를 향하게 하지 말고 시선을 앞에 둔다.

- 다리를 어깨너비로 벌리고 선다. 오른쪽 다리는 바깥쪽으로 쭉 뻗고 몸을 아래로 내려 깊은 사이드 스쿼트(side squat) 자세를 취한다.
- 왼손을 왼발 앞 바닥까지 내린다.
- 오른팔을 머리 위로 뻗으면서 몸통을 옆으로 깊게 기울인다.
- 시선은 천장을 올려다보면서 이 자세를 15초 정도 유지한 뒤 방향을 바꿔 실시한다.

075

EXTENDED SIDE POSE PREPARATION
옆으로 뻗는 자세 준비

왼발을 오른발의 90cm 정도 앞에 짚는다. 발가락은 같은 방향을 향하게 한다. 양팔을 머리 위로 들어 올려 양 손바닥을 맞댄다. 엉덩이부터 몸을 구부려 몸통이 바닥과 평행을 이루게 한다.

076 ANGLE VARIATION 1
몸을 기울이는 변형 자세 1

옆으로 뻗는 자세 준비 동작의 변형으로 대퇴사두근, 허벅지 뒤쪽, 복부 부분을 단련시킨다. 척추를 바닥과 평행이 되게 유지한 상태에서 15~30초 정도 자세를 유지한다.

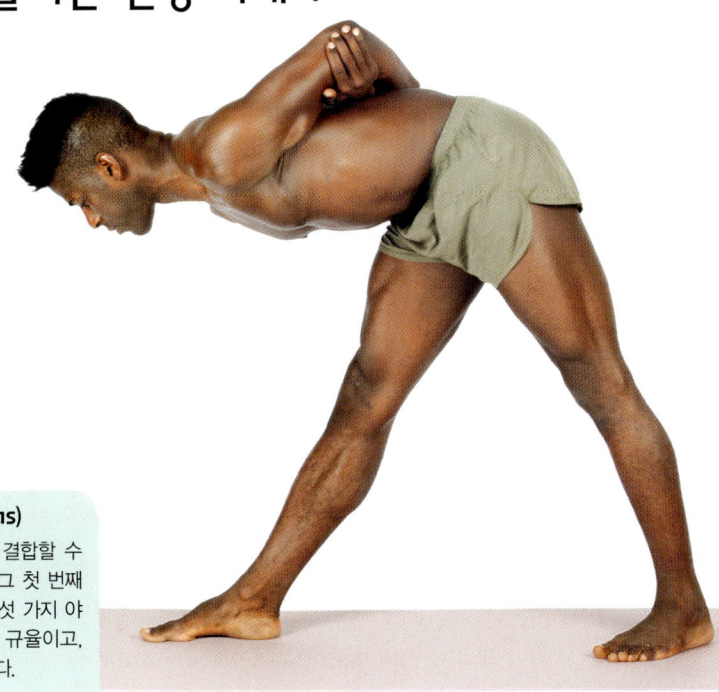

- 옆으로 뻗는 자세 준비(#075) 동작을 취한 다음 다리는 벌리고 시선은 앞에 둔 상태에서 어깨를 축으로 양팔을 등 뒤로 돌리고 팔꿈치를 굽힌다.
- 오른손을 왼쪽 이두박근 아래에, 왼손을 오른쪽 이두박근 아래에 놓는다.
- 15~30초 정도 이 자세를 유지한 뒤 팔 방향을 바꿔 실시한다.

야마스(yamas)와 니야마스(niyamas)
고대 요가 수련에는 요가 수련자가 신과 결합할 수 있도록 도와주는 여덟 가지 요소가 있다. 그 첫 번째 두 요소가 바로 '야마스'와 '니야마스'다. 다섯 가지 야마스(금기)는 성경의 십계명 같은 윤리적 규율이고, '니야마스'는 함양해나가야 할 특성을 뜻한다.

077 ANGLE VARIATION 2
몸을 기울이는 변형 자세 2

오른발을 왼발의 90cm 정도 앞에 짚는다. 발가락은 같은 방향을 향하게 한다. 팔은 등 뒤로 돌리고 양손은 엄지와 검지를 붙여 동그랗게 만들고 세 손가락은 편안하게 펼치는 기얀 무드라(Gyan Mudra) 자세를 취한다. 엉덩이부터 몸을 구부려 몸통이 바닥과 평행을 이루게 한다.

078 BOTH ARMS VARIATION
양팔을 위로 뻗는 변형 자세

다리를 어깨너비로 벌리고 선다. 오른쪽 다리는 바깥쪽으로 쭉 뻗고 몸을 아래로 내려 깊은 사이드 스쿼트 자세를 취한다. 양팔을 머리 위로 들어 올려 두 손을 맞대 합장한다. 양팔을 머리 위로 쭉 뻗으면서 몸통을 옆으로 깊게 기울인다.

079 TIPTOE VARIATION
발끝을 드는 변형 자세

다리를 어깨너비로 벌리고 선다. 오른쪽 다리는 바깥쪽으로 쭉 뻗고 몸을 아래로 내려 깊은 사이드 스쿼트 자세를 취한다. 왼발의 발끝을 든다. 왼손을 왼발 옆 바닥까지 내리고 몸통을 옆으로 깊게 기울인다.

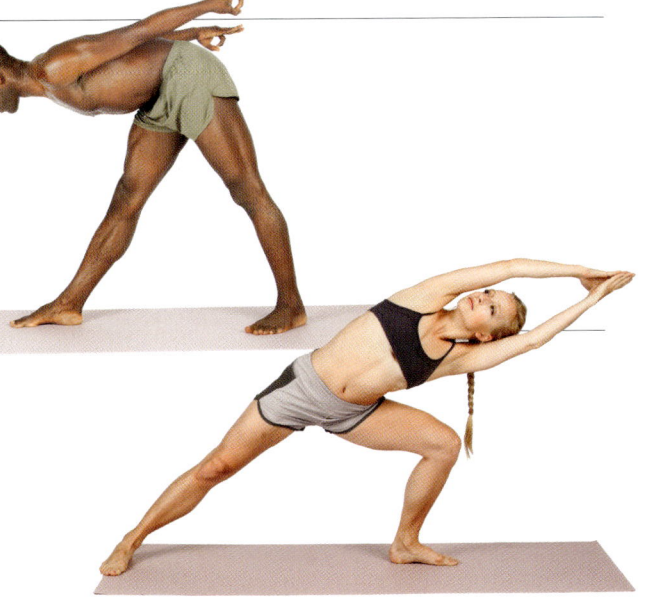

080 TIPTOE ARMS EXTENDED VARIATION
발끝을 들고 양팔을 위로 뻗는 변형 자세

다리를 벌리고 선다. 왼쪽 다리를 구부리면서 발끝을 들고 왼쪽으로 다리를 옮긴다. 오른쪽 다리는 쭉 뻗으면서 오른발은 앞을 향하게 하고 발바닥은 바닥에 붙인다. 양팔을 머리 위로 들어 올리고 손바닥을 맞댄다. 상체를 왼쪽 허벅지 위로 기울여 바닥에 붙이고 있는 오른쪽부터 몸통을 지나 머리와 쭉 뻗은 손이 일직선을 이루게 한다.

081 BOUND EXTENDED VARIATION
팔을 감은 변형 자세

다리를 어깨너비로 벌리고 선다. 왼쪽 다리는 바깥쪽으로 쭉 뻗고 몸을 아래로 내려 깊은 사이드 스쿼트 자세를 취한다. 오른손을 오른발 앞 바닥까지 내린다. 몸통을 옆으로 깊숙이 기울이면서 왼팔을 등 뒤로 돌려 엉덩이 쪽으로 뻗는다. 오른손을 바닥에서 떼고 양손을 맞잡는다.

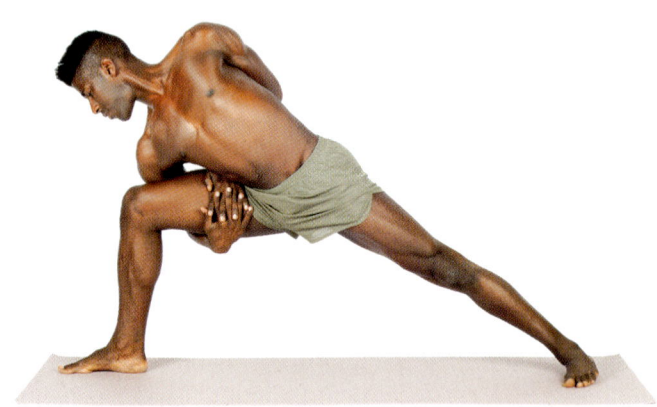

082 REVOLVED SIDE ANGLE PREPARATION
몸을 돌려 옆으로 기울인 자세 준비

옆으로 뻗는 자세(#074)를 취한 다음 앞에 짚은 무릎 쪽으로 몸통을 비튼다. 팔을 무릎 아래로 넣어 무릎을 감싸 올린다. 손은 서로 맞대고 합장 자세로 앞쪽 허벅지를 감는 자세를 취한다.

여유 있는 마음 갖기

요가를 젊을 때 시작하는 사람들도 있지만 중년 이후에 시작하는 사람들도 있다. 단 한 자세를 마스터하는 데도 수년이 걸릴 수 있으므로 아직 준비되지 않은 자세를 취하려고 억지로 시도하다 보면 부상으로 이어질 우려가 크다. 진도를 나가고자 하는 목표도 중요하지만 시간이 걸리는 여행의 과정으로 이해하는 것이 더 중요하다.

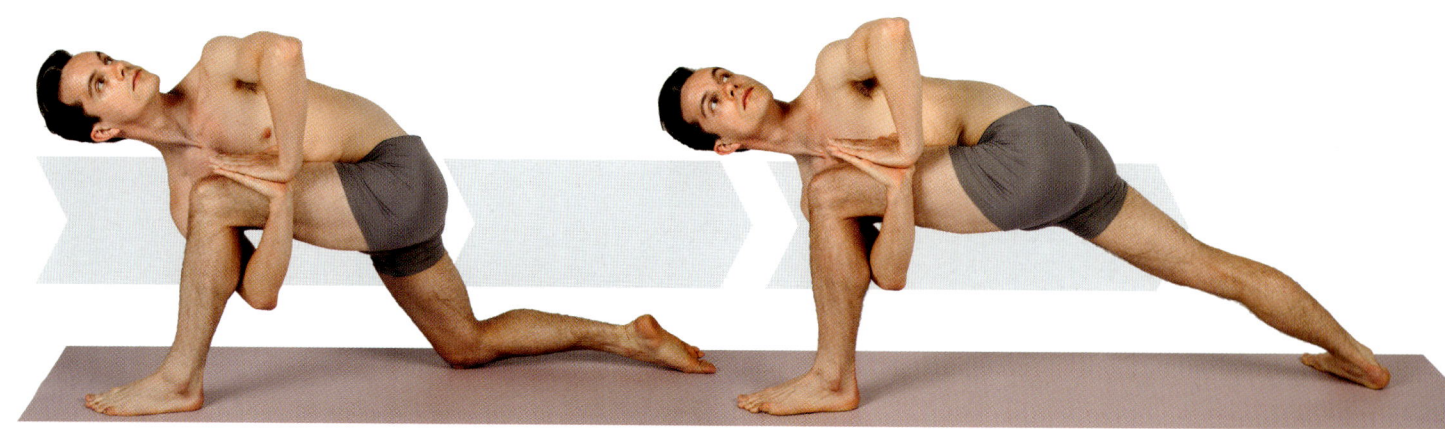

083 REVOLVED SIDE ANGLE POSE
몸을 돌려 옆으로 기울인 자세

이 자세를 하기 위해서는 상당한 수준의 비틀기와 스트레칭 동작이 필요하다. 다리를 강화시켜주고 어깨와 위팔을 늘여주며 엉덩이를 열어주고 균형감을 개선시키는 효과가 있다.

- 발을 어깨너비로 벌리고 선다.
- 오른쪽 다리는 바깥쪽으로 쭉 뻗고 몸을 아래로 내려 깊은 사이드 스쿼트 자세를 취한다.
- 오른손을 왼발의 바깥쪽 바닥까지 내린다.
- 몸통을 왼쪽으로 깊게 비틀고 왼팔은 머리 위로 쭉 뻗으면서 몸통을 무릎 쪽으로 더 깊이 기울인다.
- 이 자세를 15초 정도 유지한 뒤 방향을 바꿔 실시한다.

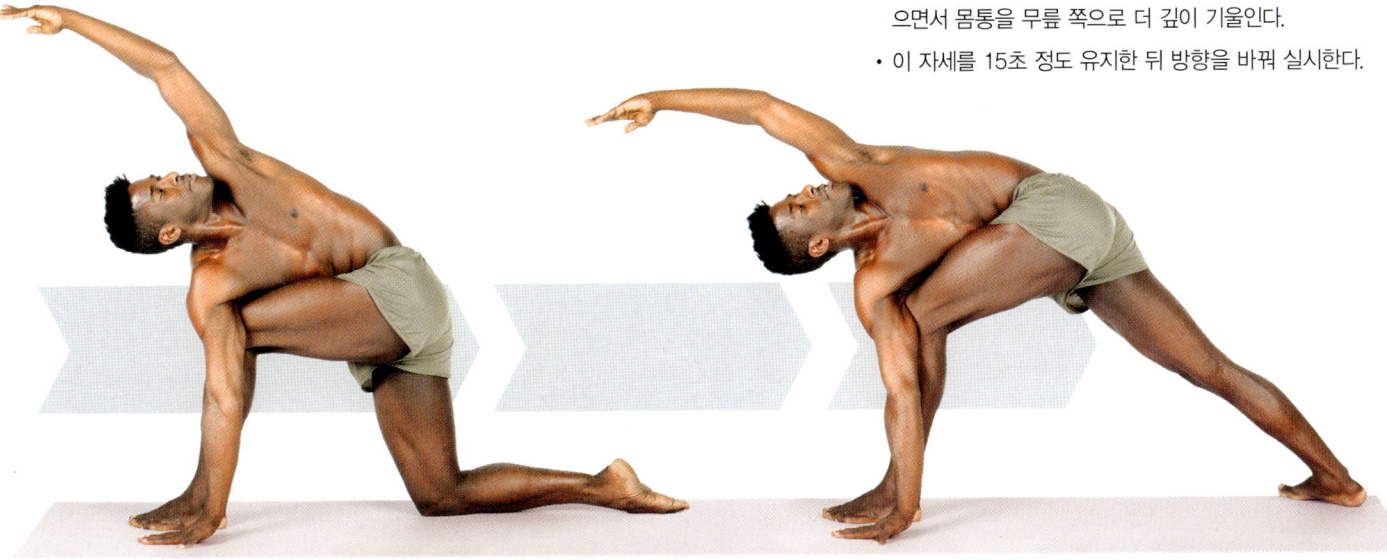

084 BOUND REVOLVED SIDE ANGLE POSE
팔을 돌려 감고 옆으로 기울인 자세

다리, 무릎, 발목을 강화시키는 동시에 스트레칭해주고 사타구니, 척추, 가슴, 폐, 어깨를 늘여준다. 복부기관을 자극하고 체력을 증가시키며 균형감을 향상시키는 효과도 있다.

- 발을 어깨너비로 벌리고 선다. 왼쪽 다리는 바깥쪽으로 쭉 뻗고 몸을 아래로 내려 깊은 사이드 스쿼트 자세를 취한다.
- 왼손을 오른발의 바깥쪽 바닥까지 내린다. 몸통을 오른쪽으로 깊게 비틀며 무릎 쪽으로 내려가며 기울인다.
- 오른팔을 뒤로 돌려 등을 감싼다. 왼팔을 들어 무릎 아래로 돌려 무릎을 감싸고 양손을 맞잡는다.
- 시선은 천장 쪽을 올려다본다. 이 자세를 15초 정도 유지한 뒤 방향을 바꿔 실시한다.

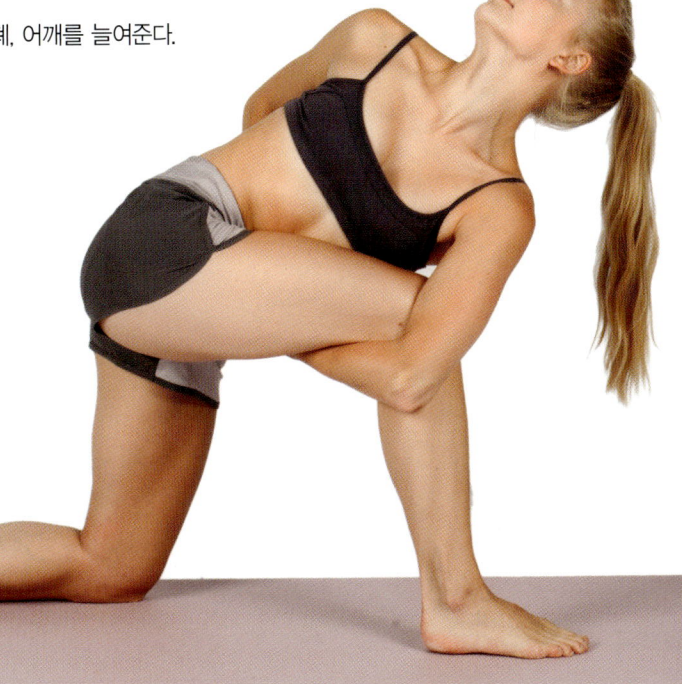

085

TWISTING CHAIR POSE

의자 비틀기 자세

의자 자세(#012)는 서서 하는 요가 동작으로 허벅지, 엉덩이 부분을 강화시켜준다. 의자 자세에 비틀기를 더한 변형 자세인 의자 비틀기 자세는 균형 잡기가 만만치 않은 동작이지만 척추, 어깨, 가슴을 스트레칭해준다. 척추 밑부분을 비틀면서 신체의 양옆과 어깨 부위의 근육을 늘여준다.

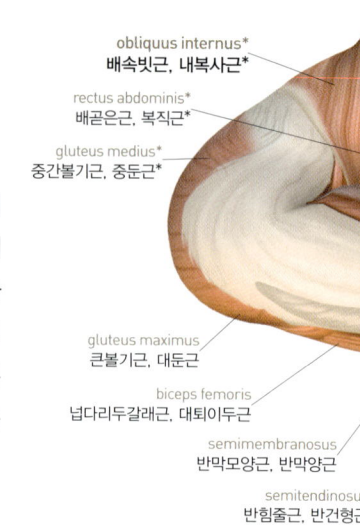

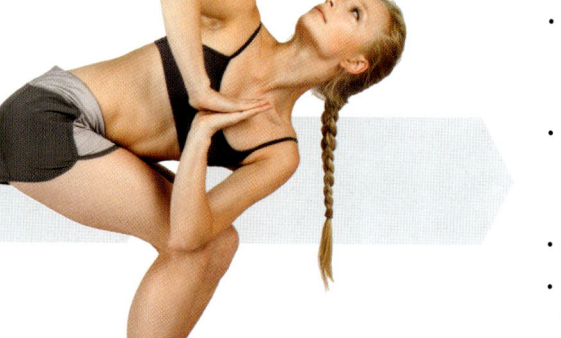

올바른 동작
균형 유지를 위해서는 발의 오목한 부분이 아니라 발뒤꿈치에 체중을 싣고 균형을 잡는다.

잘못된 동작
등을 아치형으로 구부리거나 뻣뻣하게 경직시키지 말아야 한다. 등 아랫부분이 살짝 곡선을 이루는 자세를 취한다.

- 발을 모으고 다리를 구부려 엉덩이가 무릎 높이로 내려오게 한다. 팔은 위로 들어 올린다.
- 몸통을 오른쪽 방향으로 비틀고 왼쪽 팔꿈치를 오른쪽 무릎 바깥쪽에 댄다.
- 손을 합장하고 시선은 위를 향한다.
- 이 자세를 10초 정도 유지한 뒤 방향을 바꿔 실시한다.

086 FIERCE POSE 1
맹수 자세 1

의자 비틀기 자세(#085)를 수련하면 장기의 독소를 제거하고 신체의 코어를 따뜻하게 해주며 척추와 다리의 힘을 키워주는 데 도움이 된다. 다양하게 변형이 가능한 의자 비틀기 자세는 일상생활에서 균형감과 집중력을 향상시켜준다. 비틀기 동작을 통해 자신의 신체적·정신적 유연성에 도전해보자.

- 발을 어깨너비로 벌리고 서서 무릎을 살짝 구부린다.
- 양팔은 위로 쭉 뻗어 양 손바닥을 맞댄다.
- 등의 아랫부분은 살짝 곡선을 이루게 하고 엉덩이는 살짝 내린다.
- 시선은 위를 향하고 척추를 늘인다.

단순한 변형 동작들
척추와 어깨 부위의 유연성이 떨어지거나 배나 가슴 부위가 크면 의자 비틀기 자세(#085)에서 손끝을 반대편 발의 바깥쪽 바닥에 내려놓기 어려울 수 있다. 이런 경우 요가블록을 발 바깥쪽에 두고 손을 요가블록 위에 놓는다. 손끝을 같은 쪽 발 바깥쪽에 두거나 요가블록을 같은 쪽 발 옆에 놓고 할 수도 있다.

087 FIERCE POSE 2
맹수 자세 2

발을 어깨너비로 벌리고 서서 무릎을 살짝 구부린다. 양팔은 위로 쭉 뻗고 손가락을 펴서 양 손바닥을 서로 마주 보게 한다. 등의 아랫부분이 살짝 곡선을 이루게 하고 무릎을 구부리면서 엉덩이는 살짝 내린다. 시선은 위를 향하고 척추를 늘인다.

088 REVOLVED FIERCE POSE
몸을 돌린 맹수 자세

맹수 자세 2(#087)를 취한 다음 가슴 앞에서 양팔을 구부려 합장한다. 몸통을 한쪽 방향으로 비틀고 팔꿈치는 팔과 반대편 무릎의 바깥쪽에 댄다.

089 HANDS BOUND REVOLVED FIERCE POSE
손깍지 낀 맹수 자세

상당한 균형감이 필요한 자세로, 척추의 유연성을 키워주고 어깨와 등 아랫부분을 스트레칭해준다.

- 발을 어깨너비로 벌리고 서서 쭈그려 앉는 자세를 취한다.
- 양팔을 등 뒤로 돌려 깍지를 낀다.
- 깍지 낀 손을 척추 위로 쭉 뻗어 어깨 쪽으로 최대한 들어 올린다.
- 흉곽을 올리고 시선은 하늘을 향해 돌린다.

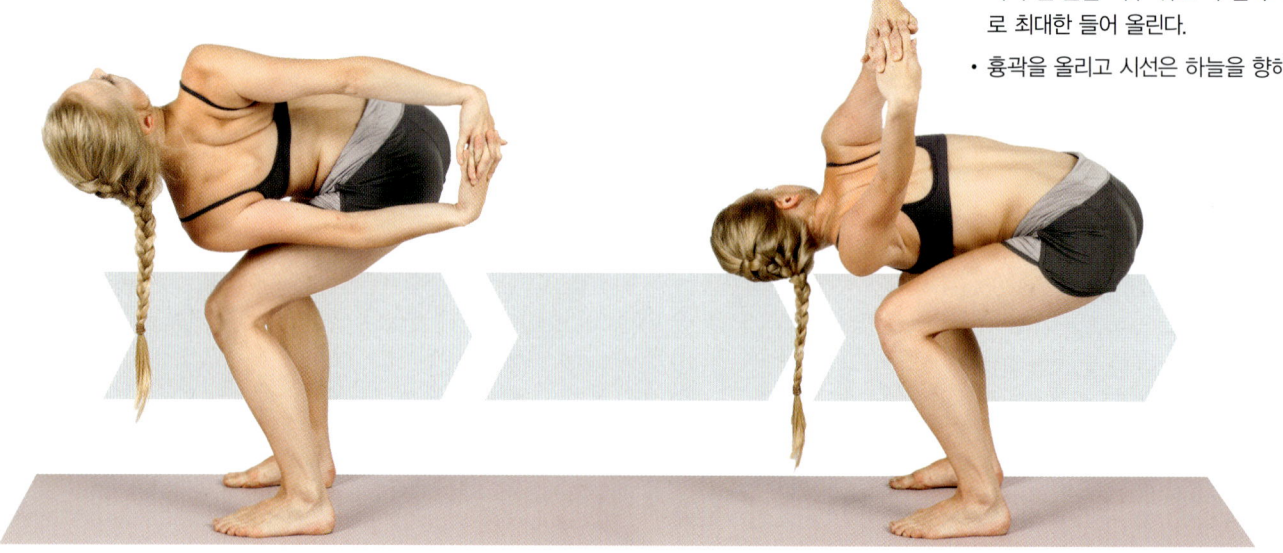

090 INTENSE WRIST STRETCH REVOLVED HAND BOUND
강한 손목 스트레칭 자세

발을 어깨너비로 벌리고 서서 무릎을 살짝 구부린다. 왼손을 바닥에 내려 손끝이 발가락을 향하게 손바닥을 바닥에 붙인다. 오른팔은 뒤로 돌려 등을 감싸면서 반대편 엉덩이에 오게 한다. 등의 아랫부분이 살짝 곡선을 이루게 하고 몸통을 오른쪽으로 비튼다. 시선은 위를 향하고 척추를 늘인다.

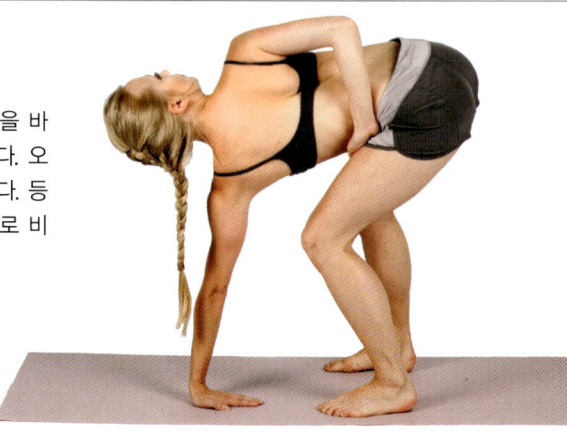

091 REVOLVED POSE DEDICATED TO YOGI SHANKARA
몸을 돌린 요기 샤카라 자세

발을 어깨너비로 벌리고 서서 무릎을 살짝 구부린다. 오른손을 바닥에 내려 왼발 왼쪽에 둔다. 왼팔은 머리 위로 뻗는다. 몸통을 왼쪽으로 비틀면서 시선은 위를 향하고 척추를 늘인다.

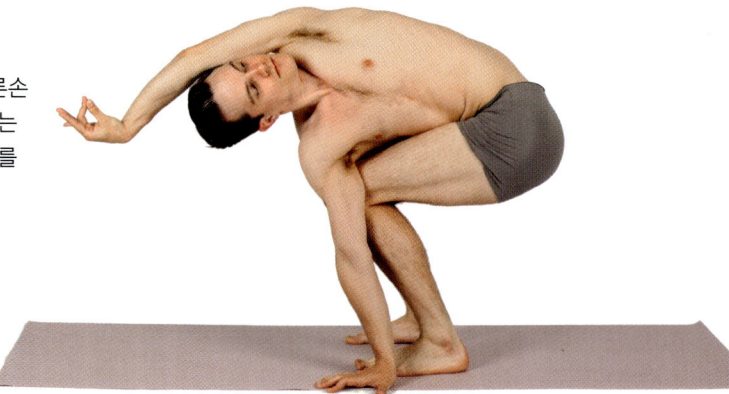

092 REVOLVED FIERCE POSE (HANDS BEHIND HEAD)
양손을 머리 뒤에 댄 맹수 자세

발을 어깨너비로 벌리고 서서 무릎을 살짝 구부린다. 양팔을 구부려 머리 뒤에 오게 한다. 몸통을 왼쪽으로 비틀어 오른쪽 팔꿈치를 왼쪽 무릎 바깥쪽에 댄다. 시선은 위를 향하고 척추를 늘인다.

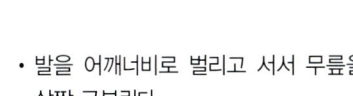

093 ONE HAND BOUND REVOLVED FIERCE POSE
한 손을 돌려 감은 맹수 자세

서서 하는 깊은 비틀기 자세로 상당한 균형감이 필요하며 다리와 신체의 코어를 강화해준다. '한 손을 돌린 의자 자세' 등 다양한 이름으로 불린다.

- 발을 어깨너비로 벌리고 서서 무릎을 살짝 구부린다.
- 쭈그려 앉는 자세를 취한 다음 왼팔을 등 뒤로 돌려 감아 오른쪽 허벅지나 위팔을 잡는다.
- 몸통을 왼쪽으로 비틀고 오른손을 가슴까지 끌어올린다.
- 시선은 위를 향하고 척추를 늘인다.

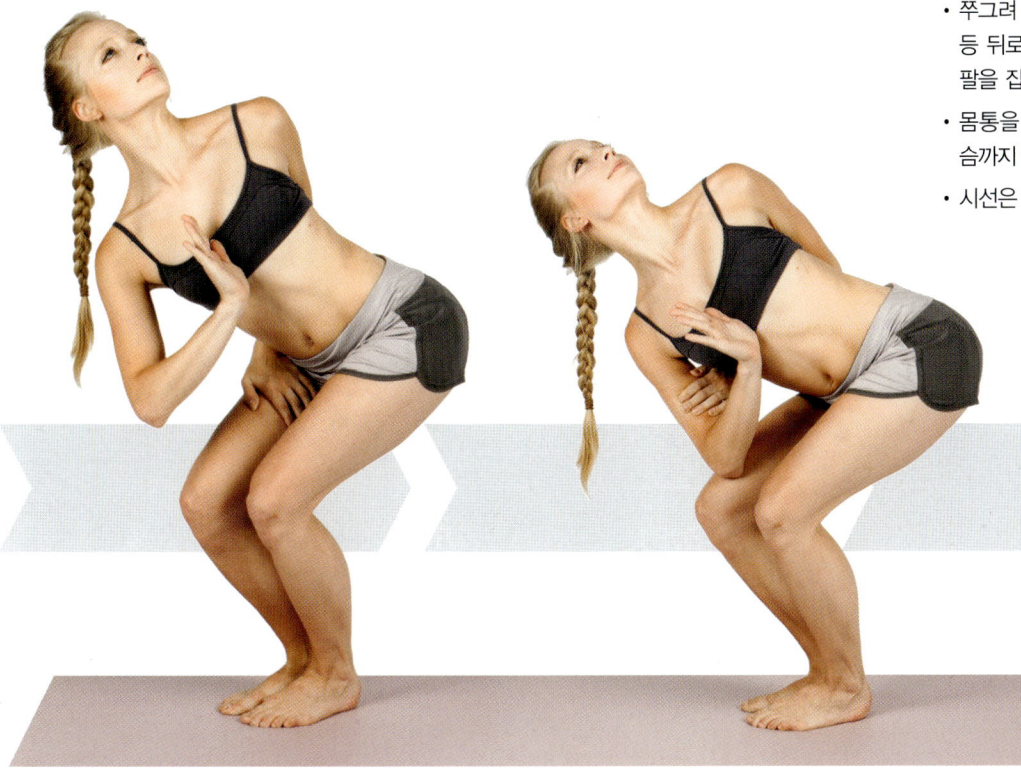

094 REVOLVED BOTH LEGS BOUND FIERCE POSE
양다리가 묶인 맹수 자세

발을 어깨너비로 벌리고 서서 쭈그려 앉는 자세를 취한다. 한 팔을 양다리 뒤로 끼워 넣고 다른 쪽 팔은 뒤로 돌려 등을 감싸고 양손을 맞잡는다. 흉곽을 올리고 시선은 하늘을 향한다. 이 자세를 15초 정도 유지한 뒤 자세를 풀고 방향을 바꿔 실시한다.

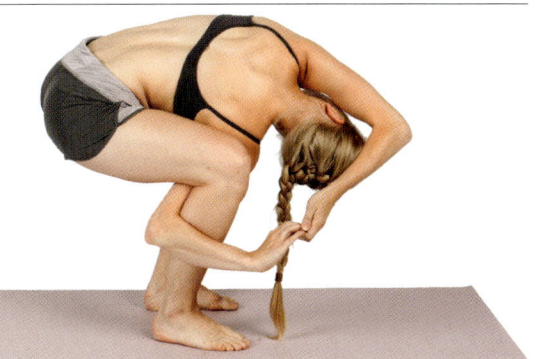

2장

Forward Bends
앞으로 구부리는 자세

앞으로 구부리는 자세(전굴 자세)는 앉아서도 서서도 할 수 있는 요가 동작이다. 핵심 요가 동작으로 허벅지 뒤쪽, 종아리, 엉덩이를 스트레칭해주며 허벅지와 무릎을 강화시켜준다.

전굴 자세는 하체의 유연성을 향상시키고 요가 동작을 유지하는 데 필요한 올바른 신체 정렬을 찾는 데도 도움이 된다. 뇌를 진정시키고 스트레스를 완화해주며 가벼운 우울증을 해소해주고 간과 신장을 자극하고 소화작용을 돕는 효과가 있다. 폐경기 증상과 두통, 불면증 감소에도 도움이 된다.

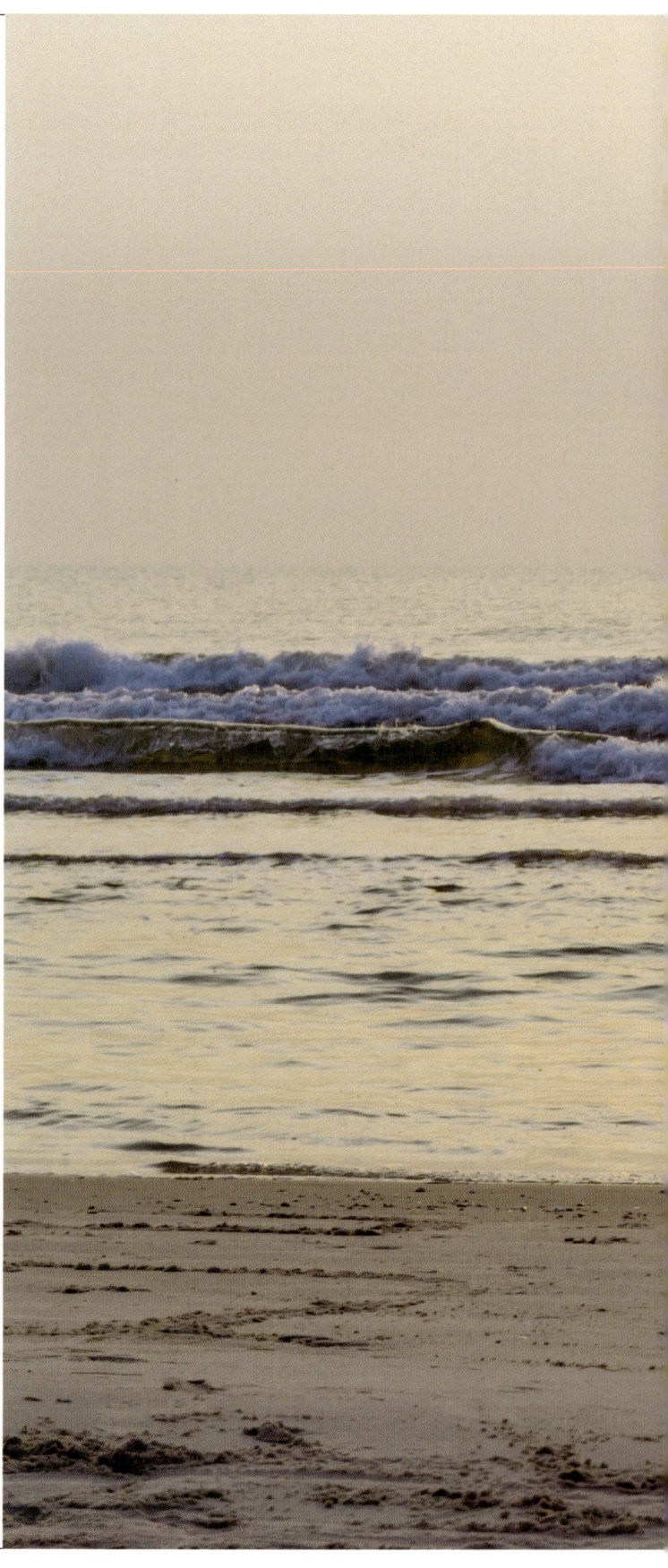

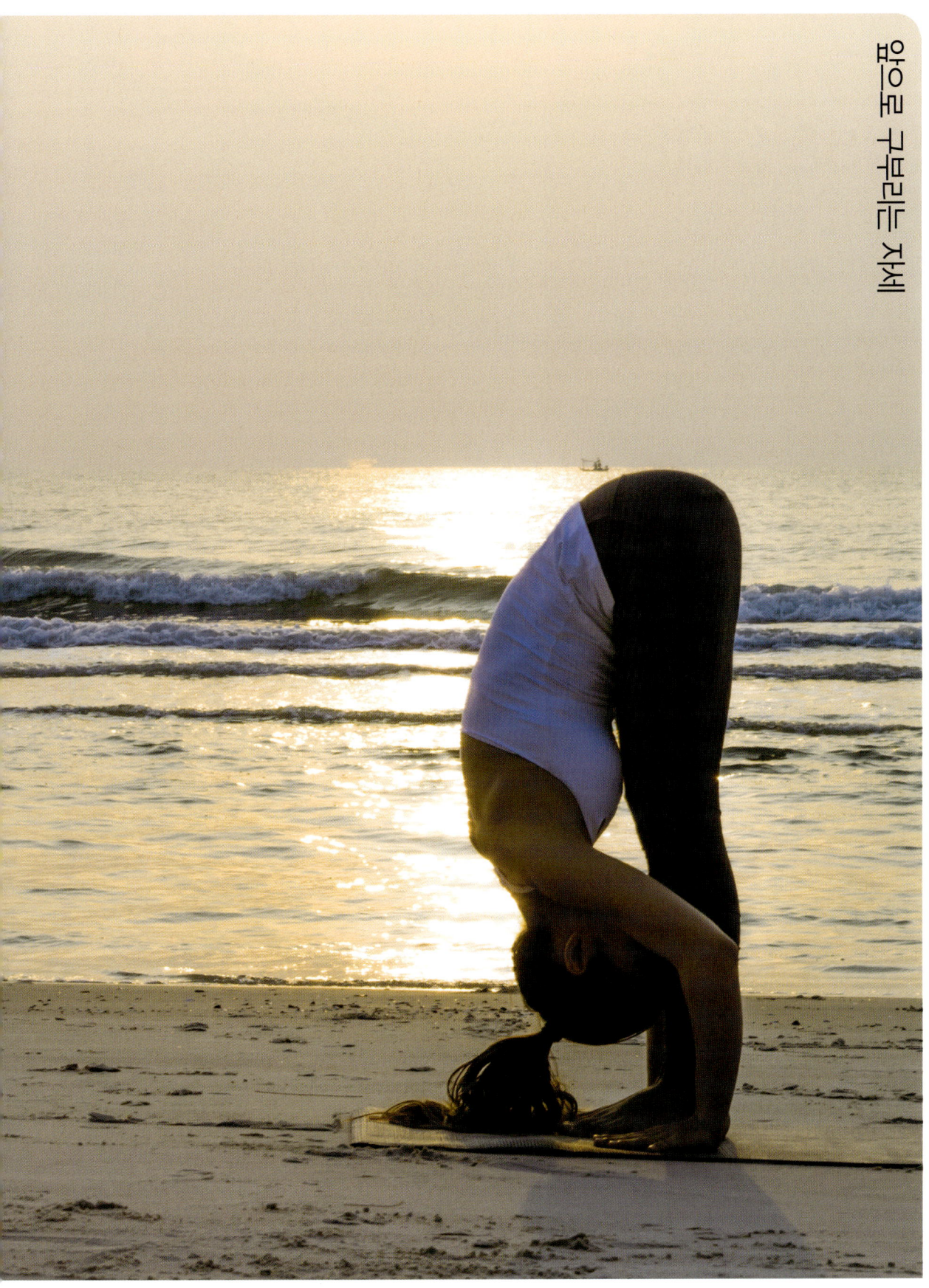

앞으로 구부리는 자세

Forward Bends

095

INTENSE SIDE STRETCH
강한 측면 스트레칭 자세

중급 요가 동작인 파르스보타나사나(Parsvottanasana)는 어깨, 척추, 허벅지 뒤쪽을 늘여준다. 다리 근육을 강화시키고 소화를 촉진하는 효과가 있다. 고혈압이 있거나 척추 부상, 등에 문제가 있으면 하지 않는다.

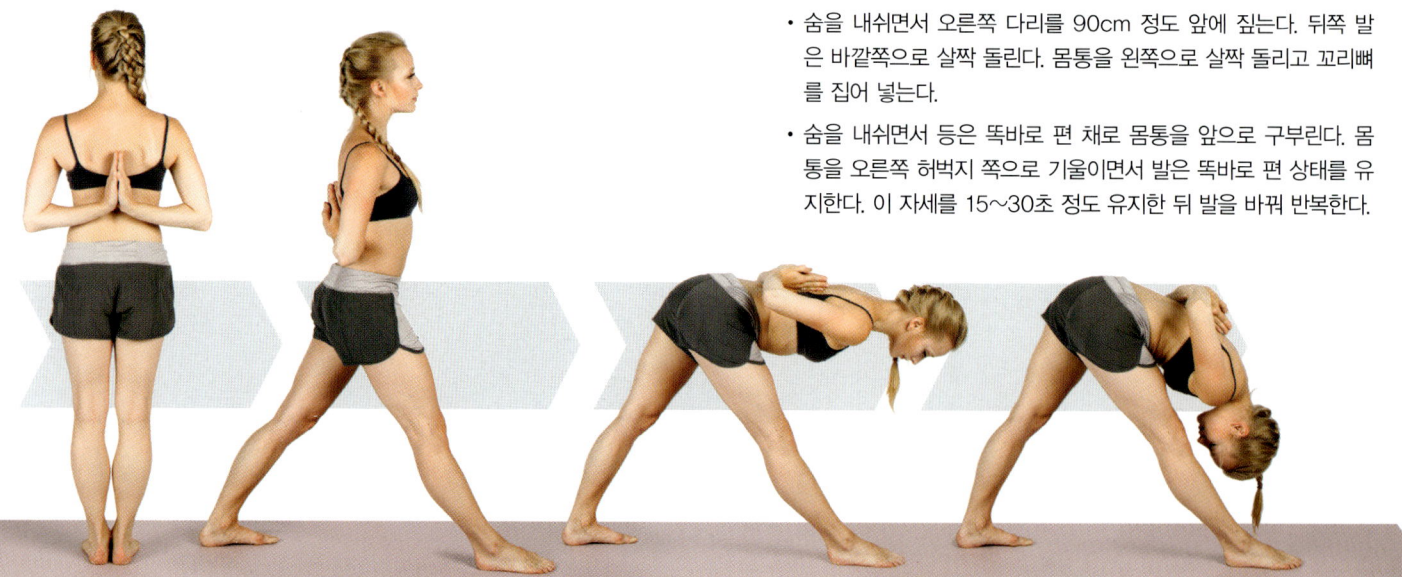

뒤로 합장하는 자세를 하기 힘들면 양팔을 등 뒤에서 교차시켜 양 팔꿈치를 반대편 손으로 잡는다.

올바른 동작
몸을 구부린 다음에는 가슴을 허벅지에 대고 밀어 올린다. 목은 중립 자세를 취한다.

잘못된 동작
발뒤꿈치를 바닥에서 떼지 않는다. 몸통을 다리 쪽으로 내릴 때 척추가 돌아가지 않게 한다. 엉덩이가 옆으로 돌아가지 않게 한다.

- 산 자세(#001)로 선 다음 양팔을 등 뒤로 돌리고 뒤로 합장한다.
- 숨을 내쉬면서 오른쪽 다리를 90cm 정도 앞에 짚는다. 뒤쪽 발은 바깥쪽으로 살짝 돌린다. 몸통을 왼쪽으로 살짝 돌리고 꼬리뼈를 집어 넣는다.
- 숨을 내쉬면서 등은 똑바로 편 채로 몸통을 앞으로 구부린다. 몸통을 오른쪽 허벅지 쪽으로 기울이면서 발은 똑바로 편 상태를 유지한다. 이 자세를 15~30초 정도 유지한 뒤 발을 바꿔 반복한다.

096 INTENSE SIDE STRETCH PREPARATION
강한 측면 스트레칭 준비

강한 측면 스트레칭 자세의 변형으로 어깨, 척추, 다리 근육뿐 아니라 신체의 코어를 단련시킨다.

- 강한 측면 스트레칭 자세(#095)로 선 다음 몸통을 구부리면서 오른팔을 오른발 위로 쭉 뻗고 손은 기얀 무드라(Gyan Mudra) 자세를 취한다.
- 왼팔은 뒤로 끌어당겨 손을 왼쪽 옆구리에 놓는다.

097 INTENSE SIDE STRETCH HANDS TO FOOT
양손으로 발을 잡는 강한 측면 스트레칭 자세

강한 측면 스트레칭 자세(#095)로 선 다음 몸통을 아치형으로 구부린다. 발이 위를 향할 수 있도록 발가락을 든다. 똑바로 뻗은 양팔을 아래로 내려 양손을 발가락에 댄다. 등이 바닥과 평행을 이루게 하고 머리를 꼿꼿하게 든다.

098 INTENSE SIDE STRETCH HANDS TO LEG
양손으로 다리를 잡는 강한 측면 스트레칭 자세

왼쪽 다리로 앞을 짚고 몸통을 왼쪽 허벅지 위로 기울인다. 앞에 짚은 다리를 감싸면서 양팔을 뒤로 보내 오른쪽 종아리를 잡는다. 이 자세를 15~30초 정도 유지한 뒤 다리를 바꿔 반복한다.

099 INTENSE SIDE STRETCH FOREHEAD TO SHIN
이마를 정강이에 대는 강한 측면 스트레칭 자세

양손으로 다리를 잡는 강한 측면 스트레칭 자세(#098)에서 다리를 더 넓게 벌리고 몸을 아래로 숙여 양손으로 왼쪽 발목을 잡는다. 몸통을 아래로 낮춰 이마가 왼쪽 정강이에 닿게 한다.

100 SIDE STRETCH HANDS DOWN
양손을 내린 측면 스트레칭 자세

여러 전굴 자세와 마찬가지로 양손을 내린 측면 스트레칭 자세를 하기 위해서는 등과 복부 근육의 유연성이 필요하다. 이 동작을 하기 전에 유연성이 필요한 준비 운동을 몇 가지 먼저 해본다.

- 강한 측면 스트레칭 자세(#095)로 선 다음 왼쪽 다리를 앞에 짚는다. 몸통은 왼쪽 허벅지 위로 숙여 이마가 정강이에 닿게 한다.
- 손은 기얀 무드라 자세를 취하고 바닥에 놓는다. 등은 쭉 펴고 머리는 살짝 든다. 손은 오른발 쪽을 향하게 한다.
- 이 자세를 15~30초 정도 유지한 뒤 다리를 바꿔 실시한다.

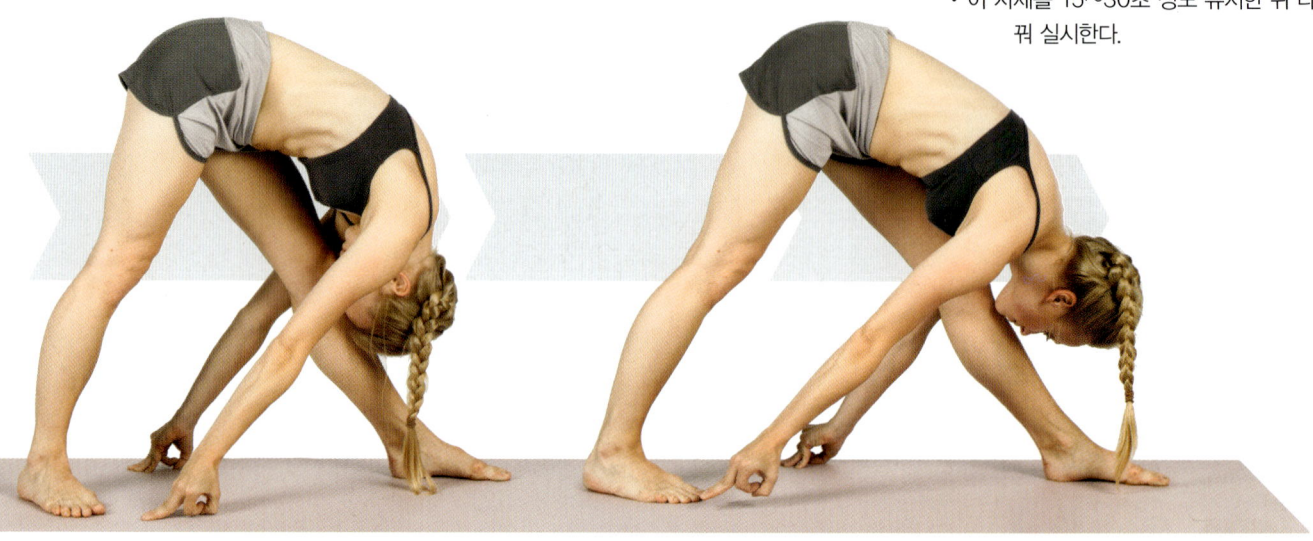

101 SIDE STRETCH REVOLVED PRAYER
몸을 돌려 기도하는 측면 스트레칭 자세

다리를 넓게 벌리고 선다. 몸을 앞으로 숙여 양 어깨가 바닥과 직각을 이루게 한다. 오른팔을 앞에 짚은 왼쪽 무릎 아래로 끼워 넣고 합장 자세로 양손을 맞댄다.

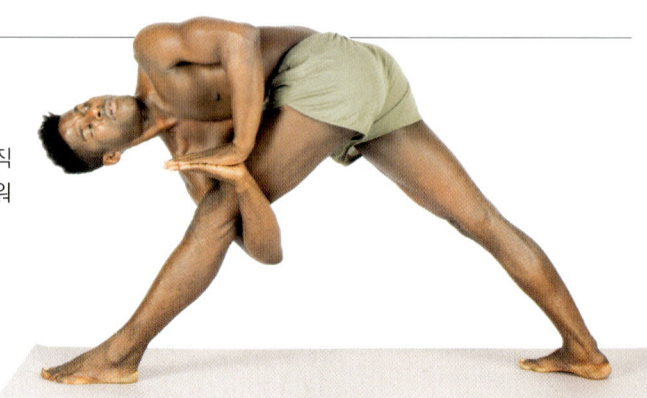

102 SIDE STRETCH PRAYER BEHIND LEG
다리 뒤에서 기도하는 측면 스트레칭 자세

왼쪽 다리를 쭉 뻗은 상태에서 몸통을 왼쪽 무릎 위로 기울이고 머리는 살짝 든다. 양팔로 왼쪽 무릎을 감싸고 손은 합장한다. 이때 손가락은 위를 향하게 한다.

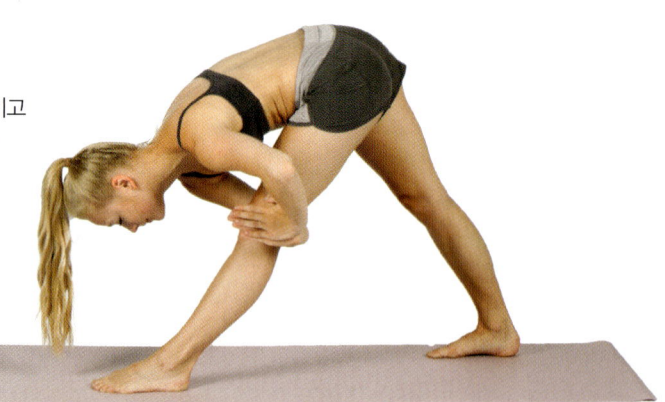

발뒤꿈치 정렬
발을 넓게 벌리고 선 자세에서 한 발과 다른 한 발이 직선을 이루어 서게 될 경우 양 발뒤꿈치가 동일한 직선에 오도록 한다.

103 UNEVEN LEGS TIPTOE INTENSE POSE
한쪽 발끝을 든 강한 스트레칭 자세

강한 측면 스트레칭 자세(#095)의 변형 동작으로 신체를 사선으로 늘여 복부, 측면 근육, 어깨를 단련하는 동작이다.

- 다리를 넓게 벌리고 선 다음 오른쪽 다리를 앞으로 뻗고 왼쪽 발뒤꿈치는 든다. 몸통을 구부려 등이 바닥과 평행이 되게 한다.
- 오른팔은 위로 쭉 뻗고 왼팔은 아래로 내려 바닥에 닿게 한다. 양손은 기얀 무드라 자세를 취한다.
- 이 자세를 15~30초 정도 유지한 뒤 다리를 바꿔 반복한다.

104 REVOLVED SIDE TWISTING
몸을 돌린 측면 비틀기 자세

오른쪽 다리를 뻗은 상태에서 몸통을 내려 어깨와 오른쪽 무릎이 직각을 이루게 한다. 오른쪽 발목을 왼손으로 잡고 오른쪽 발가락은 오른손으로 잡는다.

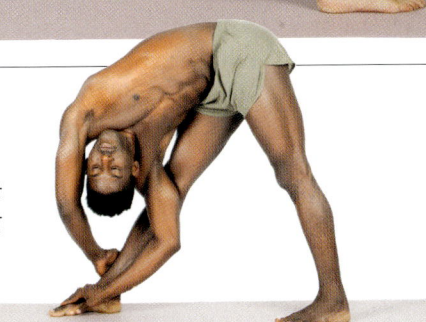

105 SIDE STRETCH HANDS BOUND AND RAISED
손깍지 끼고 들어 올린 측면 스트레칭 자세

이 동작을 할 때는 등을 굽히거나 머리를 위로 쳐들지 않도록 주의한다.

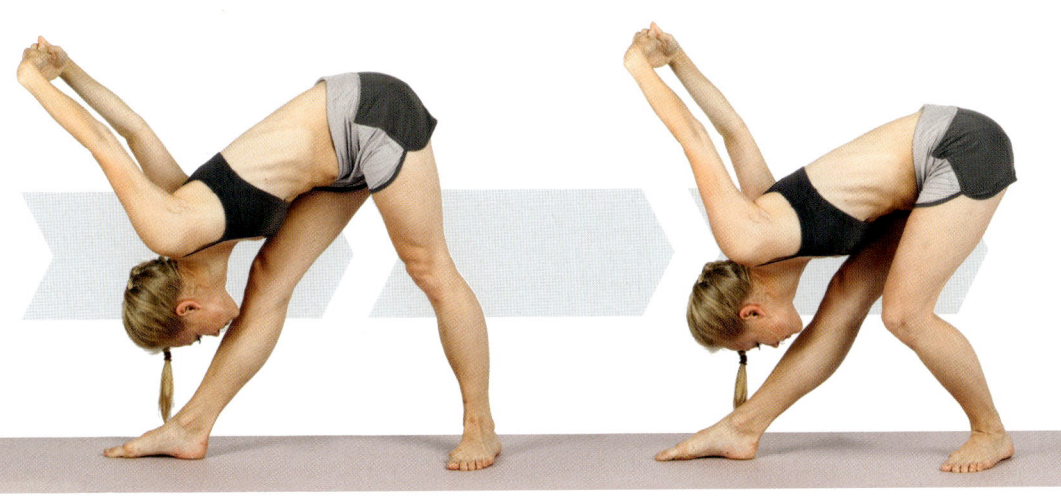

- 오른쪽 다리를 쭉 뻗은 상태에서 몸통을 구부려 오른쪽 허벅지에 대고 양팔은 등 뒤로 돌린다.
- 뒤에 짚은 무릎을 살짝 구부리면서 손은 깍지를 끼고 팔을 쭉 뻗어 앞으로 당긴다.
- 이 자세를 15~30초 정도 유지한 뒤 다리를 바꿔 반복한다.

Forward Bends 앞으로 구부리는 자세

106

HALF STANDING FORWARD BEND
서서 하는 반 전굴 자세

아르다 우타나사나(Ardha Uttanasana)는 척추, 허벅지 뒤쪽, 종아리, 엉덩이를 스트레칭해주고 척추와 허벅지를 강화시켜 자세를 바로잡아주는 효과가 있는 초급 동작이다.

- 몸통을 허벅지 위로 접은 상태[서서 하는 전굴 자세(#107)]에서 숨을 들이쉬면서 머리와 상체를 든다.
- 척추를 똑바로 펴고 팔은 쭉 펴서 손끝이 발가락 옆에 오게 한다.
- 이 자세를 10~30초 정도 유지한다.

올바른 동작
몸을 아래로 내릴 때 허벅지 뒤쪽이 너무 조이는 느낌이 들면 양쪽 무릎을 구부린다. 그런 다음 무릎을 눌러 똑바로 펼 수 있도록 시도해본다.

잘못된 동작
자세를 취하거나 자세를 풀 때 척추가 구부러지지 않아야 한다. 목의 뒷부분을 꾹 누르는 듯한 느낌으로 시선은 앞을 향한다.

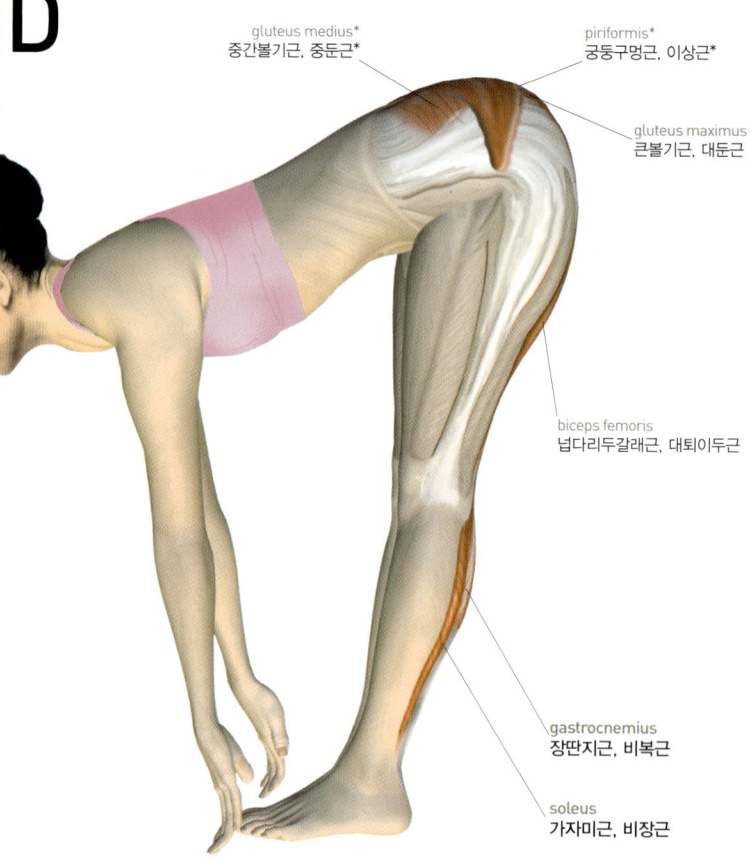

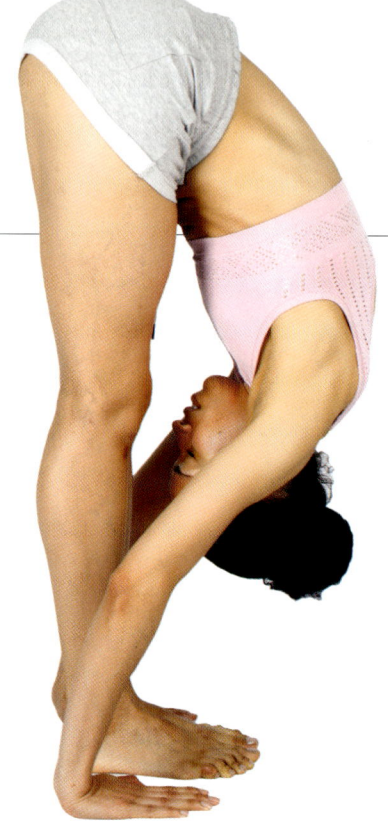

107
STANDING FORWARD BEND
서서 하는 전굴 자세

서서 하는 반 전굴 자세(#106)의 준비 동작이다. 척추, 엉덩이, 허벅지 뒤쪽, 종아리를 스트레칭해주고 척추와 허벅지를 강화시켜준다.

- 산 자세(#001)로 선 다음 양팔을 천장 쪽으로 들어 올린다.
- 숨을 내쉬면서 앞으로 몸을 숙인다. 양팔을 쓸어내리듯 아래로 내리면서 허벅지에 대고 몸을 접는다.
- 양손은 양쪽 발 옆 바닥에 놓고 손바닥으로 바닥을 짚는다. 숨을 내쉬면서 좌골을 천장 쪽으로 끌어당긴다. 이 자세를 30초~1분 정도 유지한다.

108 INTENSE STRETCH POSE 1
강한 스트레칭 자세 1

서서 하는 전굴 자세(#107)를 취한 다음 오른쪽 발가락을 오른손으로 잡고 오른쪽 다리를 위로 끌어당긴다. 이때 무릎은 똑바로 펴고 발뒤꿈치는 아래를 향하게 한다. 왼쪽 손끝으로 바닥을 짚어 균형을 잡는다.

109 INTENSE STRETCH POSE 2
강한 스트레칭 자세 2

이 자세를 하기 위해서는 측면 스트레칭과 교차하여 잡는 동작이 필요하다. 목은 이완시킨 상태에서 머리를 아래로 숙인 자세를 유지한다.

- 서서 하는 전굴 자세(#107)를 취한 다음 오른손으로 바닥을 짚은 상태에서 왼손을 뻗어 오른발의 바깥쪽을 잡는다. 오른발을 끌어당겨 바닥에서 떨어지게 하고 이때 무릎은 똑바로 편 자세를 유지한다.
- 이 자세를 15~30초 정도 유지한 뒤 다리를 바꿔 실시한다.

110 INTENSE STRETCH POSE 3
강한 스트레칭 자세 3

서서 하는 전굴 자세(#107)를 취한 다음 상체를 최대한 다리에 가깝게 붙이고 양팔은 뒤로 쭉 펴 종아리 바깥쪽 뒷부분에 닿도록 뻗는다. 이때 손가락은 활짝 편다.

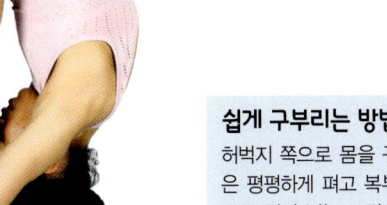

쉽게 구부리는 방법
허벅지 쪽으로 몸을 구부릴 때 등은 평평하게 펴고 복부를 척추 쪽으로 밀어 넣는 느낌으로 몸을 숙인다.

Forward Bends 앞으로 구부리는 자세

111 HANDS UNDER FEET
양손을 발 아래 놓는 자세

서서 하는 전굴 자세(#107)를 취한 다음 양손을 발가락 앞까지 내린다. 손바닥이 위를 향한 상태에서 양손을 발가락 아래로 밀어 넣는다. 이 자세를 15~30초 정도 유지한다.

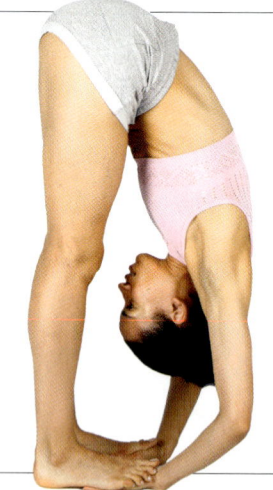

112 ARMS CROSSED
팔을 교차시키는 자세

서서 하는 전굴 자세의 변형 동작으로 어깨, 목, 척추, 복부 근육에 힘이 들어간다. 몸을 많이 구부리기가 힘들다면 무릎을 살짝 구부린다.

마음과 몸

요가라는 단어는 '얽어 매다', '결속시키다'라는 의미다. 요가 수련의 목표는 신체적·정신적 결합 훈련을 통해 마음과 몸이 서로 완전히 깊이 하나가 되도록 하는 것이다. 이를 위해서는 호흡, 자세, 명상이라는 요가의 3요소가 결합되어야 한다.

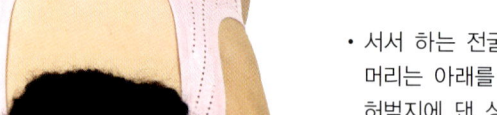

- 서서 하는 전굴 자세(#107)로 머리는 아래를 향하고 몸통을 허벅지에 댄 상태에서 몸통을 살짝 들어 올려 양 팔꿈치가 정강이에 닿게 한다.
- 팔뚝을 교차시켜 발목 위에서 X자 형태를 만든다. 손바닥은 아래를 향하게 하고 손을 각각 반대편 발 바깥쪽을 감싸듯이 밀어 넣는다.
- 이 자세를 15~30초 정도 유지한다.

113 INTENSE STRETCH POSE 4
강한 스트레칭 자세 4

서서 하는 전굴 자세(#107)를 취한 다음 양다리를 넓게 벌리고 몸통이 허벅지에서 떨어지도록 몸을 비스듬히 놓는다. 숙이고 있는 머리 아래에서 양 팔로 감싸는 자세를 취하면서 반대편 손으로 팔꿈치를 잡는다. 이 자세를 15~30초 정도 유지한다.

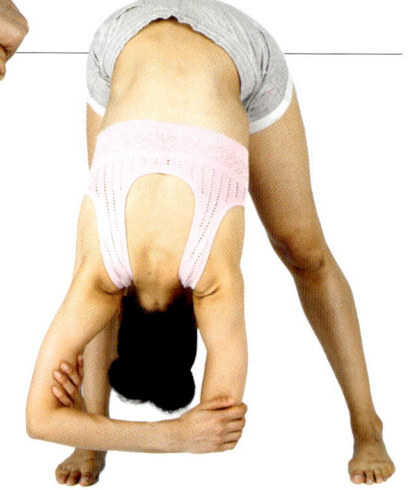

114   LEGS CROSSED
다리를 교차시키는 자세

서서 하는 전굴 자세(#107)를 취한 다음 양다리를 무릎에서 교차시키고 몸을 앞으로 이동시킨다. 쭉 펴서 바닥을 짚은 손바닥에 체중을 일부 싣는다. 이 자세를 15~30초 정도 유지한다.

115   SIDEWAYS INTENSE STRETCH
강한 측면 스트레칭 자세

한 팔을 교차시키는 동작이 들어가는 측면 스트레칭 동작으로 어깨, 옆구리, 복부, 등 아랫부분의 근육을 활용한다. 양쪽 무릎을 굽히지 않도록 한다.

- 서서 하는 전굴 자세(#107)를 취한 다음 양다리를 벌리고 선다. 몸통을 왼쪽으로 이동시키면서 오른쪽 방향으로 얼굴을 든다.
- 왼팔을 아래로 내려 왼손으로 오른쪽 발목 앞부분을 잡는다.
- 오른팔은 머리 옆쪽으로 내려 왼쪽 발목의 바깥쪽에 닿게 뻗는다. 이 자세를 15~30초 정도 유지한다.

116   TIPTOE INTENSE POSE 1
발끝을 든 강한 스트레칭 자세 1

서서 하는 전굴 자세(#107)를 취한 다음 양다리를 벌리고 선다. 발끝으로 설 때 양팔을 다리 사이로 넣어 뒤를 짚는다. 손끝으로 바닥을 짚고 손바닥은 앞을 향하게 한다. 이 자세를 15~30초 정도 유지한다.

117   TIPTOE INTENSE POSE 2
발끝을 든 강한 스트레칭 자세 2

서서 하는 전굴 자세(#107)를 취한 다음 양손을 어깨너비로 벌리고 손바닥으로 바닥을 짚는다. 발끝으로 서면서 동시에 몸통을 들어 올린다. 발가락은 바깥쪽으로 감는다. 이 자세를 15~30초 정도 유지한다.

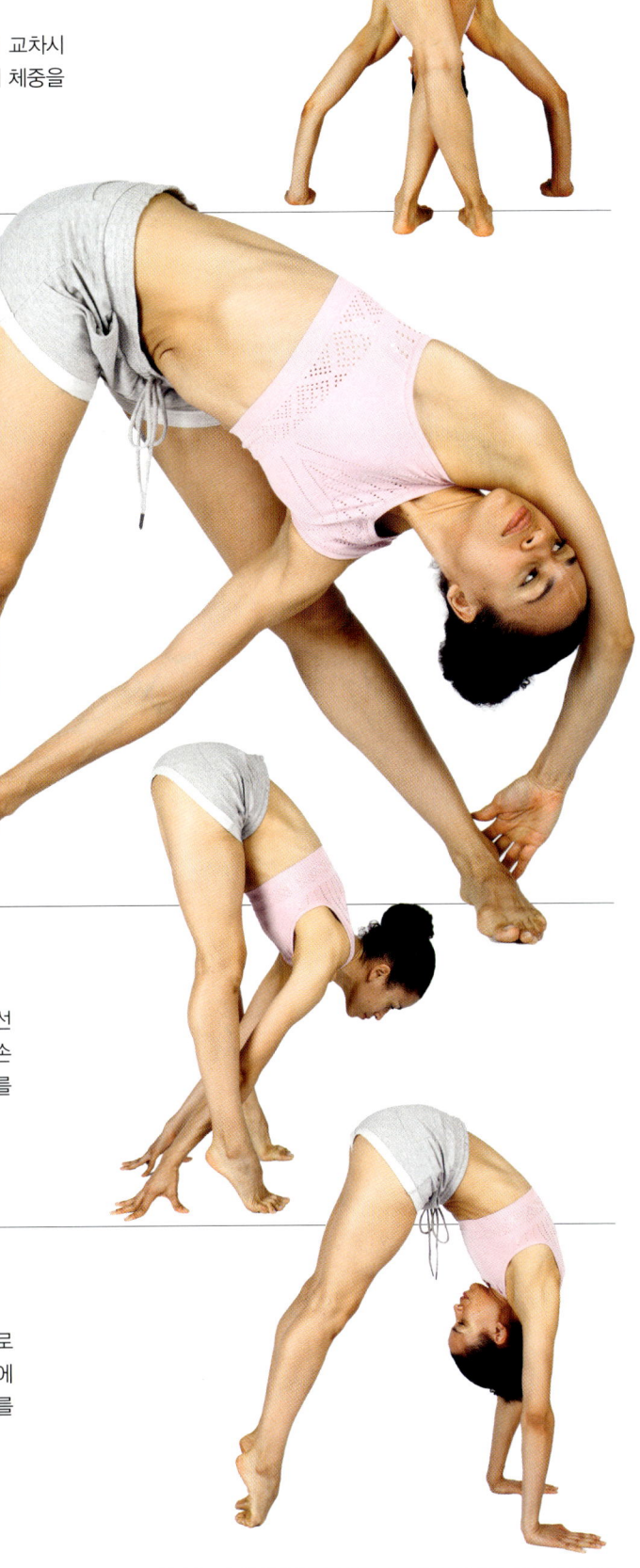

118

WIDE LEGGED FORWARD BEND

다리를 벌린 전굴 자세

프라사리타 파도타나사나(Prasarita Padottanasana)는 허벅지 뒤쪽, 사타구니, 척추를 스트레칭해주고 강화시켜주는 초급 동작이다. 바로 바닥에 손을 대기가 힘들면 다리를 더 넓게 벌리거나 요가블록을 이용해 몸을 지탱한다. 등 아랫부분에 문제가 있으면 이 동작은 피하는 것이 좋다.

올바른 동작
다리 근육을 수축시키고 양쪽 발뒤꿈치를 고정시킨다.

잘못된 동작
허리부터 구부려서는 안 된다. 목이 눌리지 않게 하고 체중은 손바닥과 발에 싣는다.

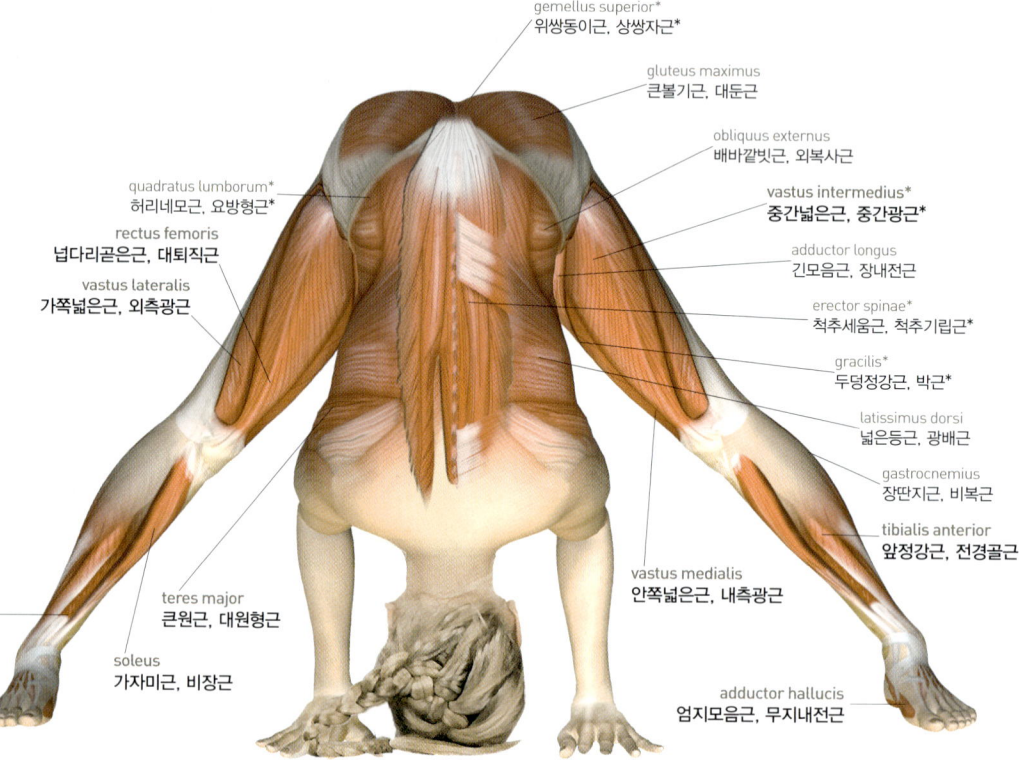

- 산 자세(#001)로 선 다음 다리를 약 1미터 정도 벌리고 선다. 양발은 평행이 되게 한다.
- 숨을 내쉬면서 엉덩이부터 몸을 기울여 완전한 전굴 자세를 취한다. 팔은 어깨너비로 벌리고 손바닥으로 바닥을 짚는다.
- 정수리를 바닥에 댈 때 팔꿈치를 구부린다.
- 이 자세를 30초~1분 정도 유지한다.

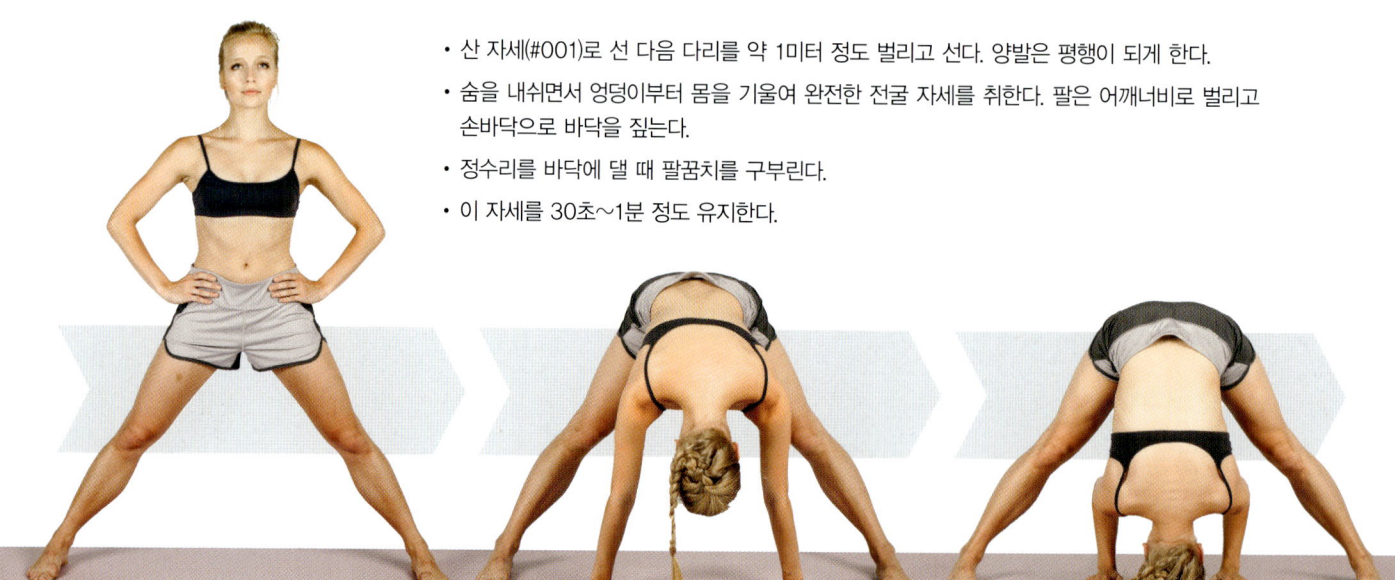

119 HALF FEET OUT
발을 벌린 반 전굴 자세

다리를 벌린 전굴 자세의 변형 동작으로 머리를 아래로 숙여 정수리가 바닥을 향하게 한다. 등을 둥글게 구부리고 양 어깨는 넓게 열린 상태를 유지한다.

- 다리를 벌린 전굴 자세(#118)를 취한 다음 팔을 쭉 뻗으면서 몸통을 살짝 들어 올린다.
- 머리를 숙인 상태에서 손바닥으로 바닥을 짚는다. 이 자세를 30초~1분 정도 유지한다.

120 HALF FEET OUT BACKHAND
발을 벌리고 손등을 짚는 반 전굴 자세

다리를 벌린 전굴 자세(#118)를 취한 다음 팔을 쭉 뻗으면서 몸통을 살짝 들어준다. 머리를 숙인 상태에서 손등으로 바닥을 짚는다. 손가락은 서로 마주 보게 하고 기얀 무드라 자세를 취한다. 발은 양옆 바깥쪽으로 튼다.

121 HANDS BEHIND
손을 뒤에 놓는 전굴 자세

다리를 벌린 전굴 자세(#118)를 취한 다음 무게중심을 양다리로 옮기는 동시에 양팔을 다리 사이로 집어넣어 뒤를 짚는다. 손바닥은 똑바로 펴서 바닥을 짚고 손가락은 뒤를 향하게 한다. 이 자세를 15~30초 정도 유지한다.

122 HANDS TO ANKLES
발목을 잡는 전굴 자세

다리를 벌린 전굴 자세(#118)를 취한 다음 무게중심을 살짝 뒤로 옮긴다. 양팔을 뻗어 바깥에서부터 발목을 잡는다. 이 자세를 15~30초 정도 유지한다.

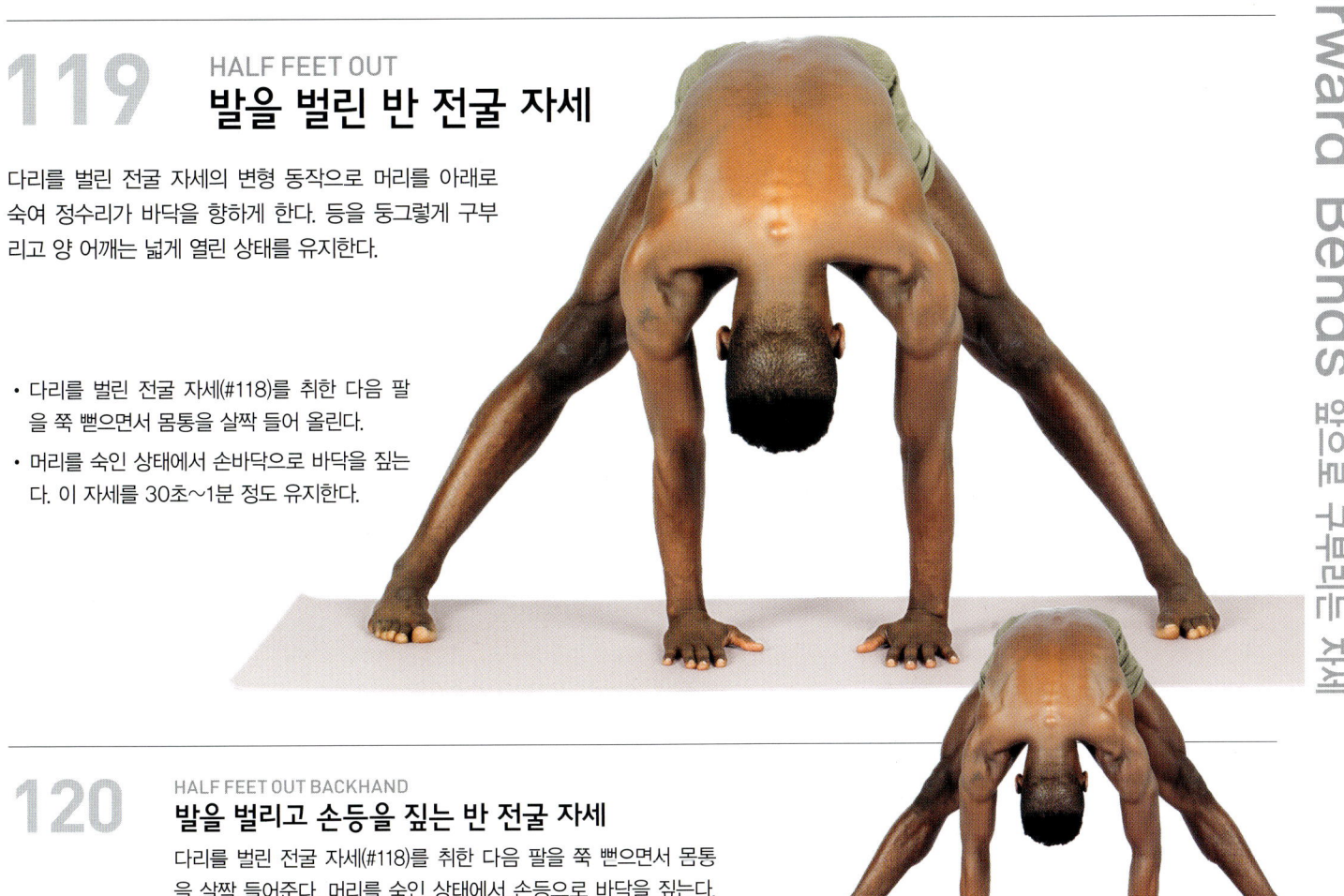

123 WIDE LEGGED INTENSE STRETCH REVERSE PRAYER HANDS
다리를 벌리고 뒤로 기도하는 강한 스트레칭 자세

이 변형 자세에서는 두 다리에만 의지해 체중을 지탱해야 한다. 양팔을 들어 올릴 때 무게중심을 엉덩이 쪽으로 이동한다.

자신과의 싸움
꾸준히 호흡을 수련하면 대부분의 동작을 비롯해 가장 어렵다고 느껴지는 동작들도 해낼 수 있게 된다. 하나의 동작을 30초에서 1분 또는 5~10회의 길고 깊은 호흡 주기에 맞추어 유지해보는 경험을 통해 육체적 강인함뿐 아니라 체력과 내적 의지력, 자신감이 성장함을 느낄 수 있을 것이다.

- 다리를 벌린 전굴 자세(#118)를 취한 다음 머리를 바닥에서 살짝 들어 올리고 양팔을 뒤로 돌린 다음 팔꿈치를 구부린다.
- 양 손바닥을 맞대 합장한다. 손가락은 머리 쪽을 향하게 한다. 손은 양쪽 어깨뼈 사이에 두거나 가능한 한 위로 높이 올린다.
- 이 자세를 15~30초 정도 유지한다.

124 WIDE LEGGED INTENSE STRETCH POSE 1
다리를 벌린 강한 스트레칭 자세 1

다리를 벌린 전굴 자세(#118)를 취한 다음 바닥에서부터 머리를 들어 올리고 체중을 뒤로 옮긴다. 양손을 허리에 놓는다. 이때 엄지손가락은 등 뒤에, 나머지 손가락은 앞을 향하도록 한다.

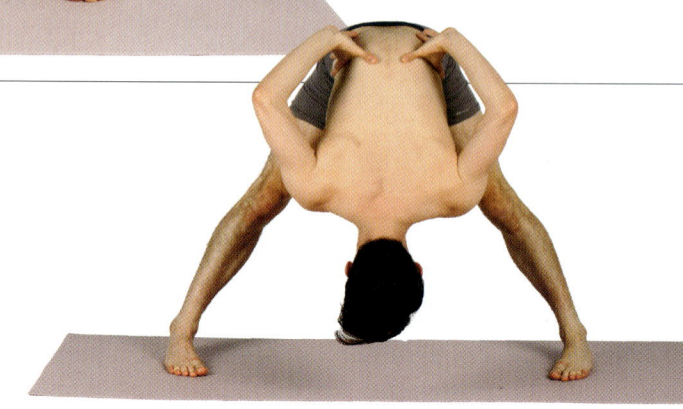

125 WIDE LEGGED INTENSE STRETCH POSE 2
다리를 벌린 강한 스트레칭 자세 2

다리를 벌린 강한 스트레칭 자세 1(#124)을 취한 다음 손을 허리에서 떼어 등 뒤에서 깍지를 낀다. 몸통에서 멀어지는 방향으로 팔을 쭉 뻗어 가능한 한 양팔이 바닥과 평행을 이루도록 한다. 이 자세를 15~30초 정도 유지한다.

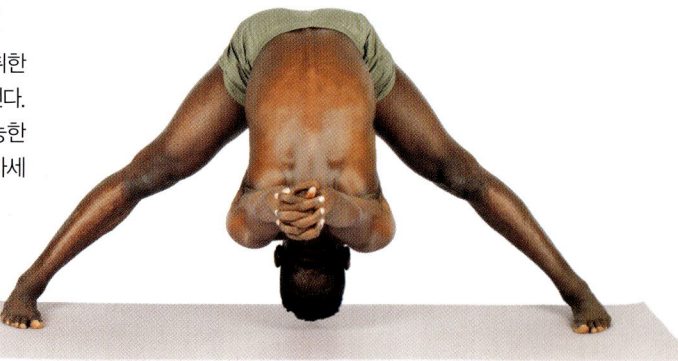

126　REVOLVED HALF FEET SPREAD OUT INTENSE STRETCH POSE 1
발을 벌리고 몸을 돌린 반 전굴 자세 – 강한 스트레칭 자세 1

다리를 벌린 강한 스트레칭 자세 1(#124)을 취한 다음 왼팔을 쭉 펴서 바닥에 내린다. 손바닥으로 바닥을 짚고 손가락은 왼쪽을 향하게 한다. 오른팔은 머리 위로 들어 올리고 손가락은 천장을 향해 곧게 편다.

127　REVOLVED HALF FEET SPREAD OUT INTENSE STRETCH POSE 2
발을 벌리고 몸을 돌린 반 전굴 자세 – 강한 스트레칭 자세 2

파리브리타 아르다 프라사리타 파도타나사나(Parivritta Arda Prasarita Padottanasana)는 몸을 굽히는 동작으로 특히 균형감각을 개선하는 데 좋다.

- 다리를 벌린 강한 스트레칭 자세 1(#124)을 취한 다음 체중을 앞으로 옮겨 실으면서 왼쪽 팔꿈치를 바닥에 내린다.
- 오른팔은 어깨 위로 똑바로 들어 올리고 손가락은 천장을 향해 곧게 편다.
- 이 자세를 15~30초 정도 유지한 뒤 팔을 바꿔 실시한다.

128　TIPTOE HALF FEET SPREAD OUT INTENSE STRETCH POSE
발을 벌리고 발끝을 드는 반 전굴 자세 – 강한 스트레칭 자세

다리를 벌린 강한 스트레칭 자세 1(#124)을 취한 다음 체중을 앞으로 옮겨 실으면서 양팔을 쭉 펴서 손바닥으로 바닥을 짚고 발끝을 든다.

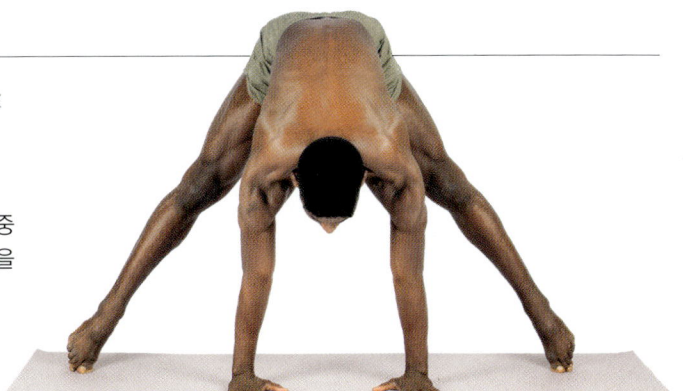

129

SEATED FORWARD BEND
앉아서 하는 전굴 자세

파스치모타다사나(Paschimottanasana)는 어깨, 척추, 허벅지 뒤쪽을 스트레칭해주는 초급 동작이다. 이 자세는 소화를 촉진하고 스트레스와 두통을 해소하는 데 도움이 되며 고혈압을 낮추는 효과도 있는 것으로 알려져 있다. 등 쪽에 부상이 있거나 설사를 하는 경우에는 이 동작을 하지 않는다.

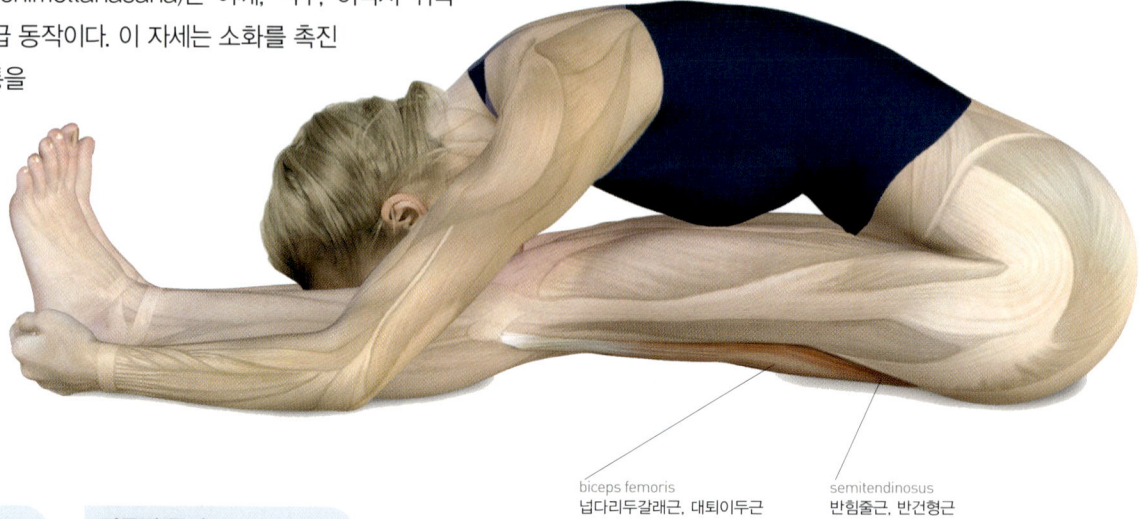

biceps femoris
넙다리두갈래근, 대퇴이두근

semitendinosus
반힘줄근, 반건형근

올바른 동작
처음에 몸을 좀 더 쉽게 구부리려면 담요를 접어 엉덩이 밑에 깐다.

잘못된 동작
몸을 구부릴 때 등이 둥글게 휘어서는 안 된다. 강제로 몸통을 숙이지 않는다.

이 동작을 잘 해내기 위해서는 목부터 엉덩이로 이어지는 척추를 길게 늘여줘야 한다. 목은 중립 자세를 유지한다.

- 막대 자세(#381)로 앉은 다음 앞뒤로 부드럽게 움직여 나가면서 발뒤꿈치에서 멀어지는 방향으로 좌골을 끌어당긴다.
- 숨을 들이쉬면서 양팔을 위로 똑바로 들어 올렸다가 숨을 내쉬면서 흉골을 앞으로 늘이며 엉덩이부터 몸을 구부린다.
- 복부가 허벅지에 닿을 때까지 몸을 내려 이마가 정강이에 닿도록 한다. 손으로 발바닥이나 발목을 잡는다. 이 자세를 1~3분 동안 유지한다.

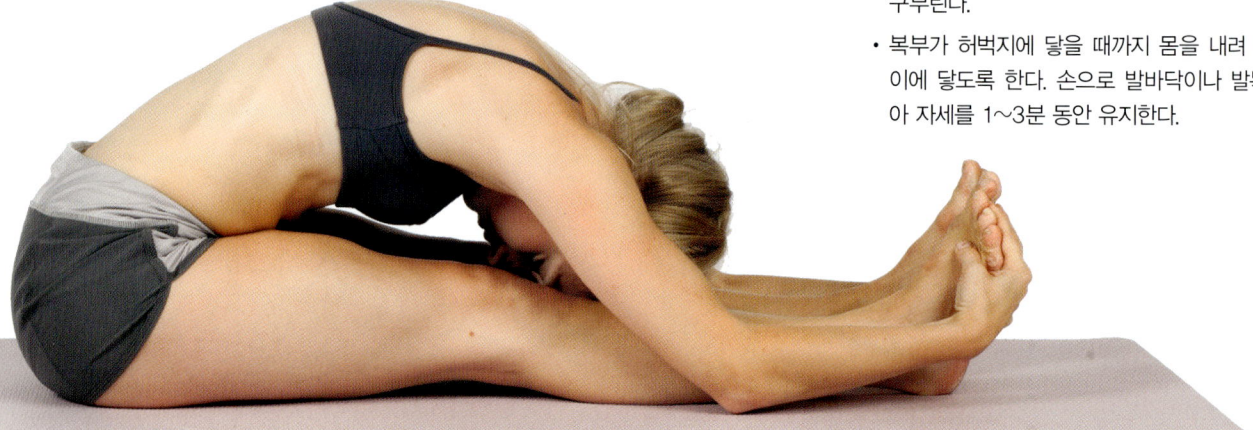

130 WESTERN INTENSE STRETCH POSE
강한 웨스턴 스트레칭 자세

앉아서 하는 전굴 자세의 변형 동작으로 어깨, 발목, 발가락의 스트레칭에 중점을 둔다. 등 아랫부분을 이완시켜주는 효과가 있다.

- 양손으로 발가락을 잡고 앉아서 하는 전굴 자세(#129)로 앉은 다음 머리를 양팔 사이에 둔 상태로 살짝 몸을 일으킨다.
- 팔꿈치를 구부리고 발가락은 상체 쪽으로 뻗는다.
- 이마를 정강이에 댄다. 발가락은 앞으로 당기고 팔을 쭉 편다.
- 이 자세를 1~3분 정도 유지한다.

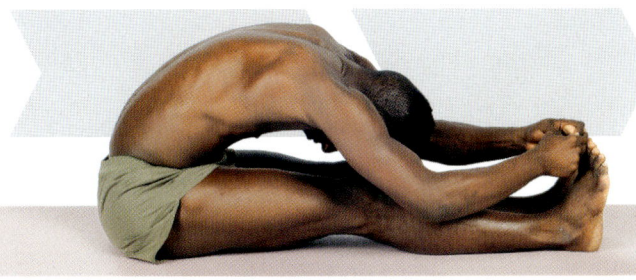 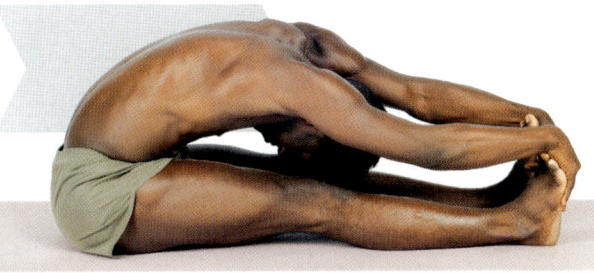

131 HANDS OVER HEELS
양손으로 발뒤꿈치를 잡는 자세

앉아서 하는 전굴 자세(#129)로 앉아서 복부는 허벅지에, 이마는 정강이에 붙이고 양쪽 팔꿈치는 바닥에 댄다. 발은 앞을 향해 살짝 젖히고 양손으로 발뒤꿈치를 잡는다. 이 자세를 1~3분 정도 유지한다.

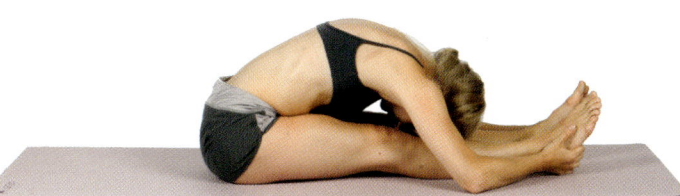

132 HANDS TO GROUND
양손을 바닥에 놓는 자세

앉아서 하는 전굴 자세(#129)로 앉은 다음 등을 둥글게 구부리면서 가슴을 다리까지 내려 얼굴이 정강이 위쪽에 닿게 한다. 팔뚝은 바닥에 닿도록 내려놓고 손바닥으로 바닥을 짚는다. 이 자세를 30초~1분 정도 유지한다.

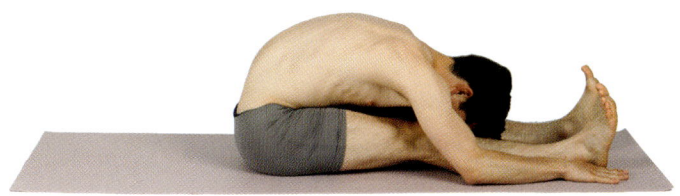

133 SEATED FORWARD BEND PRAYER
앉아서 하는 기도하는 전굴 자세

앉아서 하는 전굴 자세(#129)로 앉은 다음 머리와 몸통을 살짝 들어 올린다. 양팔을 뒤로 돌려 등 중간쯤에서 두 손을 모아 합장한다. 이 자세를 15~30초 정도 유지한다.

> **편안한 자세 유지**
> 뒤로 기도하는 자세에서 몸을 앞으로 숙일 경우 반드시 얼굴이 무릎에 닿을 필요는 없다. 목에 긴장을 풀고 편안하게 쭉 펴서 턱이 가슴 쪽으로 떨어지지 않게 한다.

134   TWO HANDS REVOLVED
양손을 돌리는 자세

구부린 자세의 변형 동작 중 하나로 가슴과 어깨를 열어주고 측면 근육을 스트레칭해준다. 몸을 비틀 때 좌골이 바닥에서 떨어지면 안 된다.

- 막대 자세(#381)로 앉은 다음 팔로 머리 위에 원을 만든다.
- 몸을 기울여 왼쪽으로 비틀면서 오른손은 왼쪽 발가락에 대고 왼손은 오른쪽 발바닥에 댄다.

135   SEATED FORWARD BEND HALF BOUND LOTUS
팔을 감은 반 연꽃 자세가 결합된 앉아서 하는 전굴 자세

막대 자세(#381)로 앉은 다음 왼발을 오른쪽 허벅지 위로 밀어 올린다. 오른팔은 위로 쭉 뻗고 손가락은 기얀 무드라 자세를 취한다. 왼팔을 등 뒤로 돌려 손이 왼쪽 발가락에 닿을 수 있도록 뻗는다.

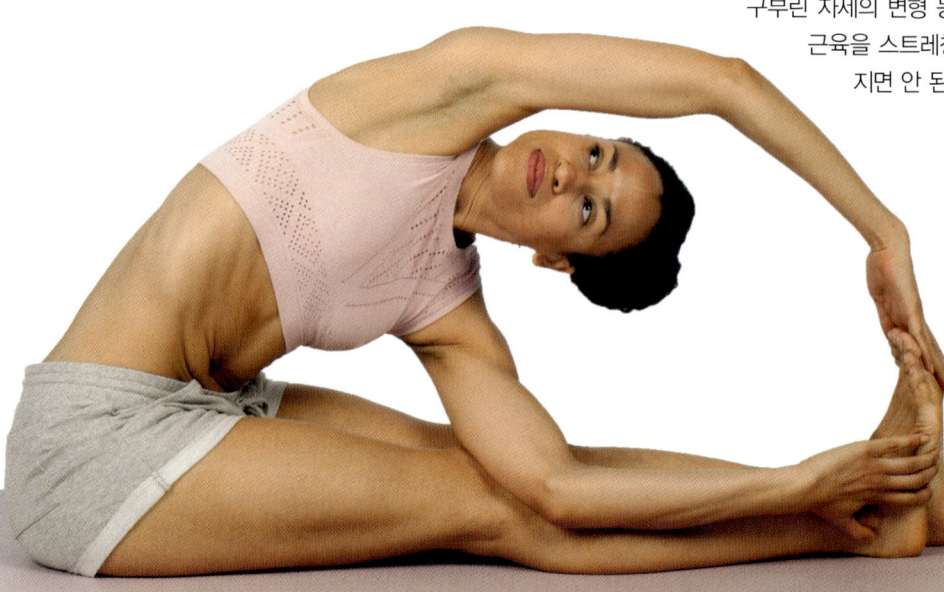

136   THREE LIMBED FACE TO FOOT POSE
얼굴을 다리에 대는 삼지 자세

앉아서 하는 전굴 자세(#129)로 앉은 다음 왼쪽 종아리가 허벅지 옆에 오도록 왼쪽 무릎을 구부려 다리를 뒤로 접는다. 이마는 오른쪽에 붙인 자세에서 양팔을 앞으로 쭉 펴 손바닥을 오른발 양옆 바닥에 놓는다.

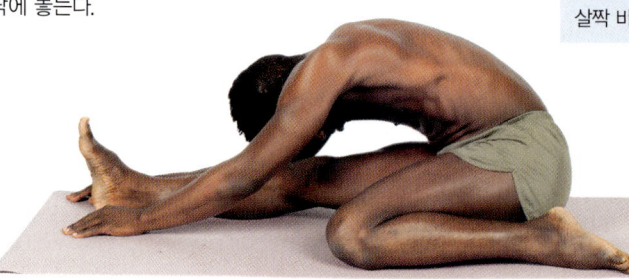

다리를 깔고 앉지 말 것
구부린 다리를 깔고 앉으면 안 된다. 다리를 살짝 바깥쪽으로 빼 허벅지 옆에 붙인다.

137 SEATED HEAD TO KNEE POSE
앉아서 머리를 무릎에 대는 자세

앉아서 하는 전굴 자세(#129)로 앉은 다음 반 연꽃 자세(#416)로 오른쪽 다리를 왼쪽 허벅지 안쪽에 댄다. 이마는 왼쪽 무릎이나 정강이에 붙인다. 손은 기얀 무드라 자세를 취하고 양팔이 왼발을 지나 앞을 향하도록 쭉 뻗는다.

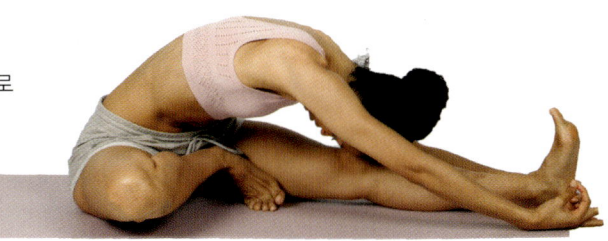

138 CHURNING POSE
휘돌리기 자세

비틀기 동작 중 하나로 앞으로 뻗은 팔과 머리가 평행을 이루어 턱이 가슴 쪽으로 떨어지지 않도록 한다.

- 막대 자세(#381)로 앉은 다음 왼쪽 다리를 구부려 왼쪽 허벅지 옆에 붙인다.
- 몸통을 오른쪽으로 비틀어 왼손이 오른쪽 발뒤꿈치 바깥쪽에 오게 한다. 머리는 팔을 따라 아래로 내리고 오른팔을 어깨 뒤로 뻗는다. 이때 손가락은 뒤를 향해 곧게 편다.
- 좌골은 바닥에 붙인 상태를 유지한다. 이 자세를 15~30초 정도 유지한 뒤 자세를 바꿔 실시한다.

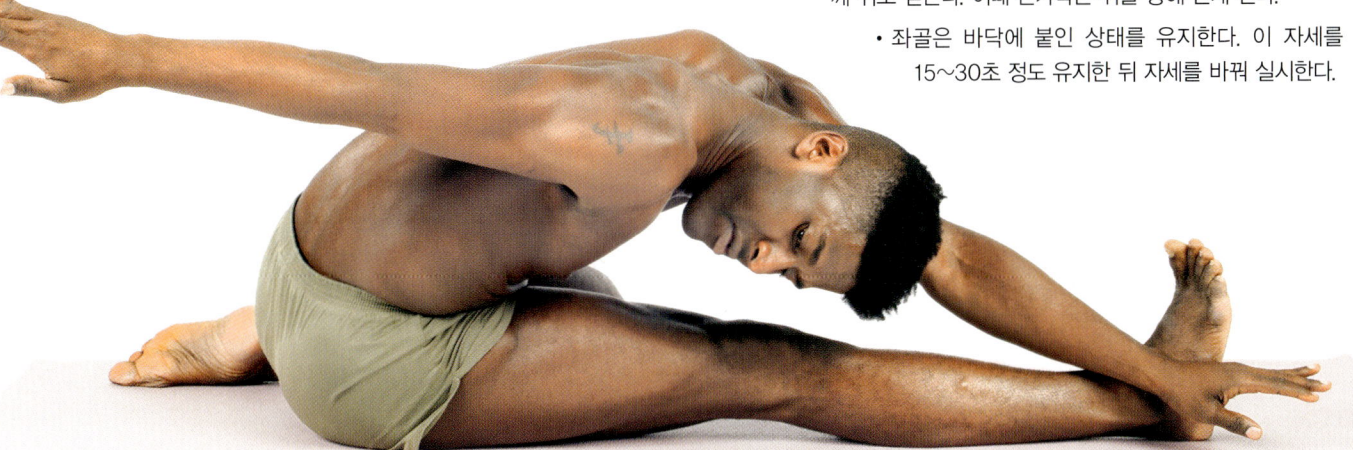

139 HALF COW FACE WESTERN INTENSE STRETCH POSE
반 소 얼굴 자세가 결합된 강한 웨스턴 스트레칭 자세

막대 자세(#381)로 앉은 다음 왼쪽 종아리가 오른쪽 허벅지를 가로지르도록 다리를 걸치고 발은 곧게 편다. 등을 동글게 구부리면서 머리를 아래로 내리고 몸을 앞쪽으로 숙이면서 양손으로 오른발을 잡는다. 손바닥을 오른발 양옆 바닥에 놓는다. 이 자세를 15~30초 정도 유지한 뒤 다리를 바꿔 실시한다.

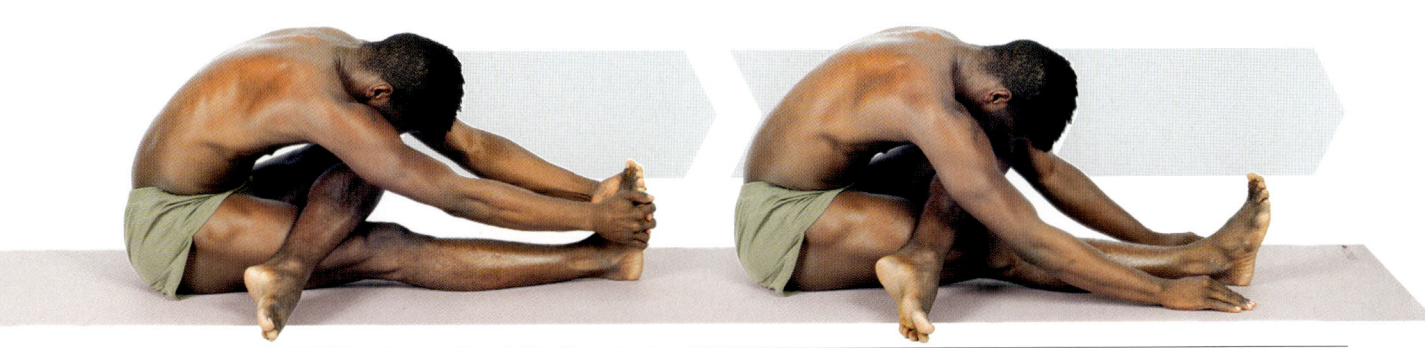

140
CHILD'S POSE
아이 자세

초급 동작인 발라사나(Balasana)는 척추, 엉덩이, 허벅지, 발목을 스트레칭해주고 스트레스를 완화해준다.

- 바닥에 무릎을 꿇고 앉는다. 발을 모으고 목과 척추를 길게 늘이는 느낌으로 몸통을 아래로 구부려 다리에 붙인다.
- 손은 양발 옆 바닥에 내려놓고 손바닥이 위를 향하게 한다.
- 어깨를 이완시켜 넓게 벌리고 이마는 바닥에 댄다.

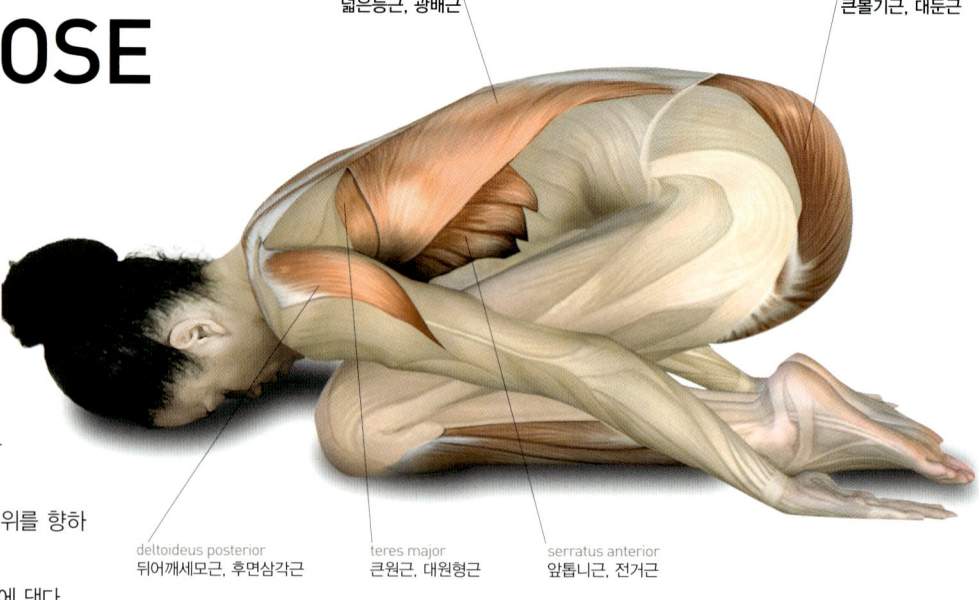

올바른 동작
흉곽의 뒤까지 닿도록 숨을 들이쉰다. 등을 둥글게 구부려 돔 형태가 되게 한다.

잘못된 동작
목 뒤를 압박하지 말고 목을 쭉 편 상태에서 정수리는 앞을 향하게 한다.

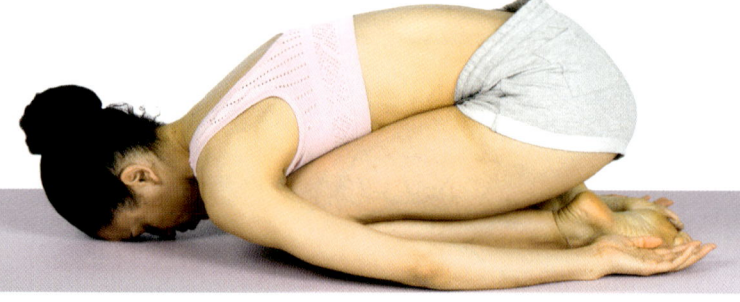

141
CHILD'S POSE WITH EXTENDED ARMS
양팔을 뻗은 아이 자세
몸을 구부려 허벅지 위에 닿도록 아이 자세(#140)로 앉은 다음 양팔을 어깨너비보다 넓게 벌려 앞으로 뻗는다. 손바닥으로 바닥을 누른다. 이 자세를 30초~1분 정도 유지한다.

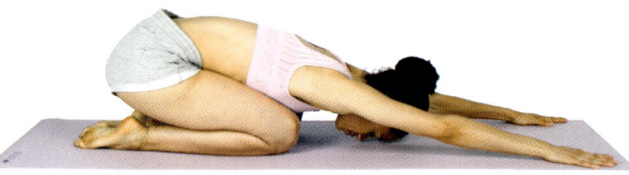

142
CHILD'S POSE HANDS TO THE SIDE
양손을 한쪽으로 뻗은 아이 자세
양팔을 뻗은 아이 자세(#141)에서 허리부터 오른쪽 방향으로 몸통을 돌리면서 팔은 같은 방향으로 뻗고 손바닥을 바닥에 댄다. 이 자세를 30초~1분 정도 유지한 뒤 방향을 바꿔 실시한다.

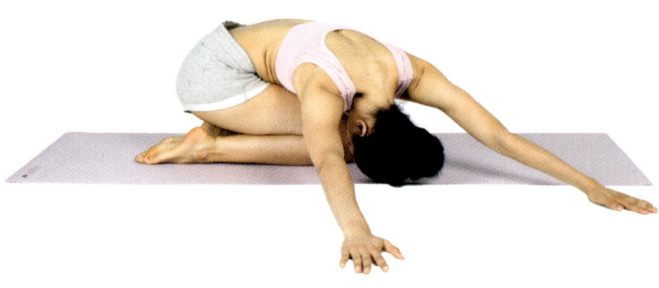

143 CHILD'S POSE PALMS TOGETHER
손바닥을 맞댄 아이 자세

몸을 허벅지에 내려놓는 아이 자세(#140)로 앉은 다음 팔꿈치로 바닥을 짚어 몸을 받친다. 손은 합장을 하고 손의 바깥 면이 바닥에 닿게 놓는다.

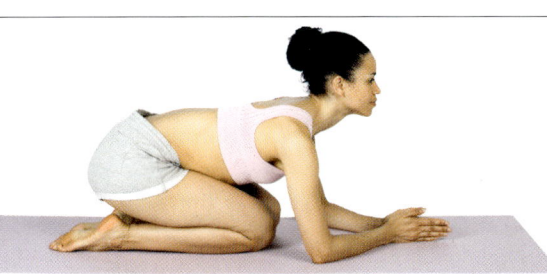

144 REVOLVED SIDE CHILD'S POSE
몸을 옆으로 돌린 아이 자세

아이 자세(#140)로 앉은 다음 엉덩이를 들고 상체를 허리부터 비틀어 왼쪽 어깨를 바닥에 대고 지탱한다. 왼팔은 오른쪽 다리를 따라 쭉 펴서 내리고 손바닥은 위를 향하게 한다. 오른팔은 바닥을 따라 바깥쪽으로 쭉 뻗고 손바닥은 바닥을 향하게 한다.

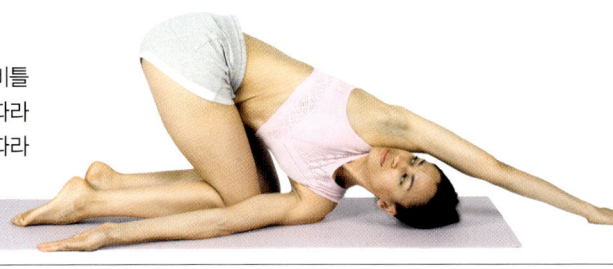

145 BOTH HANDS TO LEGS BOUND REVOLVED CHILD'S POSE
양손으로 다리를 돌려 감은 아이 자세

아이 자세(#140)에서 오른쪽으로 몸을 비틀어 어깨가 바닥과 직각이 되게 하고 엉덩이 아랫부분을 살짝 든다. 왼손은 오른쪽 발목 쪽으로 뻗고 오른손은 등 뒤로 돌려 왼쪽에 닿게 한다.

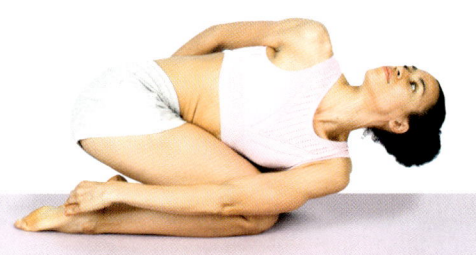

146 REVERSE CHILD'S POSE DEDICATED TO GARUDA
가루다를 위한 역 아이 자세

이 변형 동작에는 '기도하는 손', 즉 안잘리 무드라(Anjali Mudra) 자세가 포함되어 있다. 안잘리 무드라는 요가의 상징적 손 동작인 무드라 자세 중 하나다.

가루다(Garuda)
인도 신화에 등장하는 신성한 새(神鳥). 인간의 몸체에 독수리의 머리와 부리, 날개, 다리, 발톱이 있다.

- 몸을 옆으로 돌린 아이 자세(#144)를 취한 다음 오른쪽 다리로 왼쪽 다리를 감싼다.
- 양손은 '기도하는 자세'로 가슴 위에서 합장한다.
- 이 자세를 30초~1분 정도 유지한 뒤 다리를 바꿔 실시한다.

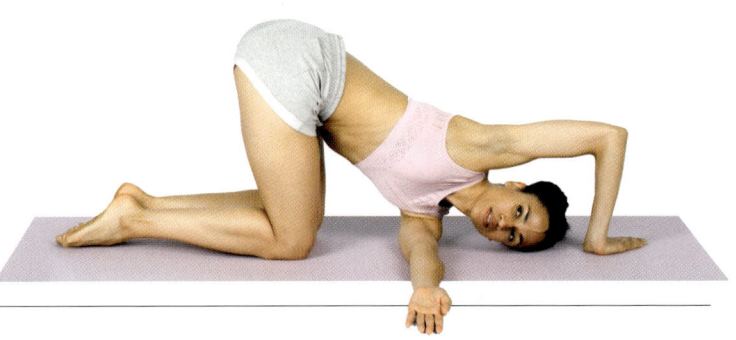

147 CHILD'S POSE SIDEWAYS
측면 아이 자세

몸을 옆으로 돌린 아이 자세(#144)에서 왼쪽 어깨를 바닥에 붙이고 이 변형 동작을 시작한다. 이 자세를 30초~1분 정도 유지한 뒤 오른쪽 어깨와 오른쪽 뺨이 바닥에 닿도록 자세를 바꿔서 실시한다.

Forward Bends - 앞으로 구부리는 자세

148
EXTENDED PUPPY POSE
강아지 자세

아이 자세(#140)와 고개 숙인 개 자세(#338)를 혼합한 초급 동작인 우타나 시소사나(Uttana Shishosana)는 어깨와 척추를 스트레칭해준다.

- 무릎이 엉덩이 바로 아래 오는 자세로 무릎을 꿇는다. 양손은 어깨 너비로 벌린다. 몸을 앞으로 구부리고 손목은 어깨 아래에 둔다.
- 숨을 내쉬면서 엉덩이를 뒤로 눌러주면서 가슴을 바닥 쪽으로 내린다. 양팔을 앞으로 쭉 뻗고 손바닥은 평평하게 바닥에 놓는다.
- 이마를 바닥에 대면서 양팔, 척추, 좌골을 앞쪽으로 늘여준다.
- 이 자세를 30초~1분 정도 유지한다.

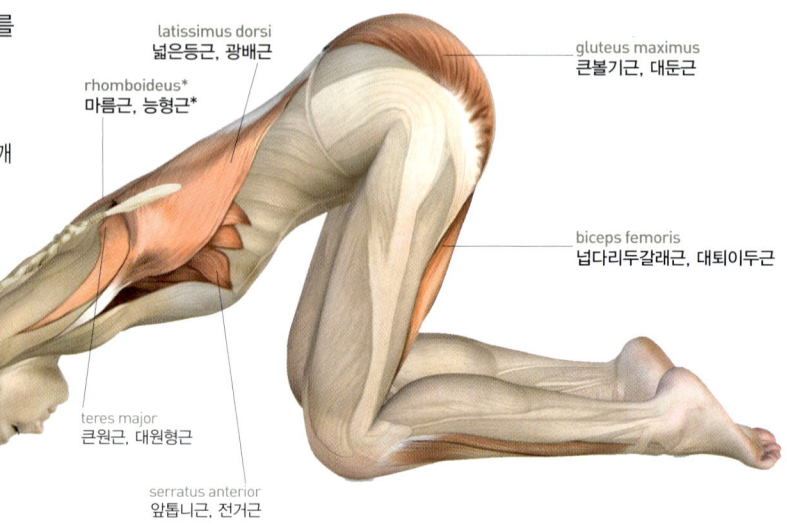

올바른 동작
등의 윗부분을 아치형으로 살짝 구부려 어깨와 척추를 부드럽게 스트레칭해주고 양방향으로 척추를 길게 늘인다.

잘못된 동작
팔꿈치가 바닥에 닿지 않도록 주의한다. 몸의 중간 부분이 아래로 떨어지거나 너무 빨리 자세를 풀지 않는다. 그렇지 않을 경우 어지러움을 느낄 수 있다.

149　INTENSE EXTENDED PUPPY DOG POSE 1
강하게 뻗는 강아지 자세 1
엉덩이를 앞으로 이동시키고 팔꿈치는 구부려 머리 양옆 바닥에 댄다. 양손을 머리 뒤로 돌리고 손가락은 쭉 편다.

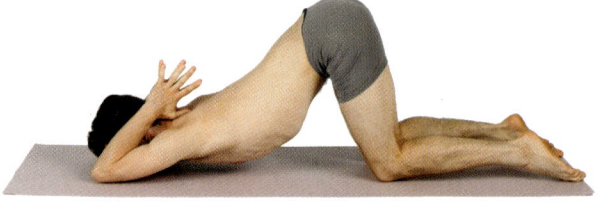

150　INTENSE EXTENDED PUPPY DOG POSE 2
강하게 뻗는 강아지 자세 2
강아지 자세(#148)를 취한 다음 몸을 앞으로 이동시켜 엉덩이가 무릎 위에 오게 한다. 양팔을 앞쪽 바닥 위에 쭉 뻗고 손바닥은 바닥을 향하게 한다.

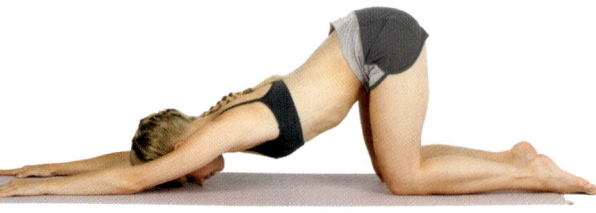

151 WATER GROVE POSE
수초 자세

강아지 자세(#148)에서 다리를 천장을 향해 구부리고 발가락을 곧게 편다. 몸통은 흉곽 방향으로 내리고 엉덩이를 들어 올린 채 턱을 든다. 양쪽 팔꿈치를 바닥에 붙이고 팔뚝은 올린다. 손은 모아 합장을 하거나 떨어진 채로 둔다.

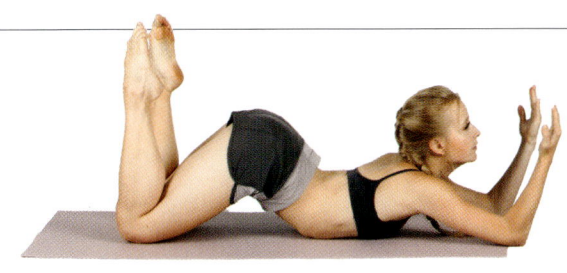

152 WATER GROVE POSE HANDS BOUND
손깍지 낀 수초 자세

발가락을 위로 곧게 펴고 엉덩이를 든 수초 자세(#151)에서 목은 중립 자세로 두고 양팔은 등 뒤로 돌려 깍지를 끼고 뒤로 쭉 뻗는다.

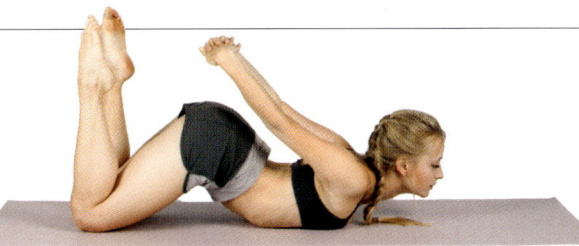

153 POSE DEDICATED TO THE GODDESS ARANI
여신 아라니 자세

강아지 자세(#148)를 취한 다음 가슴을 내려 등이 아치형을 이루게 하고 무릎을 구부린다. 발끝은 곧게 뻗어 천장을 향하게 한다.

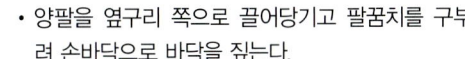

- 양팔을 옆구리 쪽으로 끌어당기고 팔꿈치를 구부려 손바닥으로 바닥을 짚는다.
- 가슴과 턱을 바닥에 내린다. 양팔을 허벅지를 따라 내리고 손바닥은 위를 향하게 한다.

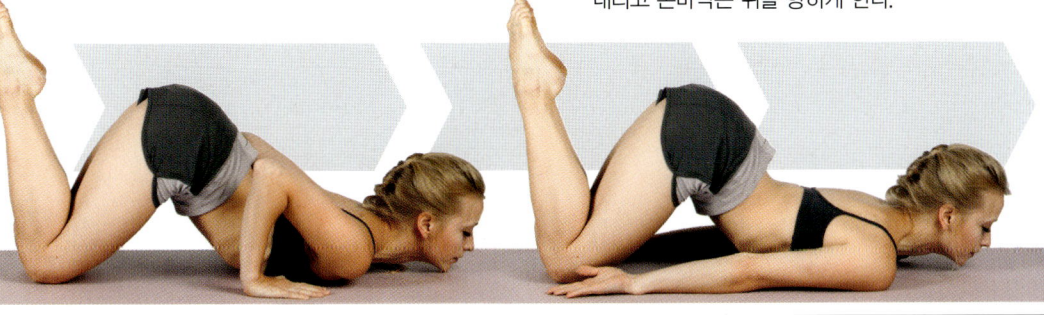

154 LOTUS INTENSE EXTENDED PUPPY DOG POSE
연꽃 자세가 결합된 강아지 자세

연꽃 자세(#415)에서 무릎 쪽으로 몸을 완전히 기울여 턱이 바닥에 닿게 한다. 양팔을 쭉 펴고 손바닥은 바닥에 댄다.

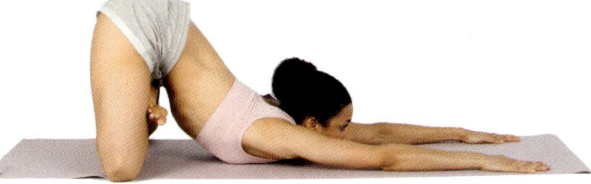

155 EIGHT LIMBS POSE
팔지 자세

수초 자세(#151)에서 다리를 내려 발끝을 바닥에 댄다. 엉덩이를 더 높이 들고 턱을 내려 바닥에 붙인다. 양팔을 몸 옆에 붙이고 팔꿈치를 굽힌다. 손바닥으로 바닥을 누른다.

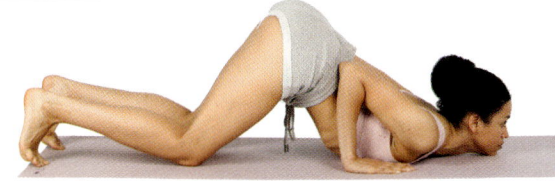

156 FEET SPREAD WIDE IN INVERTED LOCUST POSE
다리를 넓게 벌린 역 메뚜기 자세

팔지 자세(#155)를 취한 다음 엉덩이를 높이 들어 올리고 양다리를 넓게 벌린다. 무릎은 똑바로 편다. 양팔을 다리 사이로 쭉 펴고 손바닥은 바닥에 댄다.

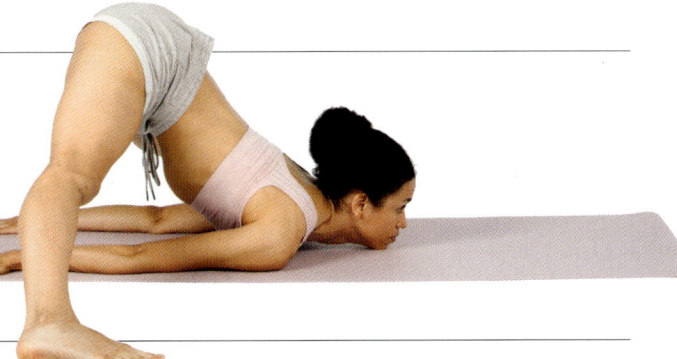

157

BOUND ANGLE POSE
나비 자세

밧다 코나사나(Baddha Konasana)는 '재단사 자세'라고도 한다. 허벅지 안쪽, 사타구니, 무릎을 스트레칭해주는 초급 동작이다. 생리통을 완화시키는 데도 도움이 된다. 단, 사타구니나 무릎 부상이 있는 경우에는 하지 않도록 한다.

올바른 동작
좌골부터 어깨까지 일직선이 되도록 허리를 쭉 펴고 앉는다.

잘못된 동작
양손으로 무릎을 누르거나 목을 둥글게 구부려서는 안 된다.

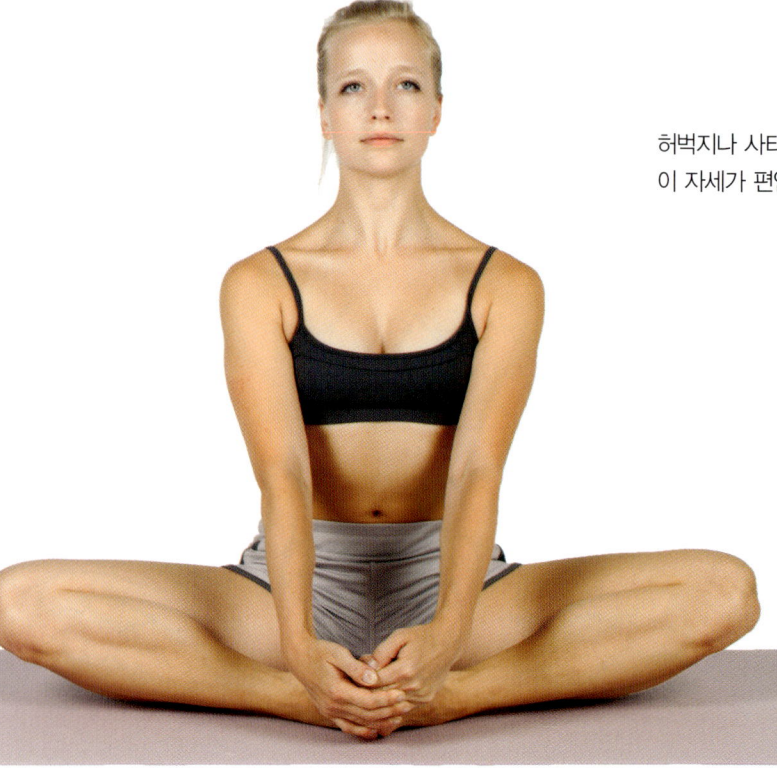

- biceps brachii 위팔두갈래근, 상완이두근
- adductor longus 긴모음근, 장내전근
- rectus abdominis 배곧은근, 복직근
- transversus abdominis* 배가로근, 복횡근*

허벅지나 사타구니에 통증이 느껴질 경우 이불을 접어 깔고 앉아 몸을 받친다. 이 자세가 편안하게 느껴지면 가슴부터 시작해 몸을 앞으로 구부려 늘여준다.

- 다리를 쭉 펴고 앉는다. 무릎을 구부려 가슴 쪽으로 가까이 끌어당긴다.
- 숨을 내쉬면서 허벅지가 바닥에 닿게 바깥쪽으로 내린다. 양손으로 발의 바깥 면이 바닥에 닿게 한다.
- 몸통의 아랫부분을 위로 끌어당기고 척추는 중립 자세를 유지한다. 체중은 좌골에 고루 싣는다.
- 이 자세를 1~5분 동안 유지한다.

158 BOUND ANGLE POSE WITH HANDS IN PRAYER
기도하는 나비 자세

나비 자세(#157)로 앉은 다음 몸통을 위로 끌어당긴다. 척추를 중립으로 유지한 상태에서 양 발바닥을 맞댄다. 양손을 들어 가슴 가운데에서 합장한다.

159 BOUND ANGLE POSE, BENDING FORWARD
앞으로 구부리는 나비 자세

몸통을 길게 늘이고 척추는 중립 자세를 유지하는 나비 자세(#157)로 앉은 다음 몸을 앞으로 기울여 가슴이 발 위에 오게 한다. 이 자세를 30초~1분 정도 유지한다.

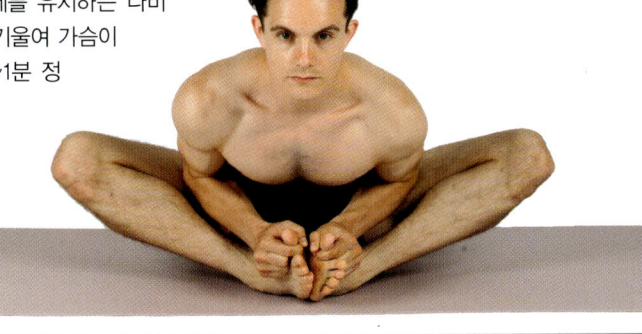

160 BOUND HANDS BOUND ANGLE POSE
팔을 감은 나비 자세

척추를 곧게 세우고 긴장을 풀어 좌골에 체중을 고루 싣는 것이 특히 중요하다.

- 다리를 쭉 펴고 앉는다. 무릎을 구부려 가슴 쪽으로 가까이 끌어당긴다.
- 숨을 내쉬면서 허벅지가 바닥에 닿게 바깥쪽으로 내린다. 발바닥을 서로 맞댄다.
- 왼손은 왼쪽 무릎 위에 놓고 오른팔은 등 뒤로 돌린다. 오른손을 왼팔과 몸통 사이에 끼워 넣는다. 이때 손바닥은 바깥쪽을 향하게 한다.
- 이 자세를 1~5분 정도 유지한 뒤 팔의 위치를 바꿔 실시한다.

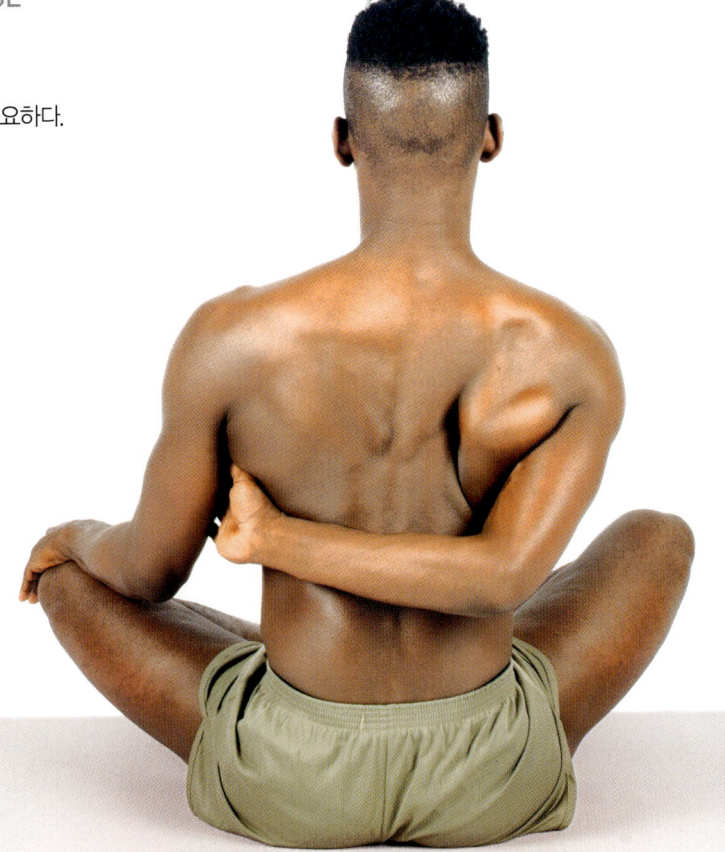

근육 포커스

나비 자세는 등을 강화해주고 척추의 중립 상태를 알게 해준다. 나비 자세의 변형 동작들은 엉덩허리근, 넙다리근막긴장근, 큰모음근, 긴모음근, 엉덩근에 작용한다. 허벅지 안쪽 근육(모음근)이 너무 조이면 마사지를 해준다.

161 BOUND ANGLE POSE REVERSE PRAYER
뒤로 기도하는 나비 자세

나비 자세(#157)로 앉은 다음 양쪽 발바닥을 서로 맞대고 양손은 등 뒤로 돌린다. 등 중간쯤에서 양손을 맞대 합장하고 손가락은 위를 향해 곧게 편다.

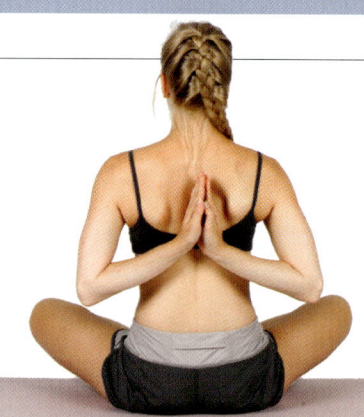

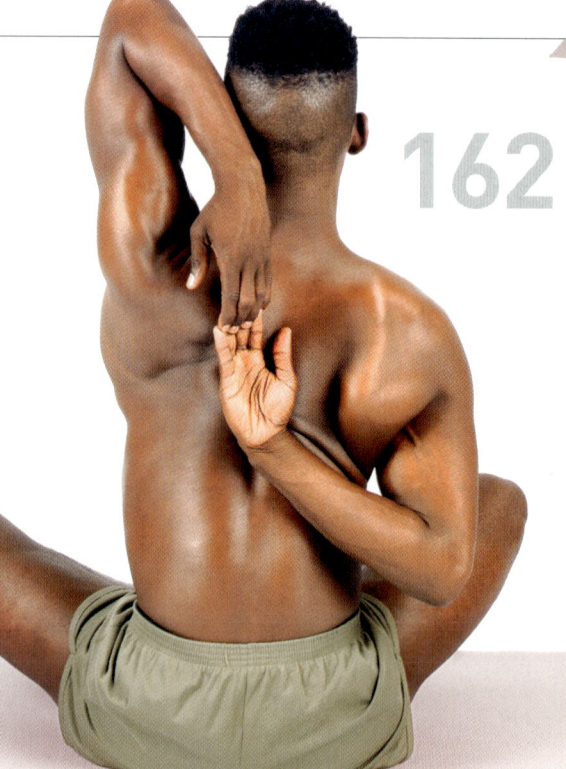

162 BOUND ANGLE POSE WITH COW FACE HAND POSITION
소 얼굴 자세 손을 한 나비 자세

등과 어깨 근육에 힘이 들어가는 나비 자세의 변형 동작으로 유연성을 키워준다. 척추는 길게 늘인다.

- 다리를 쭉 펴고 앉는다. 무릎을 구부려 가슴 쪽으로 가까이 끌어당긴다.
- 숨을 내쉬면서 허벅지가 바닥에 닿게 바깥쪽으로 내린다. 발바닥을 서로 맞댄다.
- 왼팔은 어깨 너머로, 오른팔은 허리 뒤로 돌린다. 손을 맞닿게 해 손가락을 맞잡는다.
- 이 자세를 30초~1분 정도 유지한 뒤 팔의 방향을 바꿔 실시한다.

163 SIDEWAYS BOUND ANGLE POSE
측면 나비 자세

발바닥을 맞대고 왼손은 왼쪽 무릎 위에 놓는다. 상체와 머리를 오른쪽으로 기울인다. 손바닥이 바닥을 향하게 오른손을 뒤쪽 바닥에 놓는다.

164 BOUND ANGLE POSE, ARMS EXTENDED FORWARD BEND
팔을 뻗어 몸을 앞으로 구부린 나비 자세

발바닥은 서로 맞대고 나비 자세(#157)로 앉은 다음 양팔을 쭉 뻗어 앞을 짚는다. 이때 손바닥은 바닥을 짚는다.

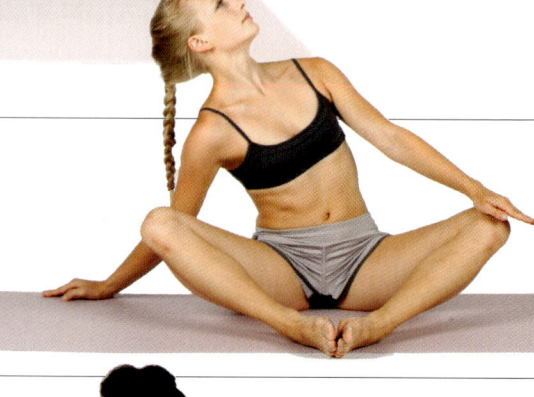

주의해야 할 목 자세
몸을 앞으로 기울일 때 목은 길게 뻗어 중립 자세를 유지한다.

165   EQUILIBRIUM BOUND ANGLE 1
균형 잡힌 나비 자세 1

이 자세의 핵심 포인트는 균형감각이다. 다리를 바닥에서 뗄 때 전신의 중심을 좌골 위에 둔다.

좌골
골반으로 지탱해 편안하게 앉기 위해서는 골반을 앞으로 기울인다. 몸을 곧게 세울 때 숨을 들이쉬면서 바닥 쪽으로 골반을 밀어준다.

- 다리를 쭉 펴고 앉는다. 무릎을 구부려 가슴 쪽으로 가까이 끌어당긴다.
- 숨을 내쉬면서 허벅지가 바닥에 닿게 바깥쪽으로 내린다. 발바닥을 서로 맞댄다.
- 양손으로 발을 잡고 발과 다리를 들어 올려 바닥에서 뗀다. 머리, 목, 척추는 곧게 세운 자세를 유지한다.
- 이 자세를 30초~1분 정도 유지한다.

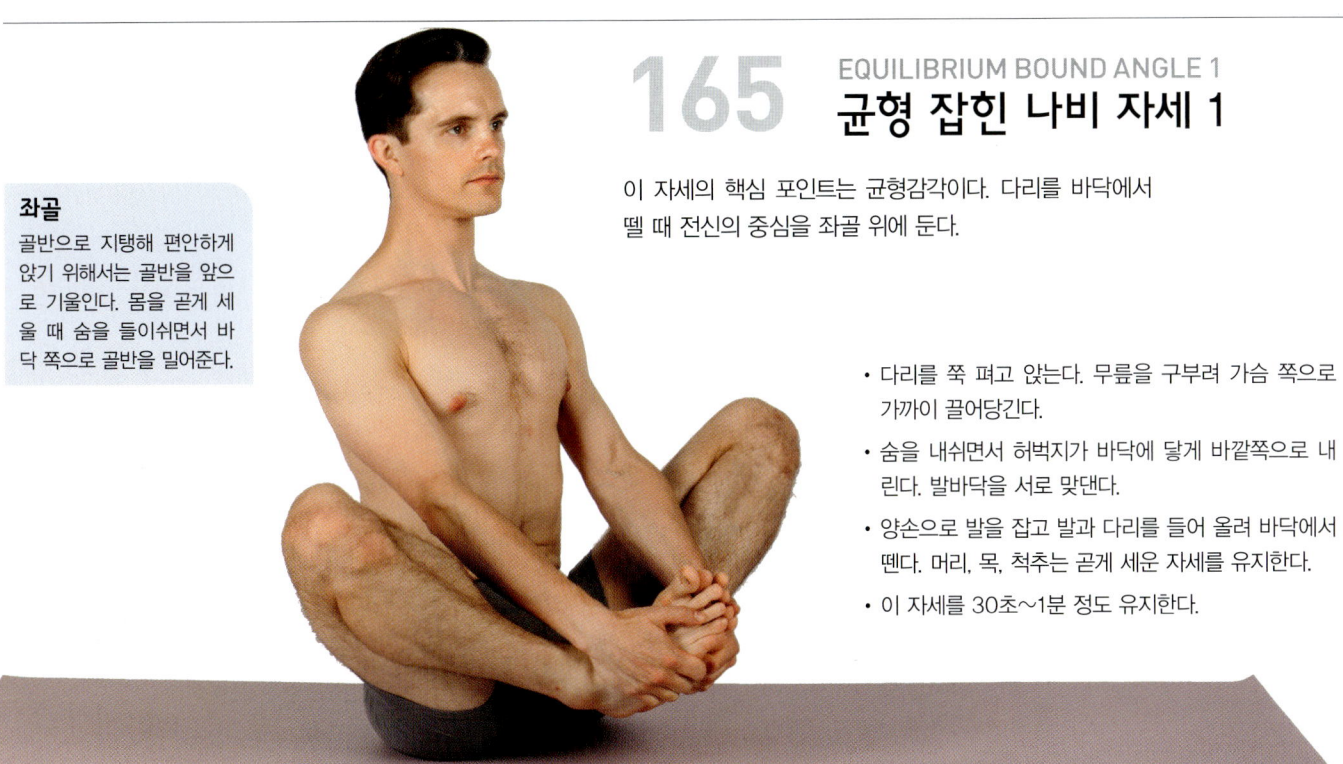

166   BOUND ANGLE POSE, CHIN TO FLOOR
턱을 바닥에 대는 나비 자세

나비 자세(#157)로 앉은 다음 양손으로 발을 잡은 상태에서 상체가 발 위를 지나 가슴과 턱이 바닥에 닿을 때까지 상체를 앞으로 숙인다.

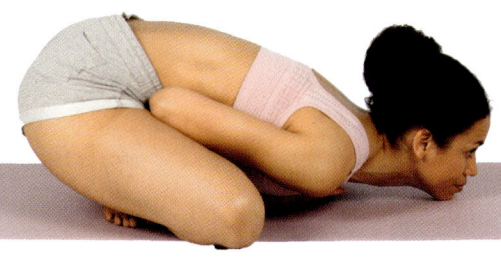

167   BOUND ANGLE POSE, PALMS TOGETHER OVERHEAD
손을 머리 위로 모은 나비 자세

나비 자세(#157)의 변형 자세로 몸을 앞으로 굴려 척추가 둥글게 구부러지게 하고 머리는 복부 쪽으로 밀어 넣는다. 양팔을 구부려 머리 위에서 합장한다. 다리는 동일한 자세를 유지한다.

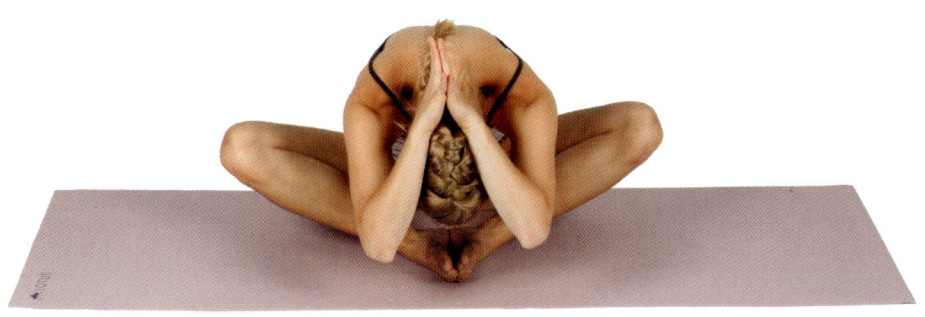

168
FIRE LOG POSE
장작 자세

아그니스탐바사나(Agnistambhasana)는 사타구니와 엉덩이 근육을 스트레칭해주는 중급 동작이다. 발목을 무릎 아래로 집어넣을 때 불편함이 느껴지면 아래에 있는 다리를 엉덩이 쪽으로 밀어 넣는다. 무릎이나 사타구니 부상이 있는 경우 이 동작을 하지 않도록 한다.

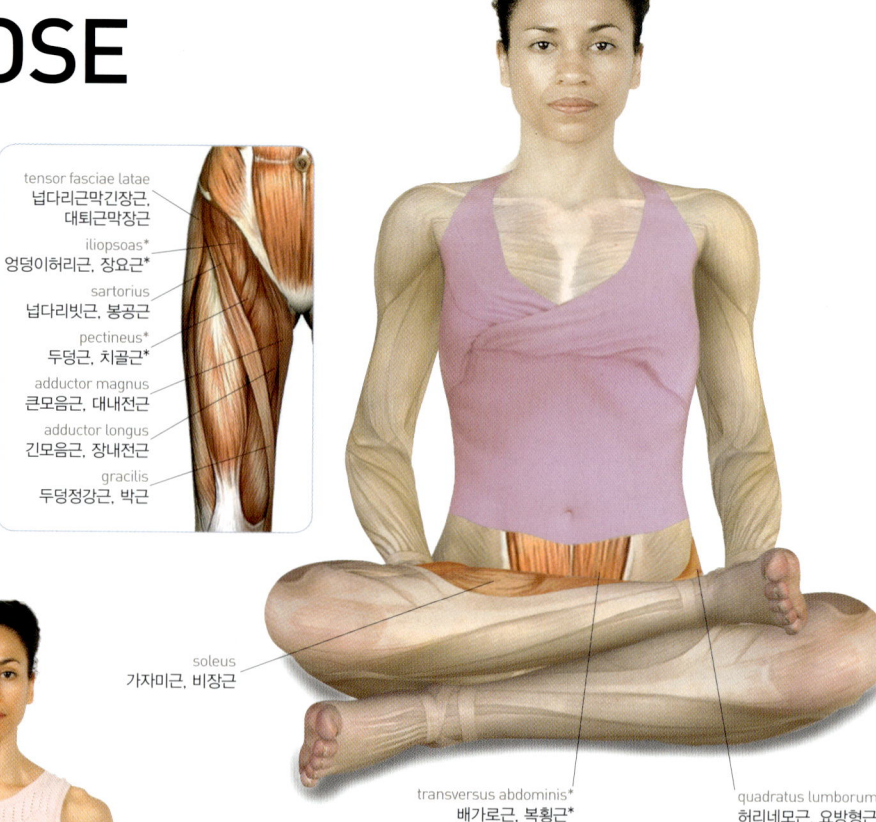

올바른 동작
무릎이 아니라 엉덩이에서부터 다리를 돌린다.

잘못된 동작
발이나 발목이 돌아가거나 안쪽으로 꺾이지 않도록 한다.

- 편안한 자세(#388)로 앉은 다음 오른쪽 발목을 왼쪽 무릎 위에 올려놓아 오른발이 왼쪽 무릎의 바깥쪽에 오게 한다.
- 왼쪽 발목은 오른쪽 무릎 아래로 밀어 넣어 정강이가 포개지게 한다. 발가락은 힘을 주어 당긴다.
- 몸통을 좌골에서 끌어올리고 숨을 내쉬면서 엉덩이가 열리게 한다.
- 이 자세를 1~3분 동안 유지하고 다리를 바꿔 반복한다.

169 ACCOMPLISHED ONE POSE
성취 자세의 변형

정강이를 포개고 몸통을 쭉 편 장작 자세(#168)로 앉아서 양손을 양 무릎 위에 놓는다. 이때 손은 기얀 무드라 자세를 취한다. 이 자세를 1~3분 동안 유지한다.

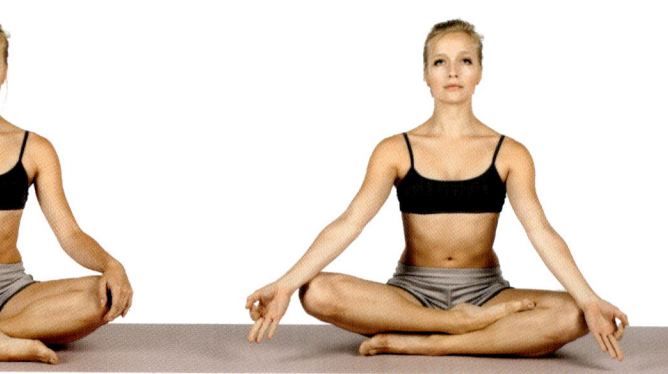

170 FIRE LOG POSE FINGERTIPS TO GROUND
손끝을 바닥에 댄 장작 자세

장작 자세(#168)로 앉은 다음 양손을 뒤로 뻗어 손끝으로 바닥을 짚는다. 허리 부분을 앞으로 구부린다.
이때 손가락을 바닥에서 떼지 않는다.

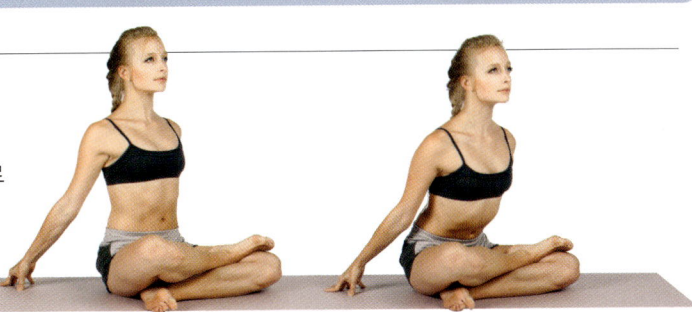

171 REVOLVED FIRE LOG POSE
몸을 돌린 장작 자세

이 변형 동작은 어깨, 가슴, 측면 근육을 스트레칭해준다.

- 장작 자세(#168)로 앉은 다음 가슴 가운데에서 합장한다.
- 허리를 축으로 몸통을 오른쪽에서 왼쪽 방향으로 돌리면서 처음엔 왼쪽 어깨, 그다음엔 오른쪽 어깨 순으로 아래로 내린다.
- 손은 합장 자세를 유지한다.

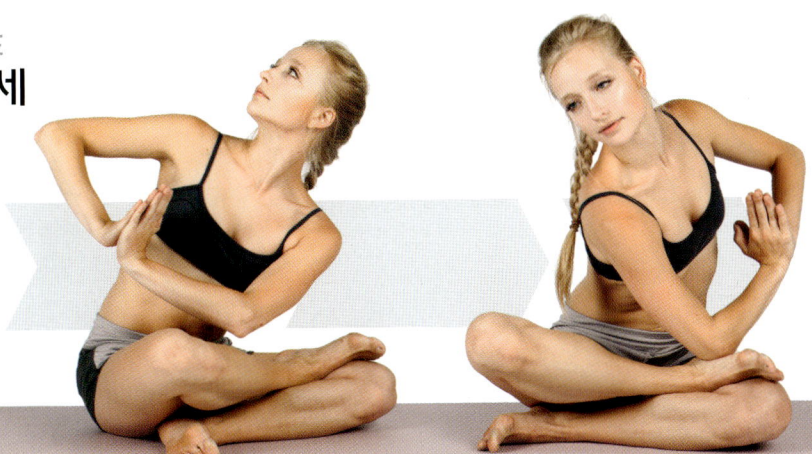

172 REVOLVED BOUND FIRE LOG POSE 1
팔을 돌려 감은 장작 자세 1

장작 자세(#168)로 앉은 다음 오른쪽 팔꿈치를 왼쪽 무릎 위에 붙이고 손은 기안 무드라 자세를 취한다. 왼쪽 팔은 등 아랫부분을 뒤로 돌려 감아 오른쪽 허벅지에 닿게 한다. 방향을 바꿔 반복한다.

173 REVOLVED BOUND FIRE LOG POSE 2
팔을 돌려 감은 장작 자세 2

장작 자세(#168)로 앉은 다음 몸통을 정면에서 왼쪽 방향으로 기울여 팔뚝을 바닥에 붙인다. 이때 팔은 어깨너비로 벌린다. 자세를 바로 세웠다가 다시 오른쪽 방향으로 몸을 기울이면서 팔뚝을 바닥에 붙인다.

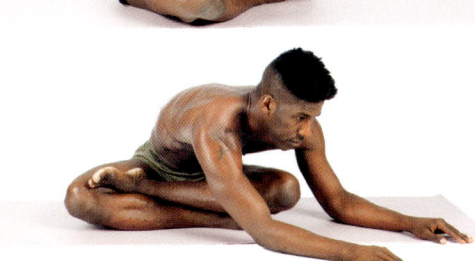

174 FIRE LOG POSE, PALMS TOGETHER OVERHEAD
손을 머리 위로 모은 장작 자세

장작 자세(#168)에서 이마가 바닥에 닿을 때까지 몸통을 앞으로 구부려 등이 곡선을 이루게 한다. 팔꿈치를 바닥에 대고 팔뚝은 목 뒤로 올려 합장한다.

175 HAND POSITION OF POSE DEDICATED TO GARUDA IN YOGA POSE
가루다 자세의 손 동작

연꽃 자세(#415)를 취한 다음 다리를 들어 올리고 체중을 엉덩이에 싣는다. 팔뚝을 들어 서로 꼬이게 비튼다.

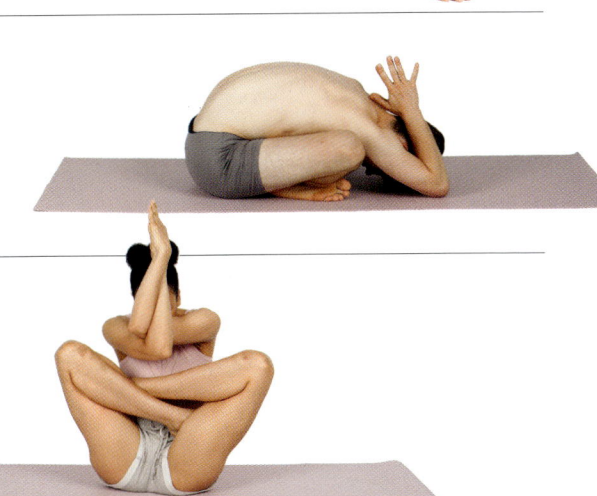

176
WIDE ANGLE SEATED BEND
박쥐 자세

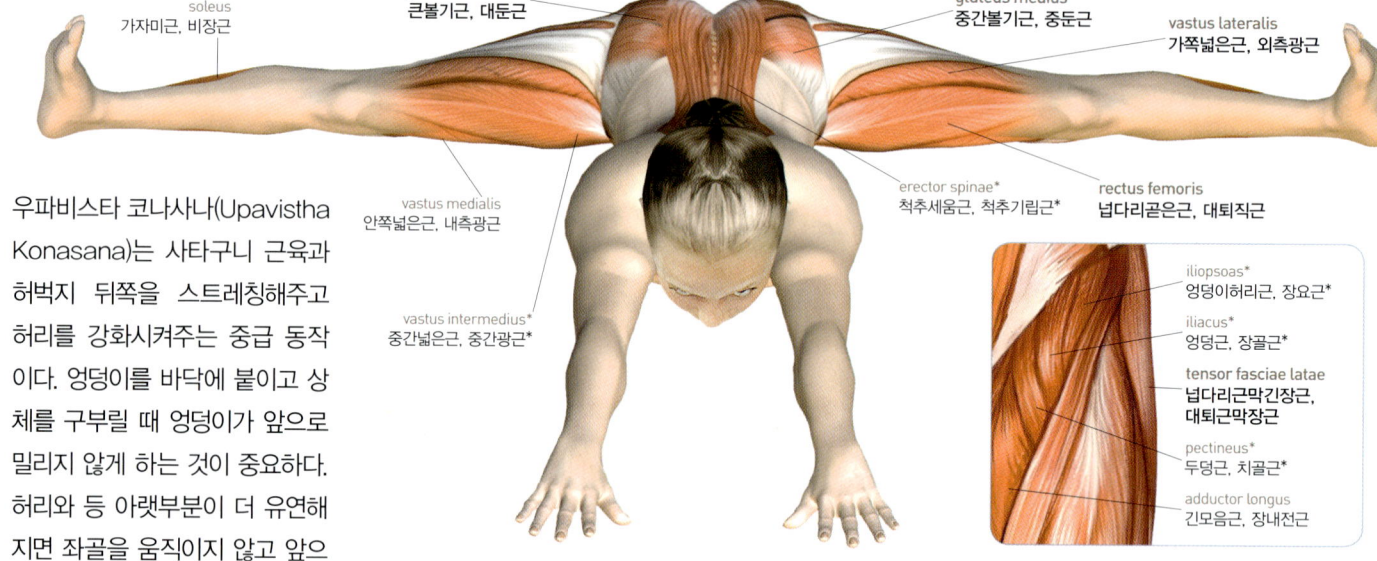

우파비스타 코나사나(Upavistha Konasana)는 사타구니 근육과 허벅지 뒤쪽을 스트레칭해주고 허리를 강화시켜주는 중급 동작이다. 엉덩이를 바닥에 붙이고 상체를 구부릴 때 엉덩이가 앞으로 밀리지 않게 하는 것이 중요하다. 허리와 등 아랫부분이 더 유연해지면 좌골을 움직이지 않고 앞으로 뻗을 수 있게 된다.

올바른 동작
동작을 하는 동안 양쪽 무릎은 천장을 향해야 한다.

잘못된 동작
허리가 아니라 엉덩이를 축으로 상체를 앞으로 구부린다. 상체를 억지로 바닥에 붙이려고 하지 않는다.

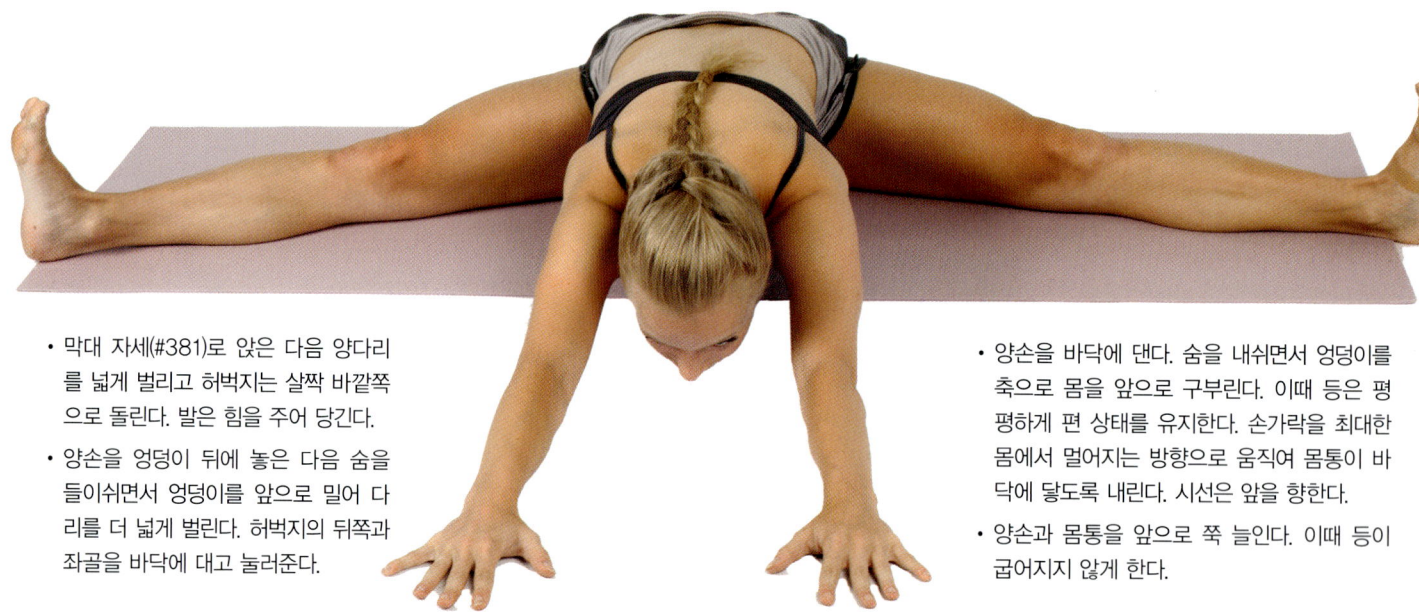

- 막대 자세(#381)로 앉은 다음 양다리를 넓게 벌리고 허벅지는 살짝 바깥쪽으로 돌린다. 발은 힘을 주어 당긴다.
- 양손을 엉덩이 뒤에 놓은 다음 숨을 들이쉬면서 엉덩이를 앞으로 밀어 다리를 더 넓게 벌린다. 허벅지의 뒤쪽과 좌골을 바닥에 대고 눌러준다.

- 양손을 바닥에 댄다. 숨을 내쉬면서 엉덩이를 축으로 몸을 앞으로 구부린다. 이때 등은 평평하게 편 상태를 유지한다. 손가락을 최대한 몸에서 멀어지는 방향으로 움직여 몸통이 바닥에 닿도록 내린다. 시선은 앞을 향한다.
- 양손과 몸통을 앞으로 쭉 늘인다. 이때 등이 굽어지지 않게 한다.

177 EQUAL ANGLE POSE
평각 자세
박쥐 자세(#176)를 취한 다음 몸통을 엉덩이에서부터 전진시켜 어깨너비로 벌려 구부린 팔뚝에 상체를 지탱한다.

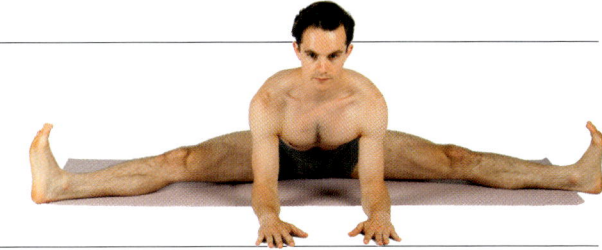

178 BIG TOE SEATED ANGLE POSE
엄지발가락을 잡는 박쥐 자세
박쥐 자세(#176)를 취한 다음 가슴과 턱을 바닥에 붙인 상태에서 양팔을 옆으로 쭉 뻗어 양쪽 발의 엄지발가락을 잡는다.

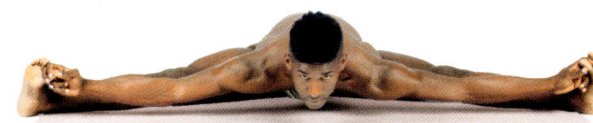

179 WIDE ANGLE SEATED ARMS EXTENDED
양팔을 뻗은 박쥐 자세
박쥐 자세(#176)를 취한 다음 양팔을 앞으로 쭉 뻗고 바닥에 손을 붙인 채 머리 위에서 합장한다.

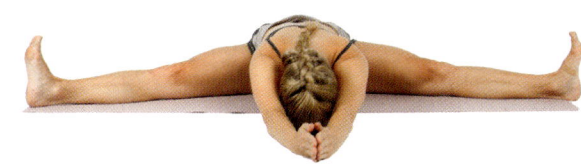

180 WIDE ANGLE SEATED REVERSE PRAYER
뒤로 기도하는 박쥐 자세
박쥐 자세(#176)를 취한 다음 양팔을 등 뒤로 돌려 합장하고 손가락은 위를 향하게 한다.

181 WIDE ANGLE SEATED HANDS BOUND RAISED
손깍지를 들어 올린 박쥐 자세
이 동작은 어깨와 가슴 근육을 스트레칭해주고 상체의 유연성을 키워준다.

- 박쥐 자세(#176)를 취한 상태에서 양팔을 뒤로 돌려 쭉 뻗는다.
- 천장을 향해 팔을 들어 올리고 손은 깍지를 낀다.

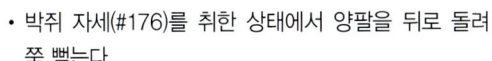

182 EQUAL ANGLE POSE SIDEWAYS
측면 평각 자세
박쥐 자세(#176)의 첫 두 단계를 실시한 다음 양팔을 들어 머리 뒤를 두 손으로 모아 쥔다. 몸통을 오른쪽으로 기울여 팔꿈치가 바닥에 닿게 한다. 방향을 바꿔 반복한다.

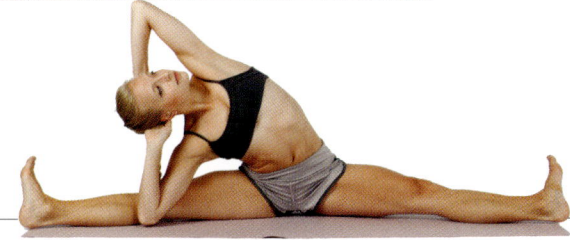

183 BOTH HANDS TO FOOT REVOLVED
양손으로 발을 잡는 평각 자세
옆으로 기울인 측면 평각 자세(#182)를 취한 다음 양손을 머리에서 떼고 발 쪽으로 내려 양손으로 오른쪽 발가락을 잡는다. 이때 팔은 둥그런 모양을 유지한다. 다시 올라와 똑바로 자세를 세우고 몸통을 왼쪽으로 기울여 왼쪽 발가락을 잡는다.

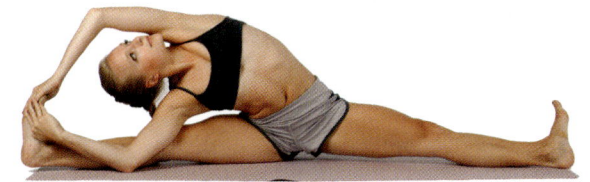

Forward Bends 앉으로 구부리는 자세

184

STANDING SPLIT POSE
서서 다리를 벌리는 자세

우르드바 프라사리타 에카 파다사나(Urdhva Prasarita Eka Padasana)는 사타구니 근육과 허벅지, 종아리를 스트레칭해주고 허벅지, 무릎, 발목을 강화시켜주는 고급 동작이다. 균형감을 향상시키는 데 중요한 자세다. 등 아랫부분, 발목, 무릎에 부상이 있는 사람은 하지 않도록 한다.

vastus lateralis 가쪽넓은근, 외측광근
rectus femoris 넙다리곧은근, 대퇴직근
vastus intermedius* 중간넓은근, 중간광근*
gluteus maximus 큰볼기근, 대둔근
biceps femoris 넙다리두갈래근, 대퇴이두근
semitendinosus 반힘줄근, 반건형근
gluteus medius 중간볼기근, 중둔근
tensor fasciae latae 넙다리근막긴장근, 대퇴근막장근
sartorius 넙다리빗근, 봉공근
vastus medialis 안쪽넓은근, 내측광근
gastrocnemius 장딴지근, 비복근
soleus 가자미근, 비장근

올바른 동작
몸통을 아래로 내림과 동시에 뒤쪽 다리를 들어야 한다. 턱은 안으로 밀어 넣고 목 뒷부분은 길게 늘인다.

잘못된 동작
서 있는 무릎이 안쪽으로 돌아가지 않도록 주의한다. 몸을 앞으로 기울일 때 척추를 둥글게 굽히거나 허리부터 구부리지 않는다.

- 산 자세(#001)로 선 다음 체중을 왼발에 싣는다. 등을 평평하게 편 상태에서 몸을 앞으로 구부리면서 오른쪽 다리를 뒤를 향해 들어 올린다.
- 몸통을 왼쪽 허벅지 위로 내릴 때 숨을 내쉬면서 다리 근육을 조인다. 왼손으로 오른쪽 발목 뒤를 잡을 수 있도록 시도해본다.
- 오른쪽 발뒤꿈치는 천장을 향해 높이 든다. 양다리가 반대 방향으로 벌어지게 뻗는다.
- 이 자세를 30초~1분 정도 유지한다.

185
STANDING HANDS TO FLOOR POSE
서서 양손으로 바닥을 짚는 자세

서서 다리를 벌리는 자세(#184)로 선 다음 등을 거의 똑바로 펴 바닥을 짚은 다리와 들어 올린 다리가 일직선이 되도록 손바닥으로 더 멀리 앞쪽 바닥을 짚는다. 이 자세를 15~30초 정도 유지한 뒤 다리를 바꾸어 실시한다.

서두르지 말 것
다시 몸을 똑바로 세울 때는 천천히 올라와야 어지러움을 느끼지 않는다.

186 FOREHEAD TO SHIN
이마를 정강이에 대는 자세

서서 다리를 벌리는 자세(#184)로 선 다음 양손을 아래로 내려 손바닥으로 지탱하고 있는 다리의 옆을 짚는다. 이마는 지탱하고 있는 다리의 정강이에 댄다. 이 자세를 15~30초 정도 유지한 뒤 다리를 바꿔 실시한다.

187 STANDING EXTENDED VARIATION
서서 다리를 위로 뻗는 변형 자세

서서 다리를 벌리는 자세(#184)로 선 다음 천장을 향해 다리를 더 높게 들어 올려 더 많이 벌린다. 이때 발가락은 위로 곧게 편다. 양팔로 지탱하고 있는 다리를 감싼다. (엉덩이를 살짝 바깥쪽으로 돌려주면 다리를 더 많이 벌릴 수 있다.)

188 STANDING UNSUPPORTED
몸을 지탱하지 않고 서는 자세

서서 다리를 벌리는 자세(#184)로 선 다음 몸통을 지탱하고 있는 다리에서 멀어지는 방향으로 들면서 양팔을 들어 등 뒤로 돌린다. 이때 들어 올린 다리의 발가락은 곧게 편다. 팔을 뒤로 쭉 펴고 손가락을 벌려 등과 평행이 되게 한다.

189 STANDING BOUND UNSUPPORTED
몸을 지탱하지 않고 서서 팔을 감는 자세

몸을 지탱하지 않고 서는 자세(#188)에서 몸통을 들어 오른쪽으로 비튼다. 오른팔을 등 뒤로 돌리고 왼팔은 허벅지를 감싸면서 등 뒤로 보내 손을 맞잡는다.

190 STANDING HALF ONE LEG STRETCH
서서 한 다리를 늘이는 자세

양팔을 뒤로 뻗어 몸을 지탱하지 않고 서는 자세(#188)로 선 다음 팔을 앞으로 돌려 어깨너비로 벌리고 손가락 끝으로 바닥을 짚는다. 양다리를 쭉 뻗고 등과 목은 이완시킨다.

191 ONE LEGGED DOWNWARD FACING DOG
한 다리를 든 고개 숙인 개 자세

서서 한 다리를 늘이는 자세(#190)로 선 다음 양팔이 척추와 일렬이 될 때까지 팔을 앞으로 움직여나간다. 이때 지탱하는 다리는 앞으로 기울어지게 된다. 머리는 쭉 뻗은 팔 사이로 내린다.

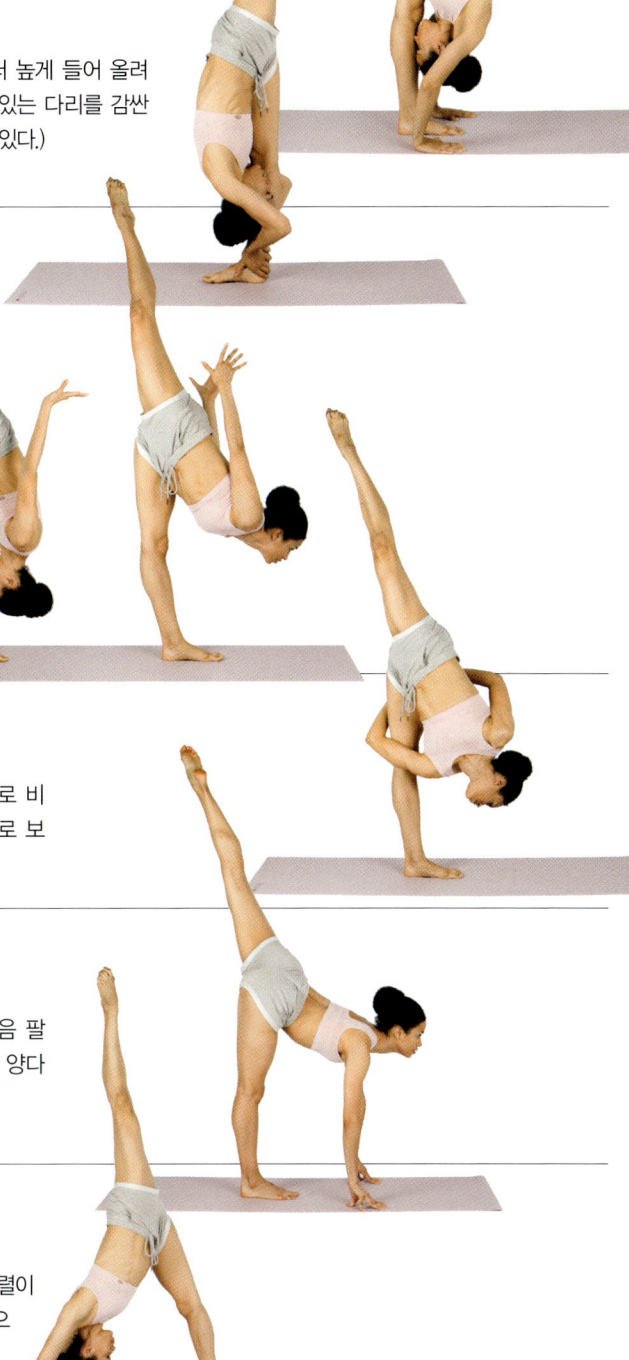

Forward Bends 앞으로 구부리는 자세

3장

Backbends
뒤로 구부리는 자세

뒤로 구부리는 자세(후굴 자세)는 본질적인 요가 동작이다. 후굴 자세는 신체에 활력을 불러일으키고 정신을 고양시키며 가슴을 열어준다. 소화를 촉진시키고 몸을 열어 깊은 복식호흡을 할 수 있게 해준다. 또한 척추와 척추골을 유연하고 강하게 유지하는 데 도움이 되는 자세지만, 한편 척추의 가장 취약한 부분인 요추 부위에 부담을 줄 수도 있다.

척추가 조이는 것을 방지하기 위해 꼬리뼈를 둥글게 올리거나 밀라고 권하는 경우도 있고, 핵심 코어 근육에 힘을 주는 방법을 제시하기도 한다.

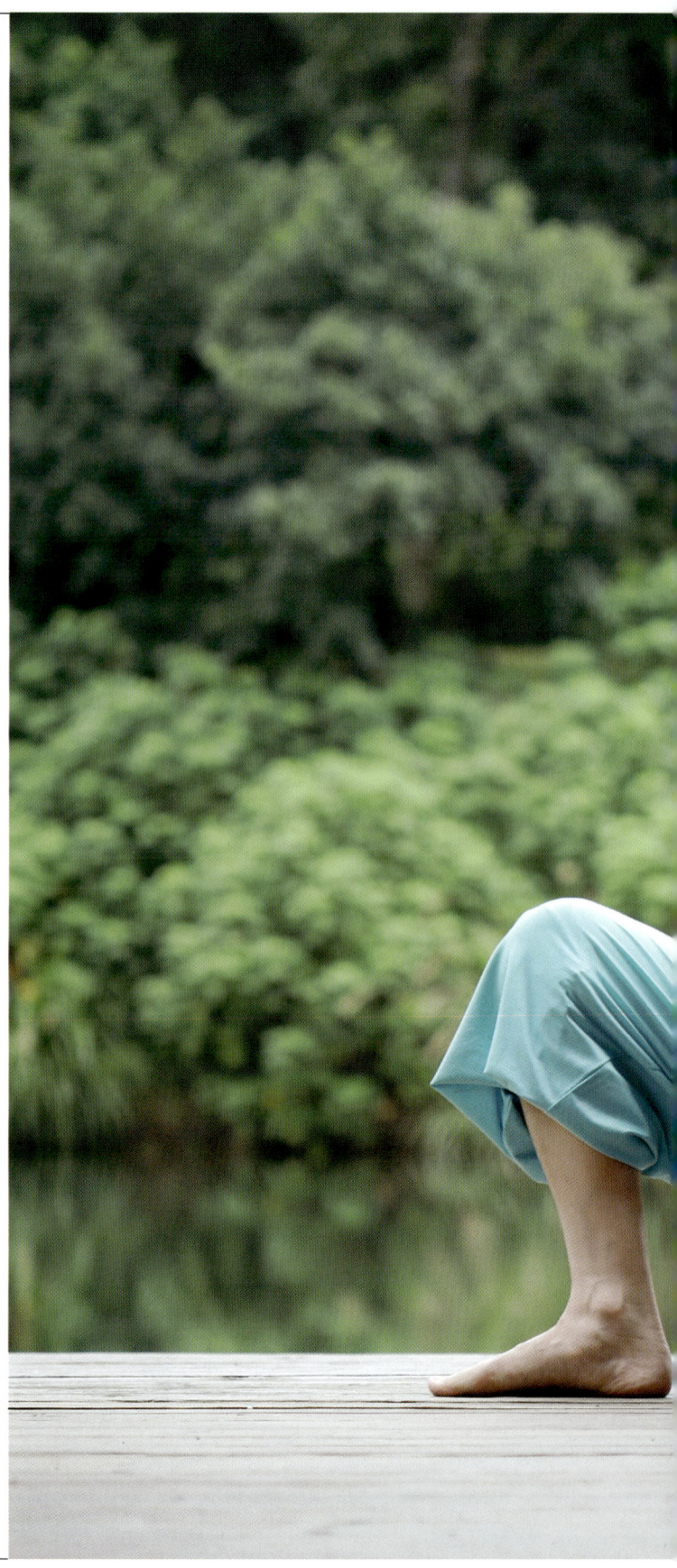

뒤로 구부리는 자세

Backbends

192

UPWARD FACING DOG
고개를 든 개 자세

우르두 무카 스바나사나(Urdu Mukha Svanasana)는 가슴을 들어 올려 열어 주는, 엎드려서 하는 중급 후굴 자세다. 전통적인 태양 경배 시퀀스의 하나로 등, 팔, 다리를 길게 늘여 스트레칭해주는 효과가 있다. 척추를 일렬로 만들어주고 신장과 신경계에 활력을 불어넣는다.

trapezius
등세모근, 승모근

infraspinatus*
가시아래근, 극하근*

rhomboideus*
마름근, 능형근*

teres minor
작은원근, 소원근

teres major
큰원근, 대원형근

latissimus dorsi
넓은등근, 광배근

multifidus spinae*
뭇갈래근, 다열근*

erector spinae*
척추세움근, 척추기립근*

quadratus lumborum*
허리네모근, 요방형근*

gluteus maximus
큰볼기근, 대둔근

gluteus medius*
중간볼기근, 중둔근*

adductor magnus
큰모음근, 대내전근

pectoralis major
큰가슴근, 대흉근

serratus anterior
앞톱니근, 전거근

triceps brachii
위팔세갈래근, 상완삼두근

semitendinosus
반힘줄근, 반건형근

biceps femoris
넙다리두갈래근, 대퇴이두근

transversus abdominis*
배가로근, 복횡근*

rectus abdominis
배곧은근, 복직근

- 바닥에 엎드린 자세에서 손바닥은 바닥을 짚고 팔뚝은 바닥과 수직을 이루게 한다. 팔꿈치는 늑골 가까이에 붙인다.
- 손바닥으로 바닥을 누르면서 양팔을 쭉 뻗어 어깨를 들어 올리며 뒤로 젖혀 등을 아치형으로 만든다. 가슴을 앞으로 밀면서 정수리는 천장을 향해 높이 든다.
- 숨을 들이쉬면서 허벅지와 다리를 바닥에서 떼어 들어 올리고 발등으로 바닥을 누른다.
- 이 자세를 15~30초 정도 유지한다.
- 몸을 바닥에 내릴 때 숨을 내쉬면서 자세를 푼다.

올바른 동작
몸을 일으킬 때 어깨, 팔꿈치, 손목이 편안하게 한 라인 안에 들어오게 한다. 어깨뼈의 아래쪽 끝이 쇄골을 지탱한다고 상상해본다. 엉덩이에 힘이 들어가긴 하지만 조일 정도로 강하게 힘을 주지 않는다.

잘못된 동작
어깨를 둥글게 말거나 위로 올리지 않는다. 흉곽이 튀어나오게 하거나 체중을 전부 손목에 실어서는 안 된다. 허벅지가 바닥에 닿지 않게 한다. 최근 등 수술을 했거나 등, 엉덩이, 팔, 어깨에 만성 부상이 있는 경우 이 동작을 피한다.

193 UPWARD FACING DOG EXTENDED
뒤로 뻗는 고개를 든 개 자세

쭉 뻗은 팔에 의지해 상체를 들어 올리고 엉덩이, 허벅지, 다리는 바닥에 붙인 상태에서 등을 뒤로 더 구부려 목을 쭉 늘이고 머리가 자연스럽게 뒤로 기울어지게 한다. 턱은 위를 향하게 한다.

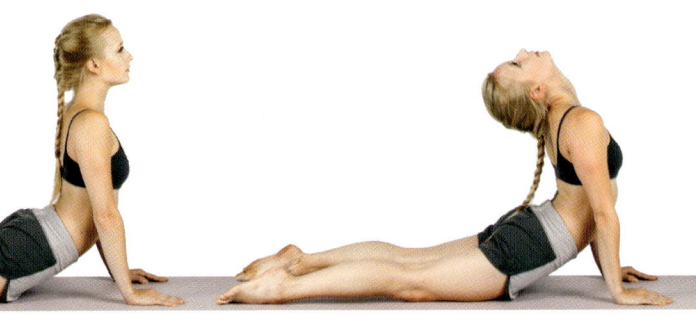

194 RAISED HIPS EXTENDED
엉덩이를 들고 뒤로 뻗는 자세

이 변형 동작을 할 때는 목을 이완시켜야 한다. 머리가 어깨 너머로 꺾이지 않도록 한다.

- 뒤로 뻗는 고개를 든 개 자세(#193)를 취한 다음 양 손바닥으로 바닥을 누르고 등과 엉덩이를 단단히 조인다.
- 엉덩이와 다리를 바닥에서 떼어 들어 올린다.

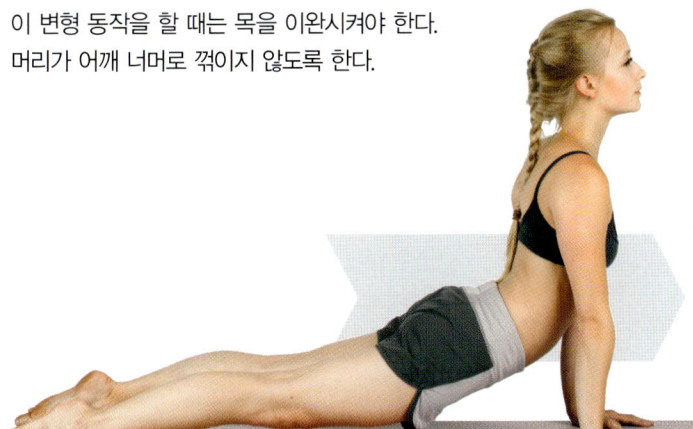

195 UPWARD FACING DOG REACHING
팔을 위로 뻗친 고개를 든 개 자세

고개를 든 개 자세(#192)에서 처음엔 왼팔을 그다음엔 오른팔을 머리 위로 들어 올려 위로 뻗는다. 무릎을 바닥에 대도 되고 바닥에서 뗀 상태에서 해도 괜찮다.

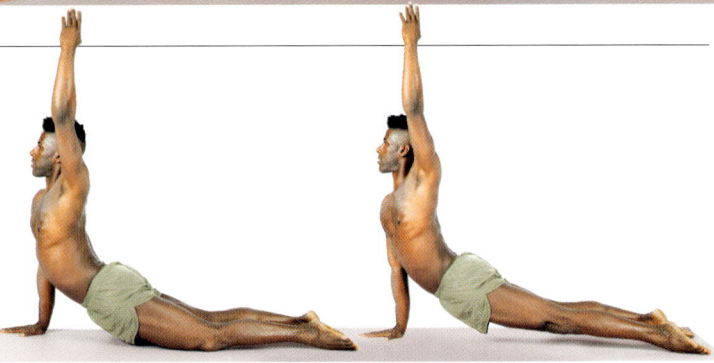

196 UPWARD-FACING DOG WITH UNEVEN LEGS
한쪽 다리를 든 고개를 든 개 자세

등 아랫부분, 엉덩이, 허벅지 전반에 걸쳐 고개를 든 개 자세(#192)의 근육 강화 효과가 더 크게 나타난다. 다리를 들 때 반대편 다리가 밖으로 돌아가지 않도록 주의한다.

연계 동작
고개를 든 개 자세는 네 발 기기 자세, 널빤지 자세, 아이 자세, 애벌레 자세에서 이어지는 동작으로, 고개를 숙인 개 자세, 아이 자세, 널빤지 자세, 연꽃 자세, 반 활 자세로 이어질 수 있다.

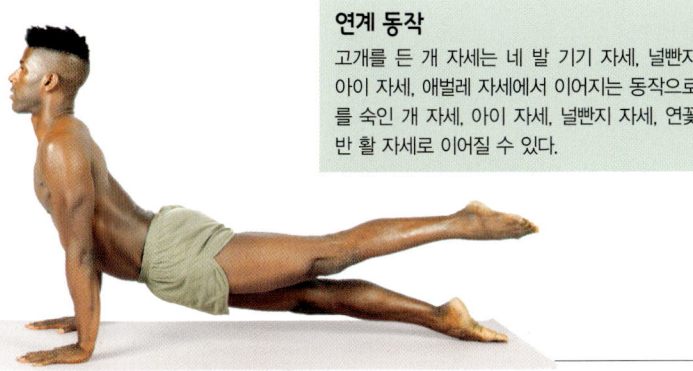

197 UPWARD FACING DOG TIPTOES
발끝을 들고 고개를 든 개 자세

발가락을 안쪽으로 구부려 들면 다리를 바닥에서 더 높이 들 수 있고 근육 강화 효과를 더 높일 수 있다.

- 팔을 쭉 펴서 상체를 들어 올릴 때 발가락을 구부려 하체를 지탱할 수 있게 한다.
- 손바닥으로 바닥을 누르면서 어깨를 내린다. 가슴을 앞으로 밀고 머리는 뒤로 기울인다. 턱은 천장을 향해 올린다.
- 호흡을 하면서 이 자세를 15~30초 정도 유지한다.

요가블록 사용하기
자세를 취하기 전에 손바닥 아래에 요가블록을 놓으면 하반신 쪽으로 더 많은 체중을 실을 수 있다.

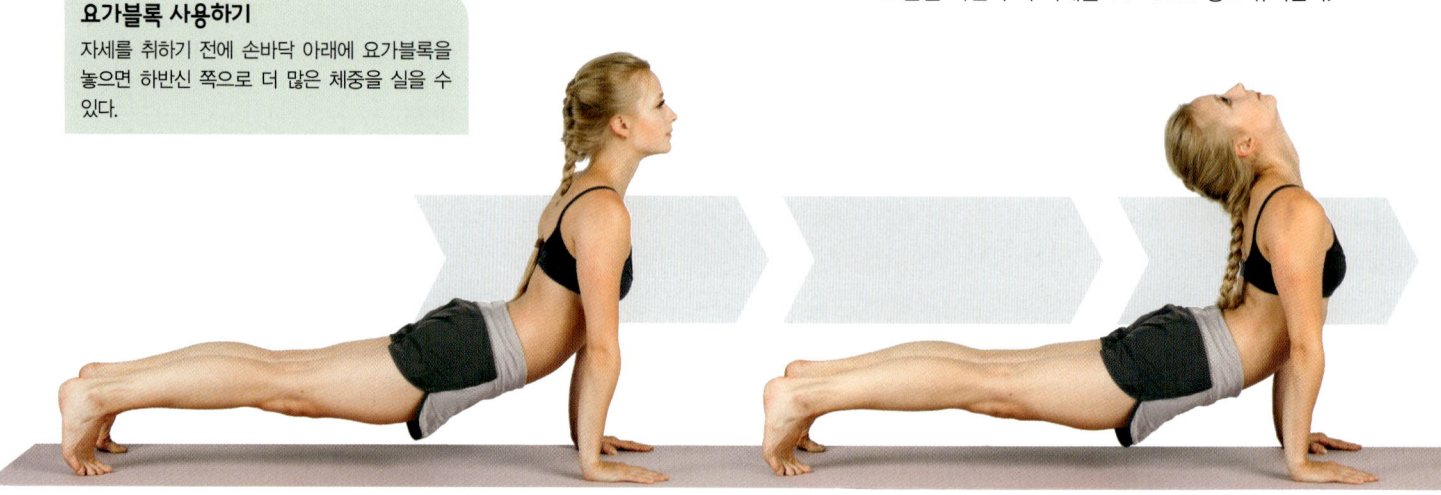

198 UPWARD FACING DOG SIDEWAYS
고개를 든 측면 개 자세

고개를 든 측면 개 자세를 비롯한 비틀기 동작들은 복부와 등 아래, 둔근, 옆구리 근육의 유연성을 집중적으로 키워준다. 몸은 중립 자세를 유지하고 어깨는 똑바로 편다. 이 자세를 유지한 뒤 고개를 든 개 자세로 다시 돌아간 다음 방향을 바꿔 반대쪽 엉덩이를 돌린다.

- 고개를 든 개 자세(#192)를 취한 다음, 하체를 오른쪽 방향으로 돌리고 엉덩이를 살짝 들어 올린다.
- 다리는 모은 채로 쭉 뻗고 발가락은 곧게 편다.

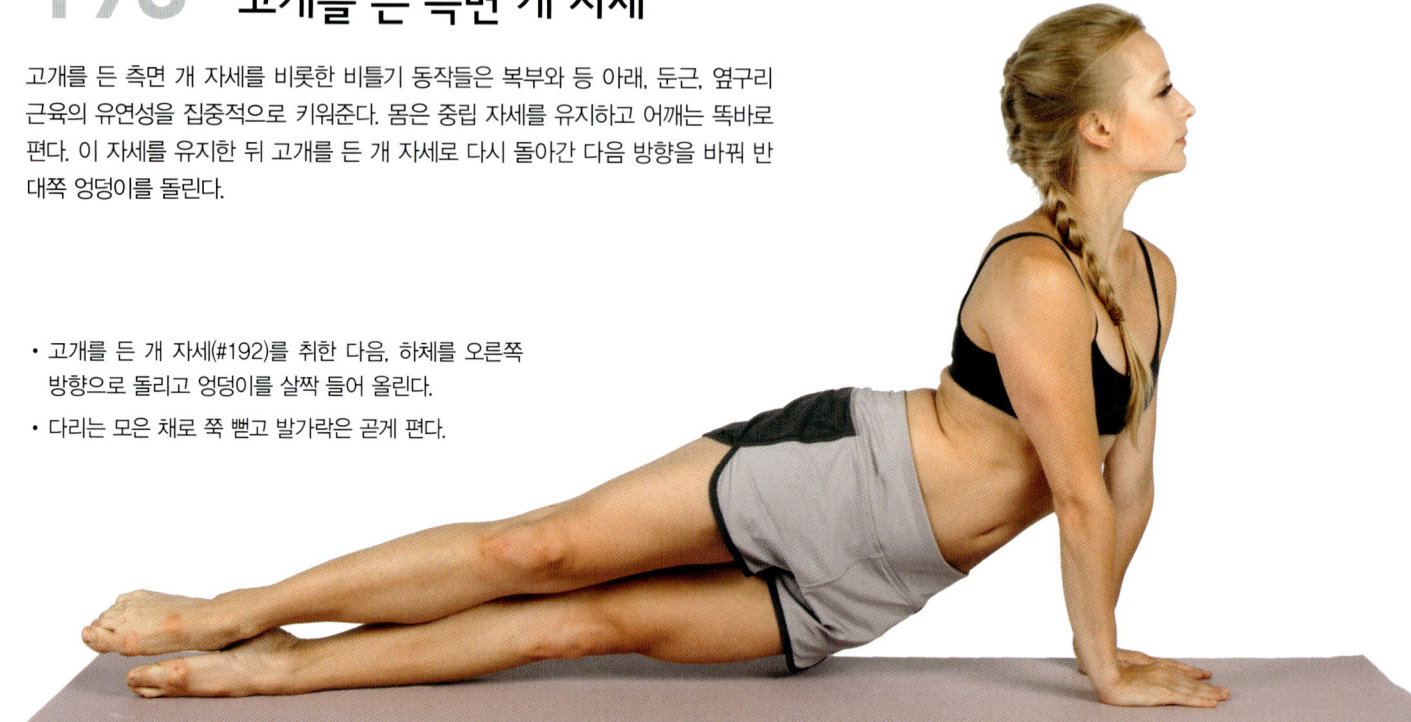

199 UPWARD FACING DOG BENT KNEE
무릎을 구부린 고개를 든 개 자세

발끝을 들고 고개를 든 개 자세(#197)를 취한 다음 손으로 바닥을 누르면서 엉덩이와 복부에 힘을 주어 오른쪽 무릎을 굽힌다. 이때 발가락은 위로 곧게 편다. 편안한 범위에서 허벅지를 최대한 높이 든다. 다시 자세를 풀었다가 반대편 다리를 구부린다.

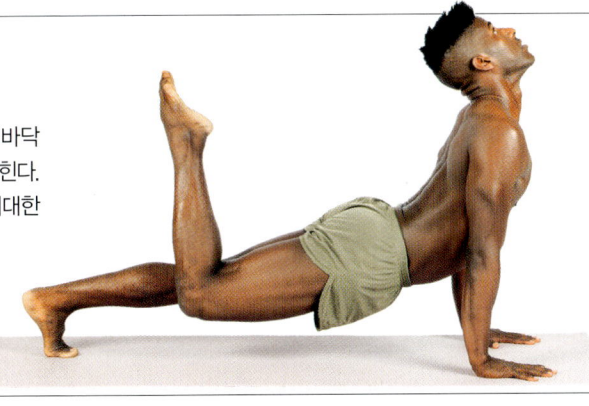

200 UPWARD FACING DOG ONE LEGGED CONNECTED
한 다리를 접는 고개를 든 개 자세

발끝을 들고 고개를 든 개 자세에서 진화한 후굴 자세로 등, 허벅지, 엉덩이, 어깨 근육에 힘이 들어간다. 허벅지를 이완시키고 팔을 유연하게 구부린다.

- 발끝을 들고 고개를 든 개 자세(#197)를 취하고 머리는 뒤로 살짝 젖힌다.
- 오른쪽 무릎은 바닥에 댄 채 구부려 오른발이 오른쪽 어깨 쪽을 향하게 한다.
- 오른팔을 오른쪽 어깨 너머로 뻗어 오른쪽 발가락을 잡는다.
- 이 자세를 15~30초 정도 유지한 뒤 반대편 발로 바꿔 반복한다.

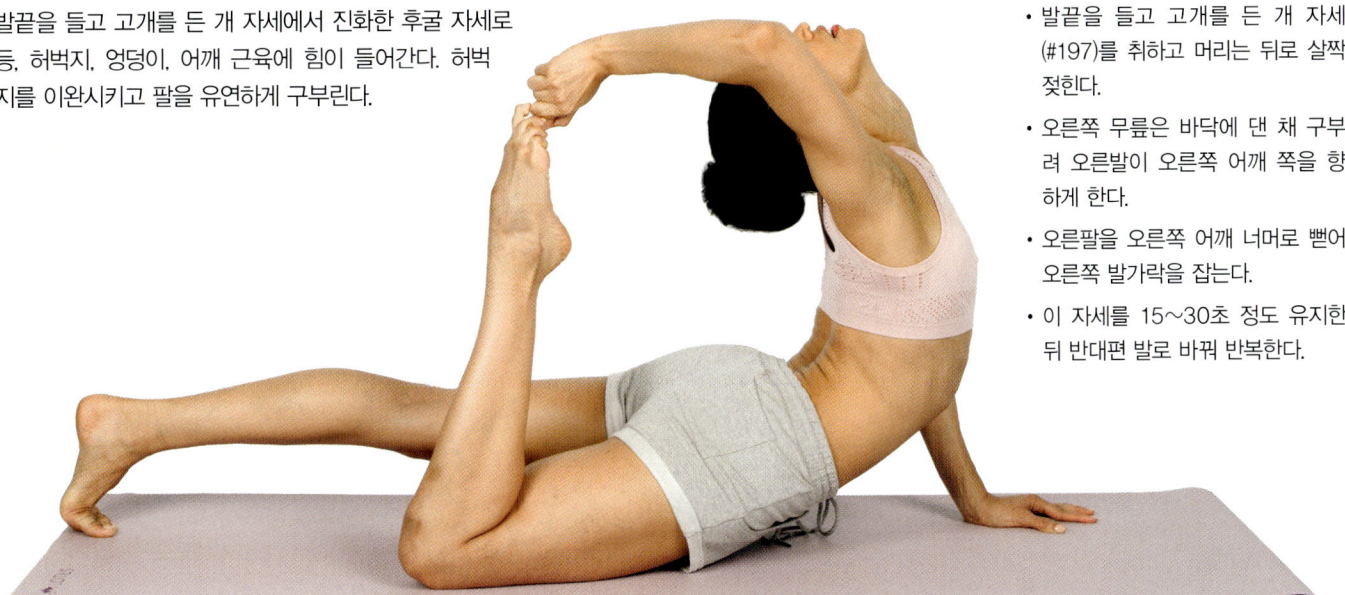

201 ANKLES CROSSED EXTENDED
발목을 교차시켜 뒤로 뻗는 자세

발끝을 들고 고개를 든 개 자세(#197)를 유지한 상태에서 발목을 서로 교차시켜 하체를 한쪽 다리의 구부러진 발가락으로 지탱한다. 손바닥으로 바닥을 짚은 상태에서 다리와 허벅지를 들어 올린다. 이 자세를 15~30초 정도 유지한다.

> **편안한 자세 유지**
> 머리가 뒤로 기울어져야 하는 동작을 할 때는 목을 길고 유연하게 뺀다. 어깨가 구부정해지지 않도록 주의한다.

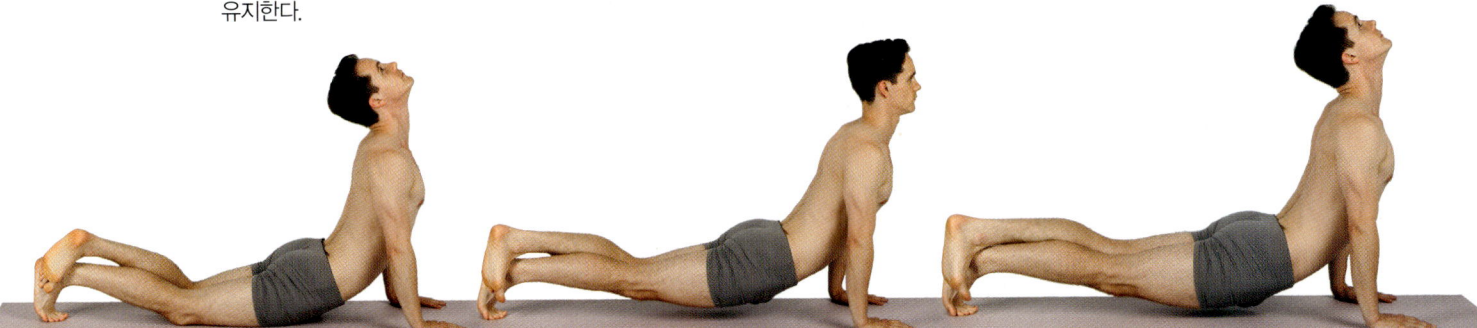

Backbends 뒤로 구부리는 자세

202
COBRA POSE
코브라 자세

부장가사나(Bhujangasana)는 소화계와 생식계를 자극해주고 폐를 강화시켜주며 가슴을 열어주는 핵심 동작이다. 가슴과 복부, 어깨를 스트레칭해주며 척추와 엉덩이를 강화시켜주는 효과도 있다.

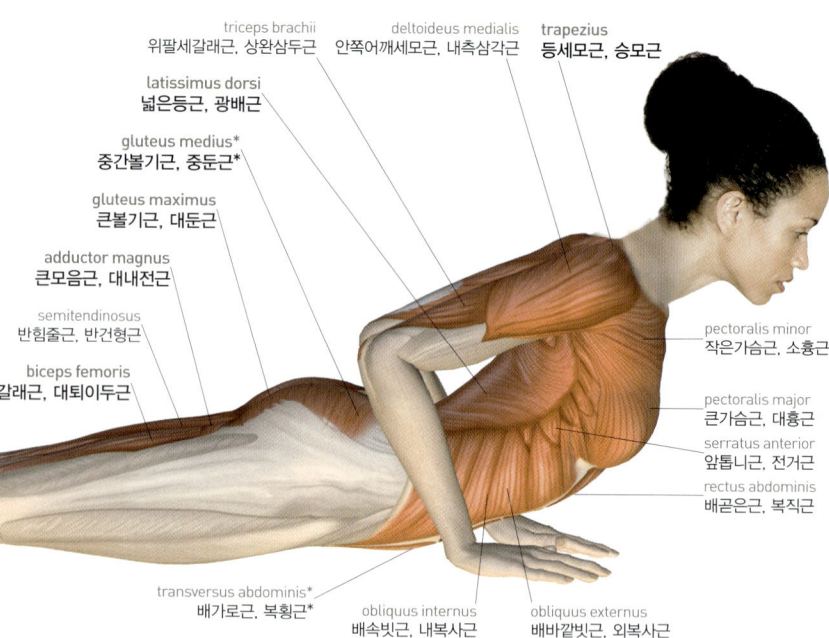

올바른 동작
팔에 기대지 말고 가슴과 등을 이용해 등을 아치형으로 구부린다. 팔꿈치를 완전히 뻗지 않는다. 팔꿈치를 완전히 펴면 가슴이 닫힌다.

잘못된 동작
엉덩이를 조이거나 팔꿈치를 몸에서 떼지 않는다. 엉덩이는 바닥에 대거나 바닥 가까이에 둔다.

- 손바닥은 똑바로 펴서 어깨 바로 아래를 짚고 팔은 몸쪽으로 붙인 자세로 엎드린다.
- 숨을 들이쉬면서 양손으로 바닥을 밀어 상체를 들어 올린다.
- 가슴 위쪽부터 몸을 들고 어깨는 뒤로 미는 듯한 느낌으로 아래로 내린다. 꼬리뼈를 치골 방향으로 당긴다.
- 목을 길게 늘이고 시선은 살짝 위를 향한다. 이 자세를 15~30초 정도 유지한다.

203 COBRA POSE HANDS TO KNEES
양손을 무릎에 댄 코브라 자세

코브라 자세(#202)를 취한 다음 양손을 뒤로 돌려 무릎 뒤로 보내거나 슬개골 바깥쪽을 잡는다. 이때 몸을 뒤로 좀 더 젖혀 등을 아치형으로 만든다. 머리를 뒤로 기울이고 턱은 들어 올린다.

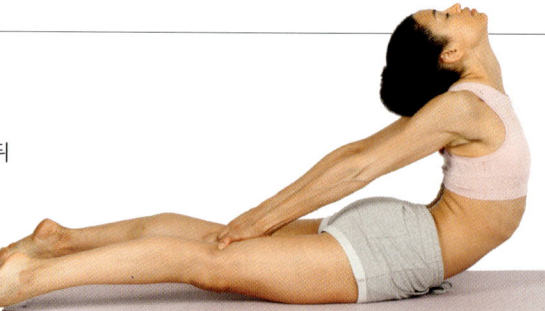

204 COBRA POSE UNSUPPORTED
몸을 지탱하지 않는 코브라 자세
코브라 자세(#202)를 취한 다음 오른팔을 어깨 너머 뒤로 끌어당겨 들어 올린다. 이때 손바닥이 위를 향하게 한다. 머리는 뒤로 기울이고 턱을 든다. 이 자세를 15~30초 정도 유지한 뒤 팔의 방향을 바꿔 실시한다.

205 COBRA POSE ONE LEG UP
한 다리를 든 코브라 자세
코브라 자세(#202)를 취한 다음 오른쪽 무릎을 구부리고 발가락은 앞을 향하게 곧게 뻗는다. 오른손을 뒤로 돌려 오른쪽 정강이의 윗부분을 잡는다. 이 자세를 15~30초 정도 유지한다.

206 LOTUS COBRA POSE
연꽃 코브라 자세
연꽃 자세(#415)로 앉은 다음 상체를 앞으로 기울여 코브라 자세(#202)를 취하고 상체를 양팔로 받친다. 오른팔을 뒤로 돌려 오른쪽 발목을 잡는다. 팔을 바꿔 반복한다.

207 COBRA POSE LEGS BOUND 1
다리를 감은 코브라 자세 1
다리는 연꽃 자세(#415)로, 상체는 코브라 자세(#202)를 취한 상태에서 양팔을 뒤로 돌려 두 발을 잡고 가슴과 어깨는 바닥에서 들어 위로 들어 올린 상태를 유지한다.

208 COBRA POSE LEGS BOUND 2
다리를 감은 코브라 자세 2
팔꿈치에 의지해 등은 아치형으로 구부리고 머리는 똑바로 세운다. 무릎을 구부려 왼쪽 다리가 오른쪽 다리를 감싸듯이 두 다리를 꼰다. 이 자세를 30초~1분 정도 유지한 뒤 다리를 바꿔 실시한다.

209 COBRA POSE LEGS BOUND 3
다리를 감은 코브라 자세 3
왼쪽 다리로 오른쪽 다리를 감싸듯이 다리를 꼰 다음 다리를 바꿔 오른쪽 다리로 왼쪽 다리를 감싼다. 무릎이 바닥에 닿아 있는 발은 다른 발보다 아래에 위치해야 한다.

210

HALF FROG POSE 1
반 개구리 자세 1

아르다 베카사나(Ardha Bhekasana)는 어깨, 가슴, 허벅지를 열어주는 동작으로 허벅지 근육과 엉덩이굽힘근을 강화하는 데 도움이 되고 등의 유연성을 높이는 데 효과가 있다. 신체 에너지를 자극해주는 후굴 자세 준비 동작이며, 달리기와 사이클 운동을 하는 사람들을 위한 훌륭한 스트레칭 동작이다.

올바른 동작
무릎과 엉덩이가 일렬을 이루게 한다. 무릎에 통증이 느껴질 경우 자세를 느슨하게 풀어준다. 무릎관절이 아니라 허벅지 근육 안쪽으로 조이는 느낌이 들어야 한다.

잘못된 동작
어깨나 앞에 짚은 팔 쪽으로 몸이 떨어지면 안 된다. 목 근육은 이완시킨다.

- latissimus dorsi 넓은등근, 광배근
- teres major 큰원근, 대원형근
- coracobrachialis* 부리위팔근, 오훼완근
- triceps brachii 위팔세갈래근, 상완삼두근
- gluteus medius* 중간볼기근, 중둔근*
- extensor hallucis 엄지폄근, 무지신근
- gluteus maximus 큰볼기근, 대둔근
- soleus 가자미근, 비장근
- tibialis anterior 앞정강근, 전경골근
- vastus lateralis 가쪽넓은근, 외측광근
- rectus femoris 넙다리곧은근, 대퇴직근
- iliopsoas* 엉덩이허리근, 장요근*
- pectoralis minor* 작은가슴근, 소흉근*
- deltoideus medialis 안쪽어깨세모근, 내측삼각근
- pectoralis major 큰가슴근, 대흉근
- rectus abdominis 배곧은근, 복직근
- obliquus externus 배바깥빗근, 외복사근
- transversus abdominis* 배가로근, 복횡근*
- sartorius 넙다리빗근, 봉공근

- 엎드린 자세에서 손바닥을 바닥에 댄다. 손바닥으로 바닥을 밀면서 상체를 바닥에서 든다.
- 왼팔은 몸 앞을 가로질러 짚고 오른쪽 무릎을 구부린다. 오른손을 뒤로 돌려 발끝에 놓고 오른쪽 엉덩이 쪽을 향해 눌러준다. 이때 손가락은 앞을 향하게 한다.
- 이 자세를 30초~2분 정도 유지한 뒤 발을 바꿔 실시한다.

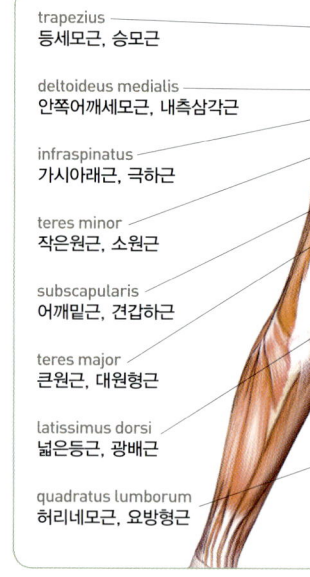

- trapezius 등세모근, 승모근
- deltoideus medialis 안쪽어깨세모근, 내측삼각근
- infraspinatus 가시아래근, 극하근
- teres minor 작은원근, 소원근
- subscapularis 어깨밑근, 견갑하근
- teres major 큰원근, 대원형근
- latissimus dorsi 넓은등근, 광배근
- quadratus lumborum 허리네모근, 요방형근

211   **HALF FROG POSE 2**
반 개구리 자세 2

이 동작은 '반 개구리 자세 1(#210)'과 유사하지만 손으로 발을 누르는 것이 아니라 발목을 누른다는 점에서 다르다. 구부린 다리를 엉덩이에 가깝게 붙인다.

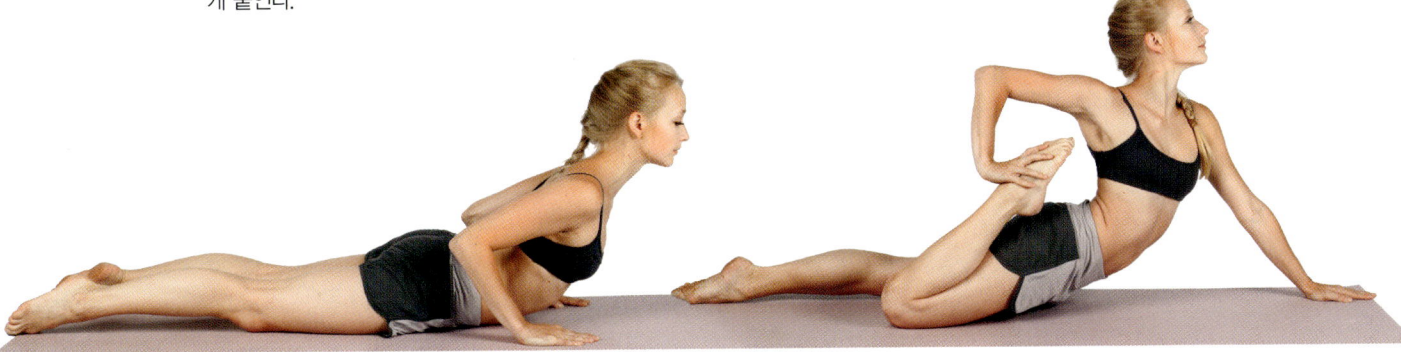

212   **HALF LOTUS ONE HAND ONE LEG**
한 손으로 다리를 잡는 반 연꽃 자세

이 동작을 하기 위해서는 등과 어깨, 다리가 유연해야 한다. 먼저 반 개구리 자세를 취해 몸을 풀어준다. 반 연꽃 자세는 다리를 구부리고 발목을 교차시켜 똑바로 앉는 전통적인 연꽃 자세에서 한쪽 발을 풀어 반대편 허벅지를 받치는 자세다.

- 반 연꽃 자세(#416)를 취한다. 왼쪽 다리를 오른쪽 허벅지에 놓는다.
- 몸을 앞으로 기울여 오른쪽 허벅지가 왼발 위에 오게 한다.
- 오른쪽 무릎을 구부려 종아리를 들어 올린다.
- 오른팔을 뒤로 돌려 오른쪽 발목 바깥쪽을 잡는다. 팔뚝과 종아리가 일렬이 되게 한다.
- 이 자세를 20~30초 정도 유지한 뒤 다리를 바꿔 실시한다.

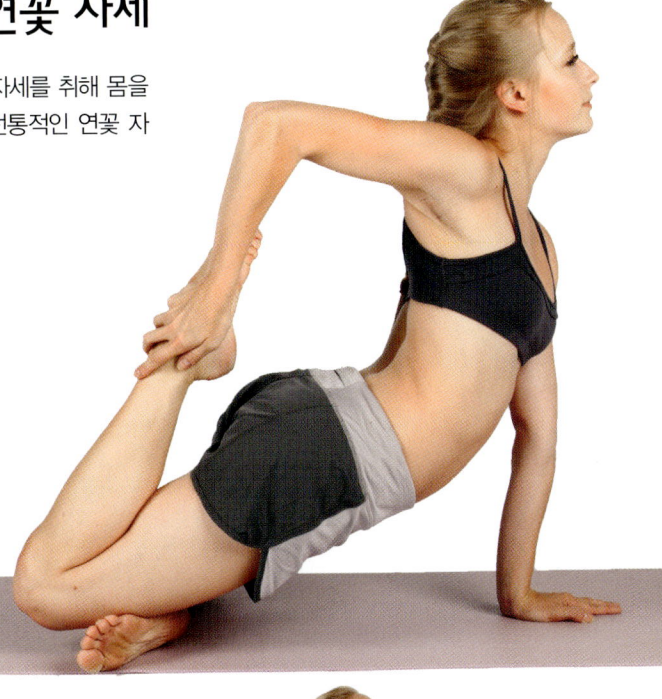

213   **ONE HAND ONE LEGGED BIG TOE POSE 1**
한 손으로 엄지발가락을 잡는 자세 1

왼쪽 다리는 뒤로 쭉 뻗고 오른쪽 다리는 구부린 반 개구리 자세 1 (#210)에서 왼팔을 뒤로 넘겨 왼손으로 오른쪽 발가락을 잡는다.

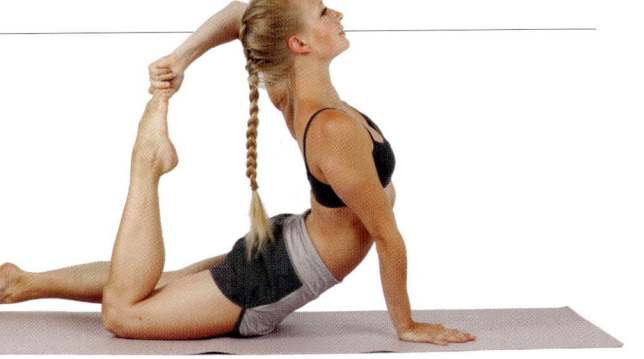

214

ONE HAND ONE LEGGED BIG TOE POSE 2

한 손으로 엄지발가락을 잡는 자세 2

한 손으로 엄지발가락을 잡는 자세 1(#213)에서 등을 뒤로 더 구부리면서 상체와 엉덩이를 뒤로 젖히고 목을 쭉 뻗으며 머리를 뒤로 기울인다. 이 자세를 15~20초 정도 유지한 뒤 다리를 바꿔 실시한다.

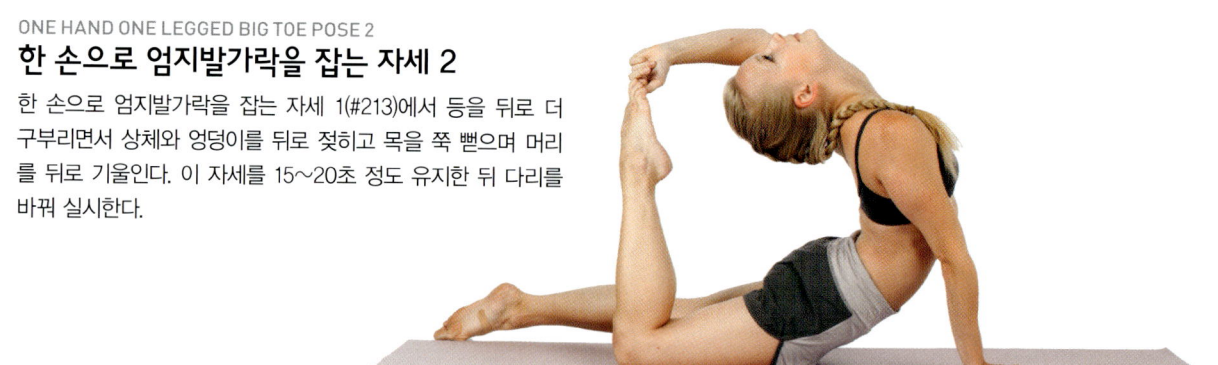

215

ONE HAND ONE LEGGED BIG TOE POSE 3

한 손으로 엄지발가락을 잡는 자세 3

반 개구리 자세의 변형 동작으로 둔근, 등과 어깨 근육에 작용한다. 목은 중립 자세를 유지한다.

- 오른손을 오른발에 댄 반 개구리 자세 1(#210)에서 오른쪽 엄지발가락을 잡고 종아리 부분을 공중으로 들어 올린다.
- 다리를 들어 올릴 때 등과 허벅지 윗부분을 이완시킨다.
- 이 자세를 15~30초 정도 유지한 뒤 다리를 바꿔 실시한다.

받침대 활용하기
초보자들은 쿠션이나 베개 같은 받침대를 이용해 가슴을 지탱할 수 있다. 발에 손이 닿지 않으면 발에 줄을 감아 시도해본다.

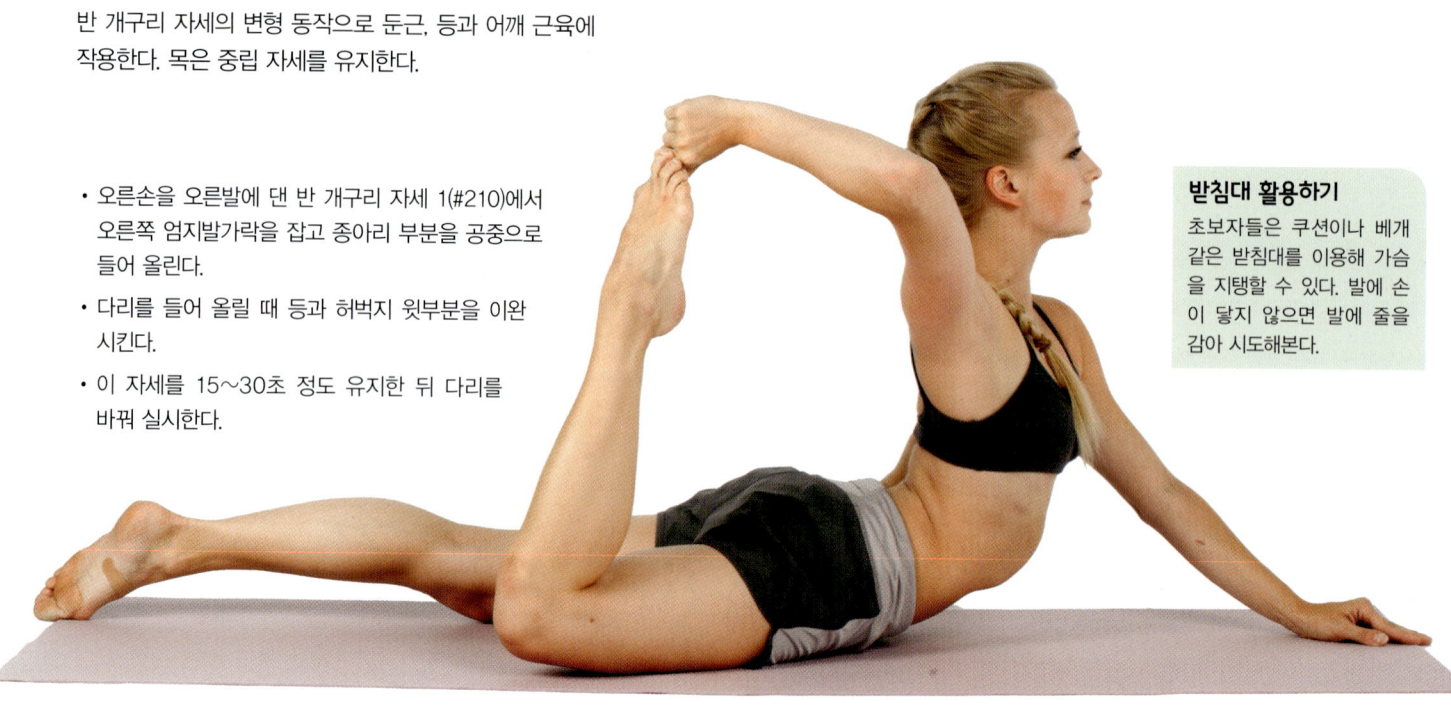

216

ONE HAND ONE LEGGED BIG TOE POSE 4

한 손으로 엄지발가락을 잡는 자세 4

한 손으로 엄지발가락을 잡는 자세 3(#215)을 취한 다음 양손으로 오른쪽 발목을 잡고 흉곽 위로 몸을 살짝 앞으로 움직인다.

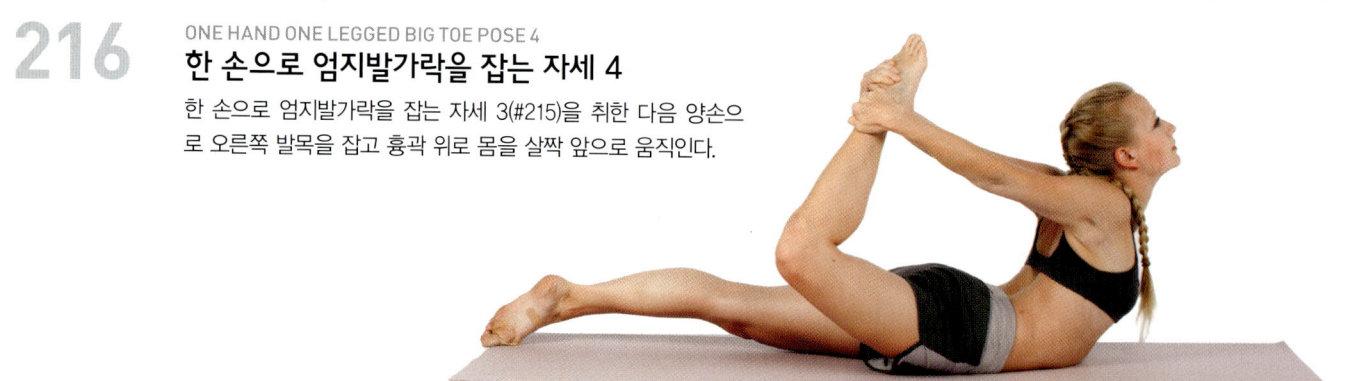

217 HALF FROG BOW POSE
활 자세가 결합된 반 개구리 자세

가슴을 열어주고 등, 어깨, 복부를 강화해주며 다리의 유연성을 길러주는 중급 동작이다.

- 왼손으로 오른쪽 엄지발가락을 잡아 한 손으로 엄지발가락을 잡는 자세 1(#213)을 취한다.
- 흉곽 위로 몸을 앞으로 움직이면서 왼쪽 다리를 구부려 오른쪽 무릎 위 허벅지에 왼발을 댄다.
- 오른팔을 뒤로 돌려 오른손으로 왼쪽 발가락을 잡는다.
- 이 자세를 15~30초 정도 유지한 뒤 다리를 바꿔 실시한다.

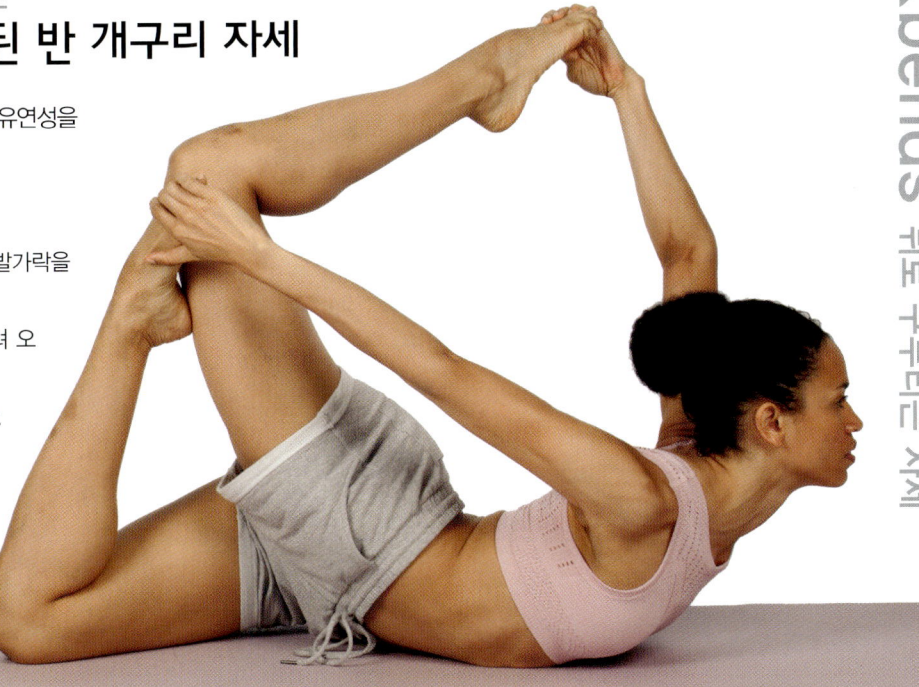

218 HALF LOTUS FROG POSE 1
반 연꽃 자세가 결합된 반 개구리 자세 1

한 손으로 다리를 잡는 반 연꽃 자세(#212)로 오른쪽 다리를 구부려 오른손을 오른발에 댄다. 앞에 짚은 왼팔 쪽으로 몸을 기울인다. 오른쪽 발등 위에 펴놓은 오른손으로 오른발을 편안한 범위에서 최대한 엉덩이에 가깝게 눌러준다.

> **통증에 주의할 것**
> 팔이나 다리를 누르는 동작을 할 때는 항상 통증에 주의를 기울여야 한다. 통증은 유연성을 키워야 할 필요성이 있다는 사실을 알려주는 지표다. 팔이나 다리를 억지로 눌러 자세를 취하려고 하지 않는다.

219 HALF LOTUS FROG POSE 2
반 연꽃 자세가 결합된 반 개구리 자세 2

반 연꽃 자세가 결합된 반 개구리 자세 1(#218)을 취한 다음 오른손으로 오른쪽 발목을 잡고 흉곽 쪽으로 몸을 기울인다. 왼손을 뒤로 뻗어 발목의 반대 부분을 잡는다. 양팔과 한 다리가 V자 모양을 이루게 한다. 이 자세를 15~20초 정도 유지한 뒤 다리를 바꿔 실시한다.

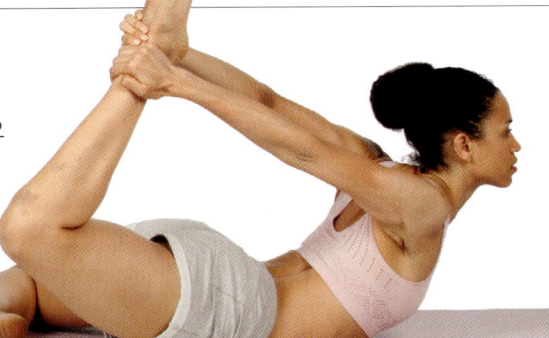

220
BOW POSE
활 자세

다누라사나(Dhanurasana)는 가슴, 복부, 엉덩이굽힘근, 대퇴사두근을 스트레칭해주는 중급 동작이다. 척추를 강화해주고 소화를 촉진시키는 효과가 있다. 두통, 고혈압이나 저혈압, 등 부상이 있는 사람은 이 동작을 하지 않도록 한다.

올바른 동작
양쪽 무릎이 엉덩이 너비보다 더 넓게 벌어지지 않도록 한다.

잘못된 동작
숨을 참지 말고 짧고 절제된 호흡을 한다. 체중을 지탱하기 위해 몸을 골반 쪽으로 굴리면 안 된다.

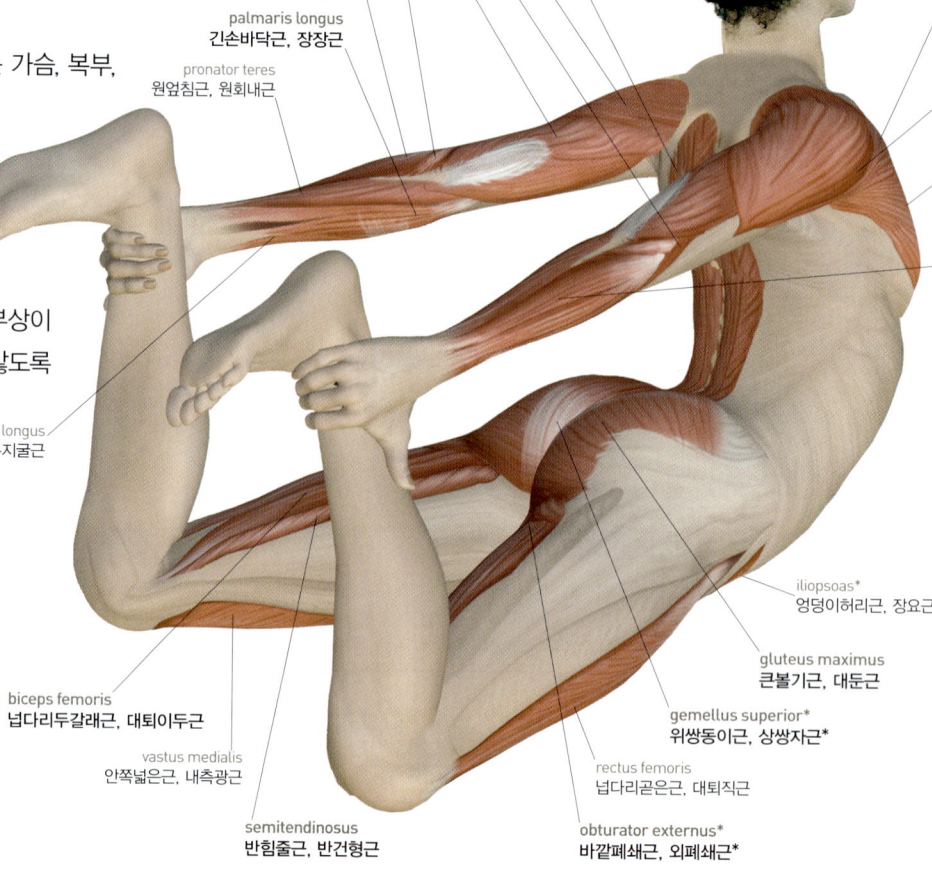

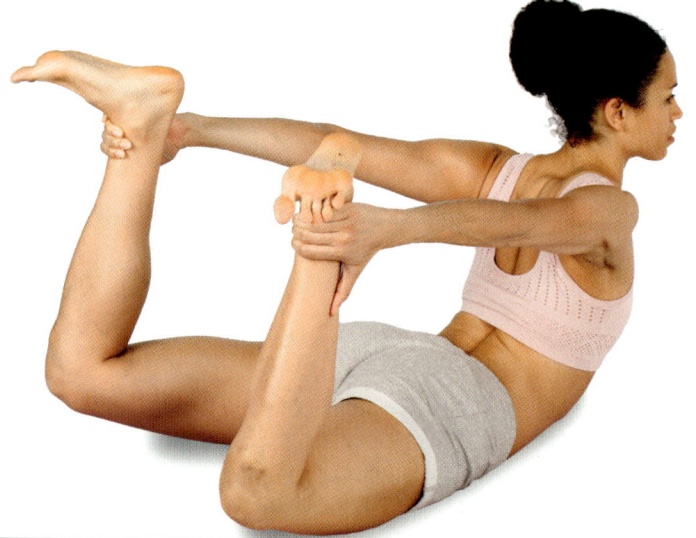

- 양팔을 몸 옆에 붙이고 엎드린 자세를 취한다.
- 턱은 바닥에 대고 숨을 내쉬면서 양쪽 무릎을 굽혀 다리를 엉덩이 쪽으로 끌어당긴다. 양팔을 뒤로 뻗어 발목 바깥쪽을 잡는다.
- 숨을 들이쉬면서 가슴을 바닥에서 들고 발목을 당겨 다리를 들어 올린다. 체중을 복부에 싣는다. 머리는 중립 자세를 유지하고 발을 당긴다.
- 이 자세를 20~30초 정도 유지한다.

손으로 잡기
손으로 잡는 방향을 바꿔주면 서로 다른 근육이 단련되어 신체의 여러 부분을 탄탄하게 만들어준다.

221 BOW POSE POINTED TOES
발을 곧게 편 활 자세

양손으로 발목을 잡는 활 자세(#220)를 취한 다음 발가락을 위로 향하게 하여 곧게 편다.

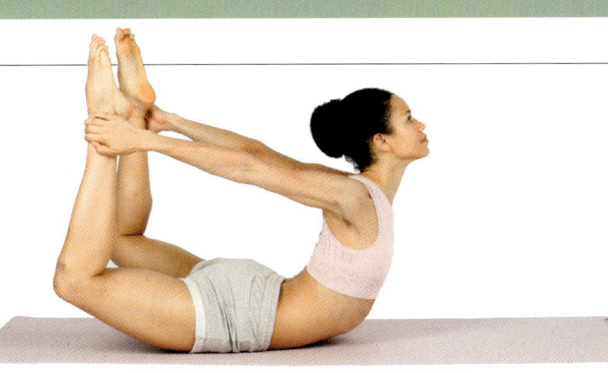

222 BOW POSE WITH UNDERHAND GRIP
안쪽으로 잡는 활 자세

활 자세와 관련된 변형 동작을 수련할 때 동작을 하기가 힘들게 느껴지면 발목에 줄을 매달아 잡을 수 있다. 점차 자세에 익숙해지면 줄의 길이를 줄여나간다.

- 다리의 바깥쪽을 잡았던 손 자세를 바꿔 다리 안에서부터 발목 안쪽을 잡는다.
- 무릎은 가능한 한 가깝게 위치시키고 엉덩이 너비 이상으로 벌어지지 않도록 한다. 체중을 복부에 싣는다.

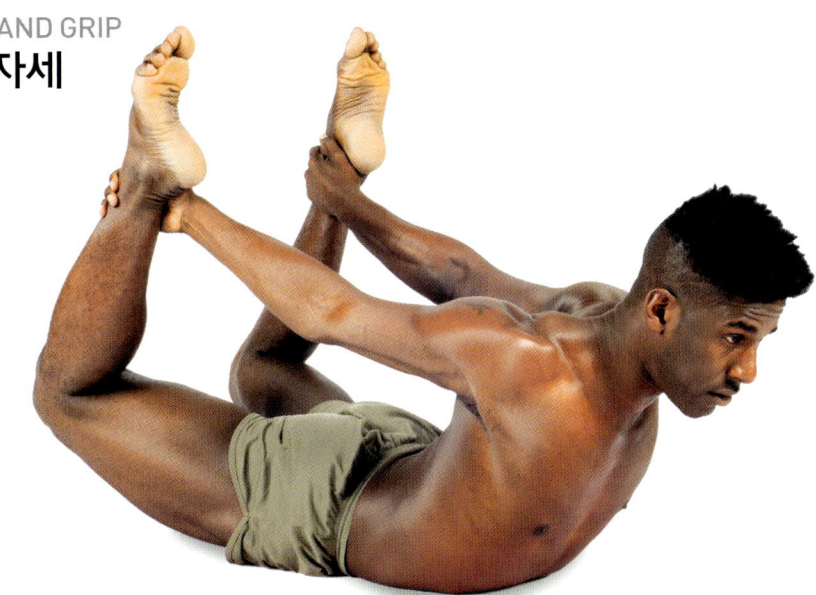

223 BOW POSE ONE LEGGED RAISED
한 다리를 든 활 자세

왼쪽 다리는 발가락을 잡고 오른손은 오른쪽 다리를 따라 내려가 오른쪽 정강이를 잡는다. 이 자세를 20~30초 정도 유지한 뒤 다리 방향을 바꿔 실시한다.

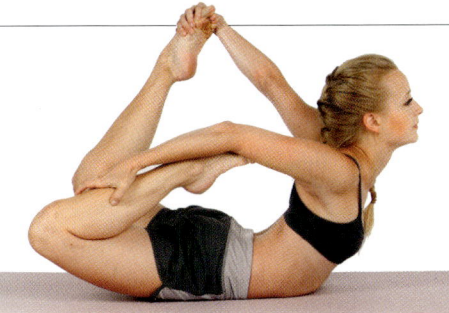

224 LITTLE BOW POSE
작은 활 자세

가슴을 활짝 열어주는 활 자세의 변형 동작이다. 발을 곧게 편 활 자세(#221)에서 양손을 정강이를 따라 아래로 내린다. 등은 아치형을 이루게 뒤로 젖히고 편안한 범위에서 최대한 무릎에 가까운 쪽 정강이를 잡는다. 이 자세를 20~30초 정도 유지한다.

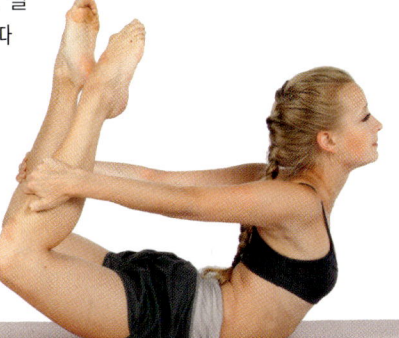

편안한 자세 유지

후굴 자세를 할 때는 등, 어깨, 목 근육이 경직되지 않도록 주의해야 한다. 뒤로 구부리는 동작들은 세션의 앞부분에서 하기보다는 시간을 두고 차분히 접근하여 수련할 필요가 있다.

225 SIDEWAYS BOW POSE
측면 활 자세

한쪽 옆으로 눕는다. 양쪽 다리를 뒤로 접어 엉덩이 가까이 붙인다. 양손을 뒤로 뻗어 발목을 잡고 다리를 몸에서 멀어지는 방향으로 당겨 등을 아치형으로 만든다.

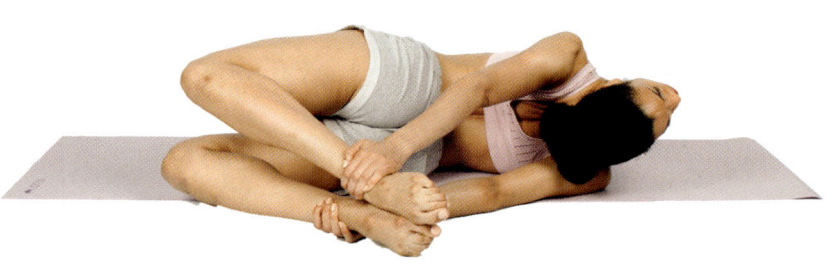

226 BOW POSE TOES TO ELBOWS
두 발을 팔꿈치에 대는 활 자세

활 자세(#220)의 변형 자세로 목은 이완시킨 상태를 유지하여 머리가 뒤로 꺾이지 않게 한다. 등 부위만 아치형으로 구부러져야 한다.

- 활 자세(#220)를 취해 양쪽 다리를 올려 손으로 발목을 잡는다.
- 정강이 위를 따라 양손을 내려 종아리를 편안한 범위에서 최대한 엉덩이에 가깝게 붙인다.
- 이 자세를 20~30초 정도 유지한다.

코어가 중요하다!
뒤로 구부리는 자세를 할 때는 허벅지, 엉덩이, 어깨뿐 아니라 신체의 중심, 즉 코어가 당기는 것을 느껴야 한다. 몸을 지탱하고 균형감과 자세에 도움을 주는 근육에 힘이 들어가기 때문이다.

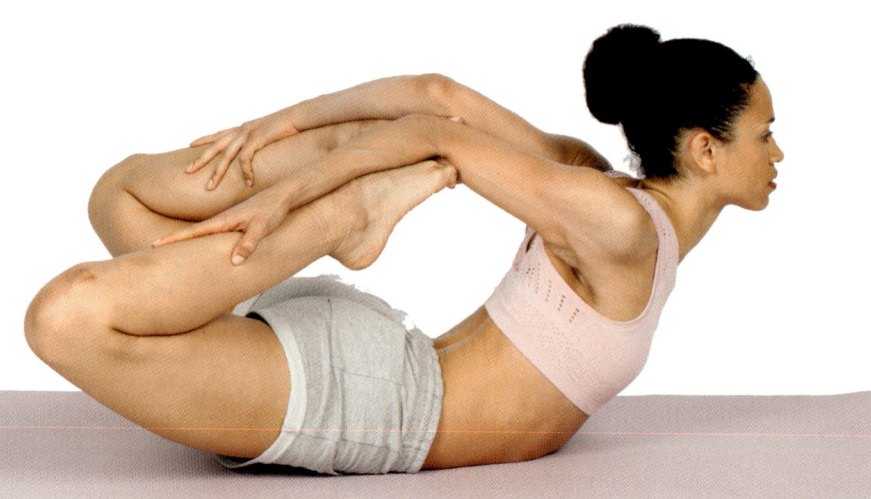

227 BOW POSE BIG TOE 1
양손으로 엄지발가락을 잡는 활 자세 1

이 동작에서는 과감하게 뻗는 자세가 필요하기 때문에 여러 가지 기초 스트레칭 동작을 먼저 실시해 미리 준비하도록 한다. 활 자세(#220)에서 양손을 아래로 내려 발가락을 잡는다. 등을 더 깊숙이 구부리면서 목을 쭉 뻗고 머리는 뒤로 기울인다. 양쪽 다리를 등 위로 편안한 범위에서 가능한 한 높이 끌어당긴다. 이 자세를 20~30초 정도 유지한다.

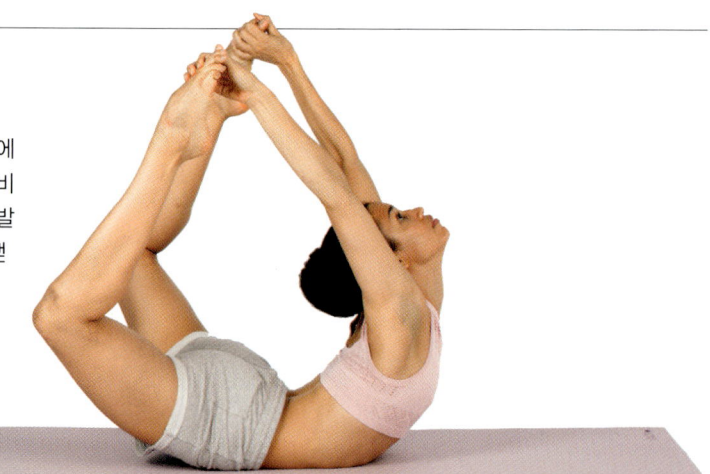

228 BOW POSE BIG TOE 2
양손으로 엄지발가락을 잡는 활 자세 2

양손으로 엄지발가락을 잡는 활 자세 1(#227)에서 양쪽 팔꿈치를 앞으로 굽히면서 천천히 발을 머리 쪽으로 끌어당긴다. 이때 등, 목, 어깨는 이완시킨다. 발바닥은 정수리를 향하게 한다.

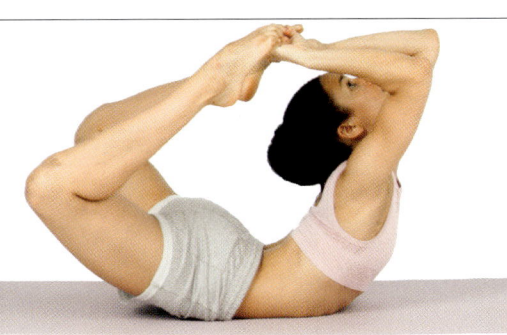

229 BOW POSE HAND TO BIG TOE
한 손으로 엄지발가락을 잡는 활 자세

양손으로 엄지발가락을 잡는 활 자세 1(#227)에서 왼쪽 다리는 바닥에 내려 뒤로 쭉 뻗고 발가락은 곧게 편다. 왼팔을 구부려 상체를 지지한다. 이 자세를 15~30초 정도 유지한 뒤 다리를 바꿔 실시한다.

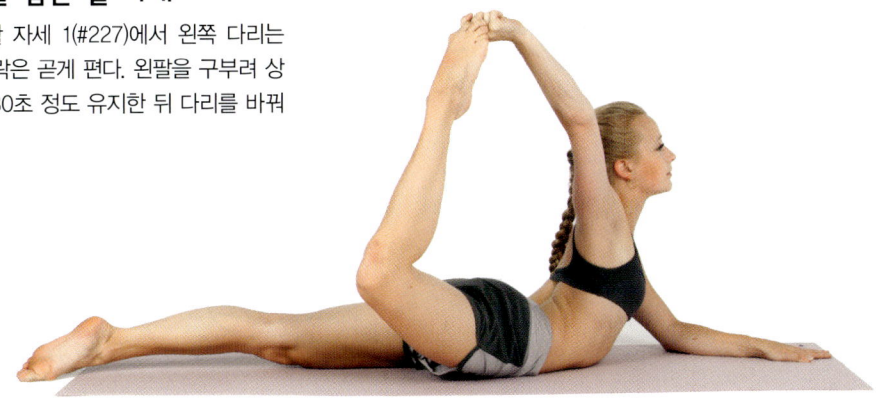

뻗기 동작
팔과 다리를 얼마만큼 높이 들어 올릴 수 있는지 자신에게 편안한 지점을 찾아본다.

230 BOW POSE HANDS TO FOOT POSE
양손으로 한 발을 잡는 활 자세

활 자세에는 여러 가지 변형 동작이 있다. 한 다리를 이용한 이번 자세에서는 허벅지 안쪽과 엉덩이에 당기는 느낌이 있어야 한다. 단, 무릎이 당기면 안 된다. 양손은 엄지발가락만 잡거나 발가락을 전부 잡아도 되고 아니면 발등을 잡아도 된다.

- 활 자세(#220)에서 왼쪽 다리를 내려 뒤로 쭉 뻗는다.
- 양손으로 오른쪽 엄지발가락이나 발등을 잡는다. 올린 다리를 엉덩이 쪽으로 끌어내리지 말고 최대한 똑바로 세운 자세를 유지한다.
- 이 자세를 20~30초 정도 유지한 뒤 다리를 바꿔 실시한다.

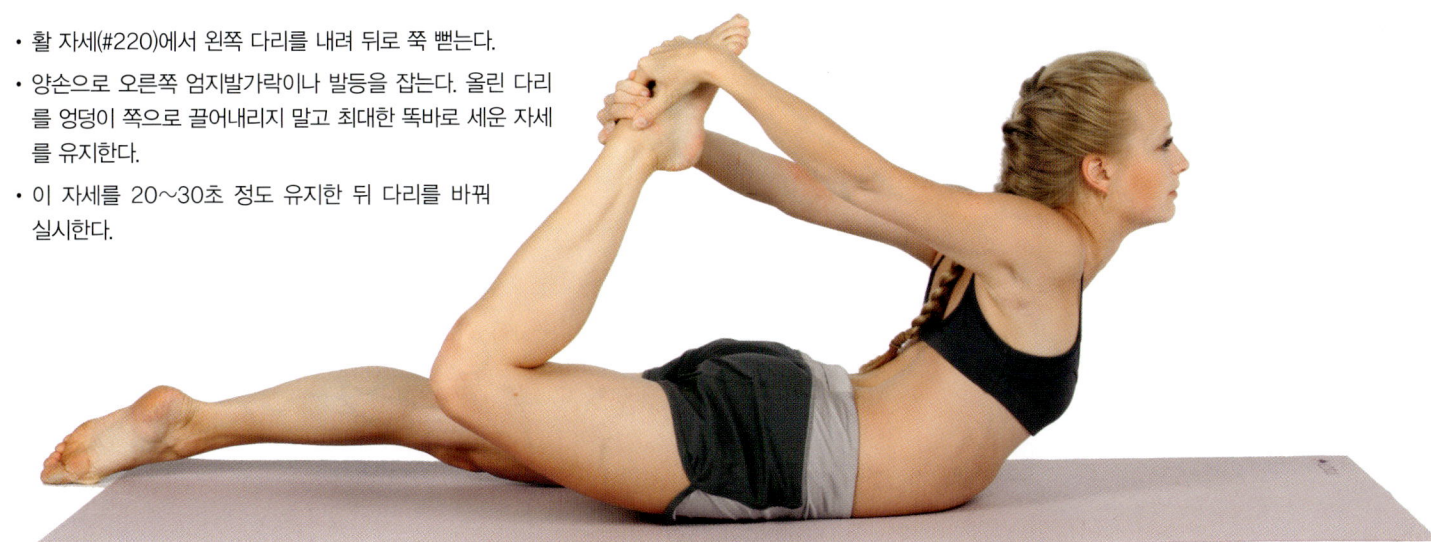

231

BRIDGE POSE
다리 자세

세투 반다 사르반가사나(Setu Bandha Sarvangasana)는 다방면으로 활용이 가능한 초급 동작으로 다양한 방식으로 수련할 수 있다. 다리 자세는 어깨와 가슴을 열어주고 허벅지와 엉덩이를 강화해주며 등, 흉부, 목을 스트레칭해준다. 소화를 촉진시키고 스트레스를 완화하는 데도 효과가 있다.

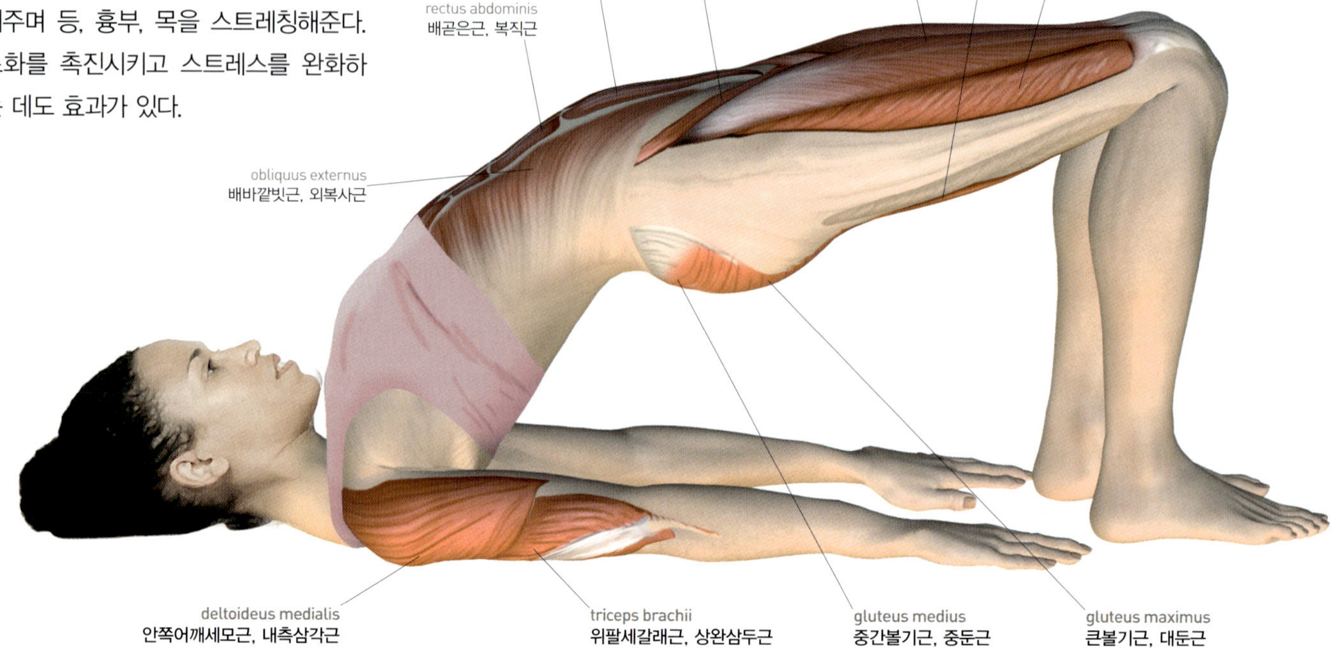

올바른 동작
몸통을 들어 올리면 어깨는 자연스럽게 말려 내려가게 된다. 양쪽 무릎은 발뒤꿈치 위에 오게 한다.

잘못된 동작
턱을 가슴 쪽으로 밀어 넣지 말아야 한다. 엉덩이만 이용해 몸을 들어 올려서는 안 되며 다리의 힘을 이용한다.

- 등을 바닥에 대고 눕는다. 양쪽 무릎을 구부려 발뒤꿈치를 몸 쪽으로 끌어온다.
- 발바닥으로 바닥을 누르면서 엉덩이를 바닥에서 뗀다.
- 발과 허벅지가 평행을 이루게 한 다음 숨을 들이쉬면서 양팔을 바닥에 대고 누르며 엉덩이를 들어 몸통을 들어 올린다.
- 이 자세를 30초~1분 정도 유지한다.

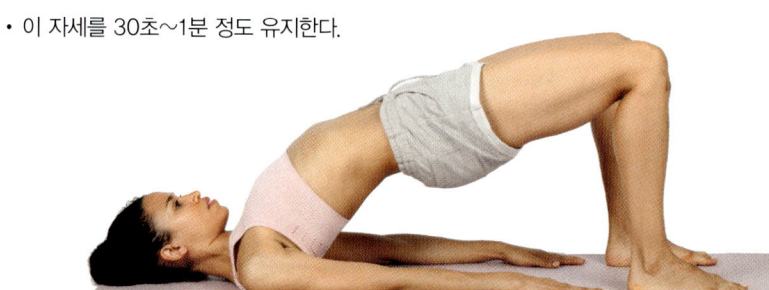

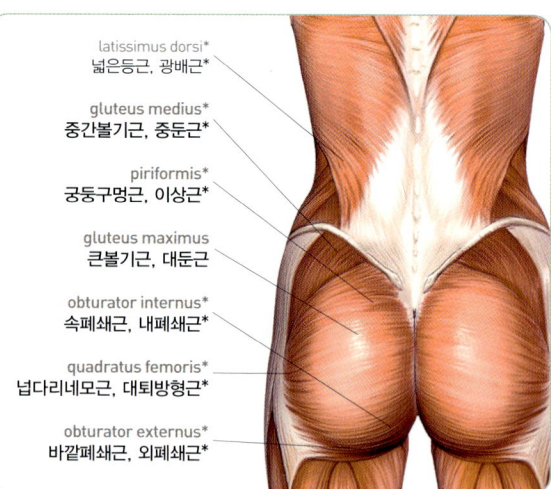

232 — BRIDGE POSE PREPARATION
다리 자세 준비

등을 바닥에 대고 누워 머리는 중립 자세에 둔다. 양다리를 구부려 엉덩이에 대고 세운다. 양팔은 몸 옆에 붙인 상태에서 부드럽게 손으로 발목을 잡는다.

준비 자세가 필요한 이유는?
간단한 준비 자세를 하면 좀 더 복잡하고 근본적인 동작을 하는 데 도움이 된다.

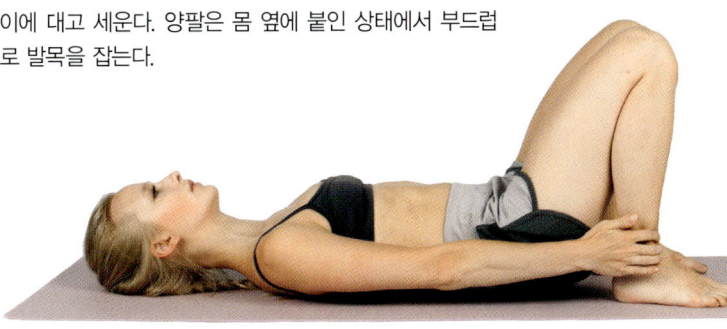

233 — BRIDGE HANDS TO BACK
양손으로 등을 받치는 다리 자세

등 아랫부분을 지지해주는 다리 자세의 변형 동작이다. 팔꿈치가 벌어지지 않게 한다.

- 다리 자세(#231)를 취한다. 팔은 쭉 펴고 손바닥은 바닥에 놓는다.
- 팔꿈치를 구부리고 팔뚝을 들어 양쪽 손바닥으로 허리 바로 아랫부분을 받치면서 엉덩이 윗부분을 둥그렇게 모아 쥐는 자세를 취한다.
- 이 자세를 20~30초 정도 유지한다.

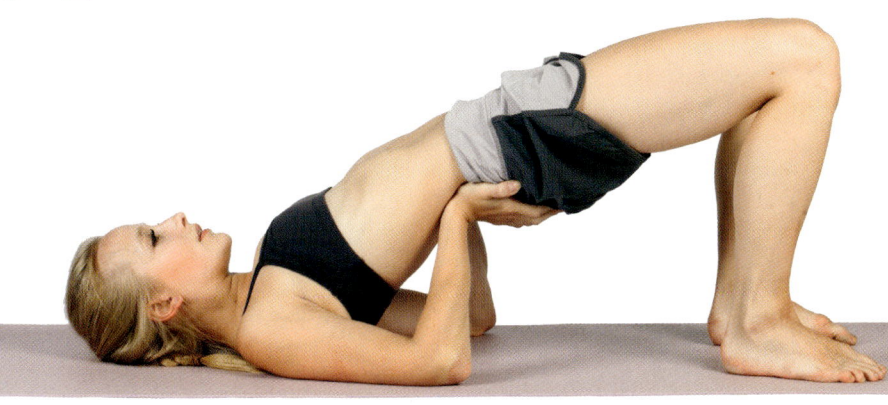

234 — BRIDGE ARMS OVERHEAD
양팔을 머리 위로 뻗는 다리 자세

다리 자세(#231)를 취한 다음 몸통을 들어 올리고 팔과 몸이 평행을 이루게 한다. 등을 아치형으로 구부린 상태에서 양팔을 어깨 너머 바닥에 쭉 뻗고 손바닥은 천장을 향하게 한다. 이때 손가락은 곧게 편다.

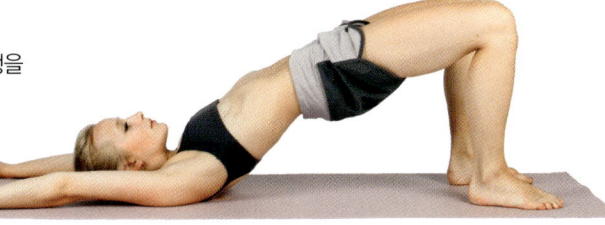

235 — BRIDGE HANDS BOUND BELOW
손깍지를 아래에 둔 다리 자세

다리 자세(#231)를 취한 다음 몸통을 들어 올리고 발은 벌린다. 양손을 모아 몸 아래에서 깍지를 끼고 등을 아치형으로 더 구부린다. 이 자세를 30초~1분 정도 유지한다.

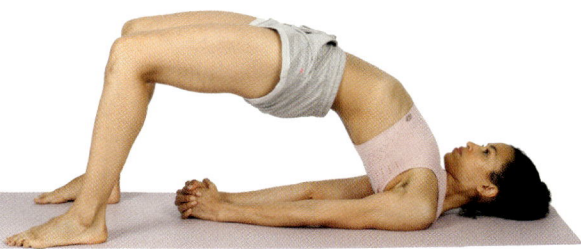

236 BRIDGE HANDS TO ANKLES
양손으로 발목을 잡는 다리 자세

다리 자세(#231)에서 양팔을 바닥에 놓고 등을 아치형으로 더 구부리고 양손을 더 내려서 발목을 잡는다. 이 자세를 20~30초 정도 유지한다.

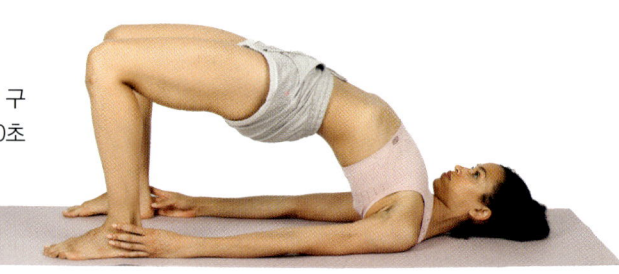

237 TIPTOE BRIDGE POSE
발끝을 드는 다리 자세

이 자세에서는 어깨와 목에 압박이 가해질 수 있다. 어깨와 목 근육을 이완시키고 턱이 가슴 쪽으로 꺾여 닿지 않게 가능한 한 목을 쭉 뻗는다.

- 다리 자세(#231)에서 몸을 더 들어 올리고 양팔과 손으로 바닥을 누른다.
- 발끝으로 서면서 몸을 높이 들어 올린다.
- 이 자세를 15~30초 정도 유지하거나 편안한 범위에서 가능한 한 오래 유지한다.

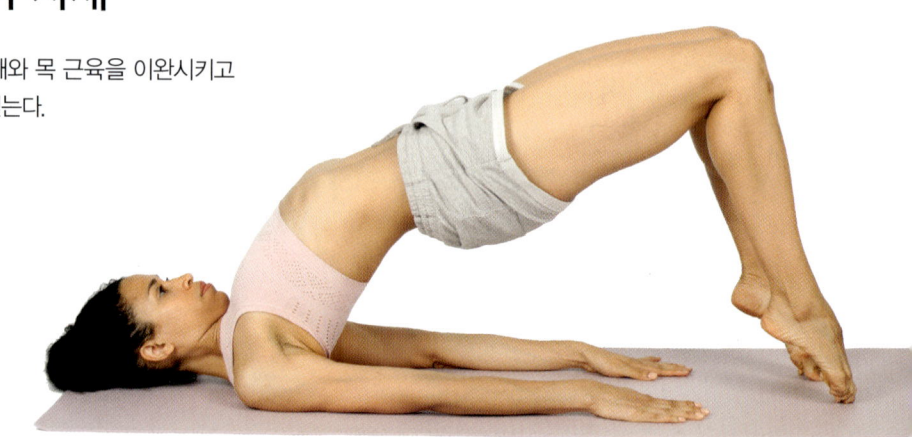

238 ONE LEGGED BRIDGE POSE 1
한 다리를 든 다리 자세 1

기본 다리 자세의 플랫폼을 이용하는 여러 버전의 변형 동작은 하체와 다리 위쪽의 근육을 단련시켜줄 뿐 아니라 등과 엉덩이를 강화시켜준다. 이번 동작에서는 몸통을 든 상태를 유지하기 위해 양팔과 바닥에 붙인 다리로 바닥을 눌러준다.

- 다리 자세(#231)를 취한 다음 오른쪽 다리를 들어 올린다. 이때 무릎은 구부리고 발은 힘주어 뻗어 허벅지와 바닥이 수직을 이루게 한다.
- 오른쪽 허벅지가 왼쪽 허벅지와 평행을 이룰 수 있도록 오른쪽 다리를 뻗는다. 이때 발가락은 곧게 편다.
- 이 자세를 20~30초 정도 유지한 뒤 다리를 바꿔 실시한다.

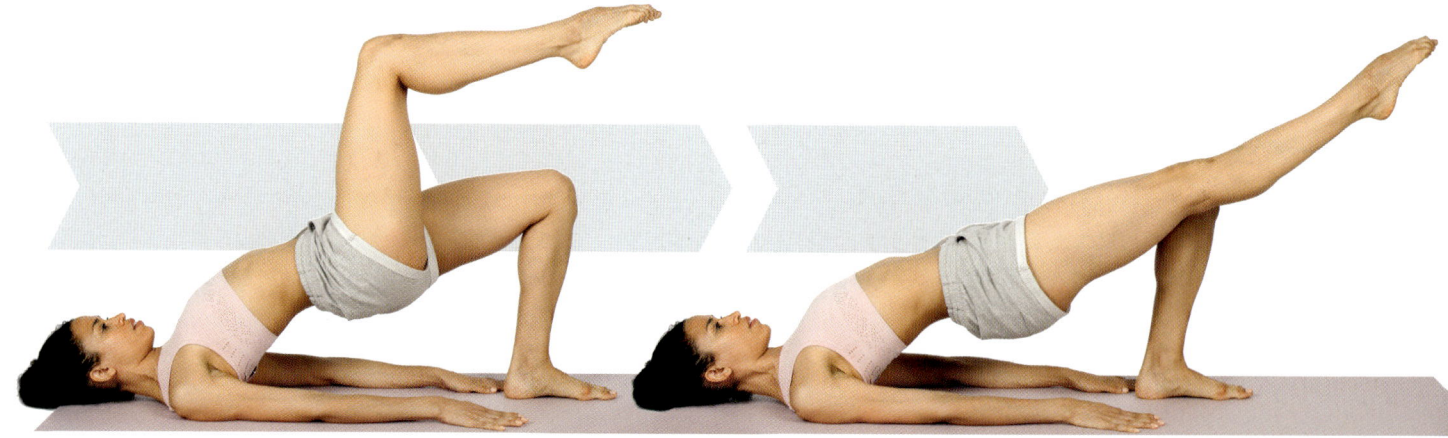

239 ONE LEGGED BRIDGE POSE 2
한 다리를 든 다리 자세 2

다리 자세(#231)에서 양팔을 구부려 손으로 엉덩이 윗부분을 받친다. 몸을 지탱할 수 있게 되면 오른쪽 다리를 위로 쭉 뻗고 발가락을 곧게 편다. 다리를 바꿔 반복한다.

240 ONE LEGGED BRIDGE POSE 3
한 다리를 든 다리 자세 3

한 다리를 든 다리 자세 2(#239)에서 지탱하고 있는 다리에 의지해 몸에 힘을 주고 양손을 내려 발목에 대거나 잡는다.

흔들림 방지(몸을 지탱하는 방법)
이 자세에서 지지하는 힘은 어깨, 팔, 왼다리, 복부에 두어야 하고, 균형을 유지하고 흔들리지 않도록 한다.

241 TIPTOE ONE LEGGED BRIDGE POSE
발끝을 들고 한 다리로 하는 다리 자세

발끝을 드는 다리 자세(#237)에서 오른쪽 다리를 위로 쭉 뻗고 발가락은 곧게 편다. 더 편하다면 발가락을 곧게 펴서 들지 말고 그냥 발끝으로 지탱한다. 다리를 바꿔 실시한다.

Backbends 뒤로 구부리는 자세

242

UPWARD FACING BOW POSE
위를 향한 활 자세

'바퀴 자세'라고도 하는 우르드바 다누라사나(Urdhva Dhanurasana)는 중급 후굴 자세로 허벅지와 엉덩이를 강화해준다. 가슴과 척추를 열어주고 소화를 촉진시킬 뿐만 아니라 갑상선 기능을 향상시켜주며 스트레스를 낮춰주는 동작이다. 몸을 일으킬 때 등 아랫부분으로만 뻗으려고 해서는 안 된다.

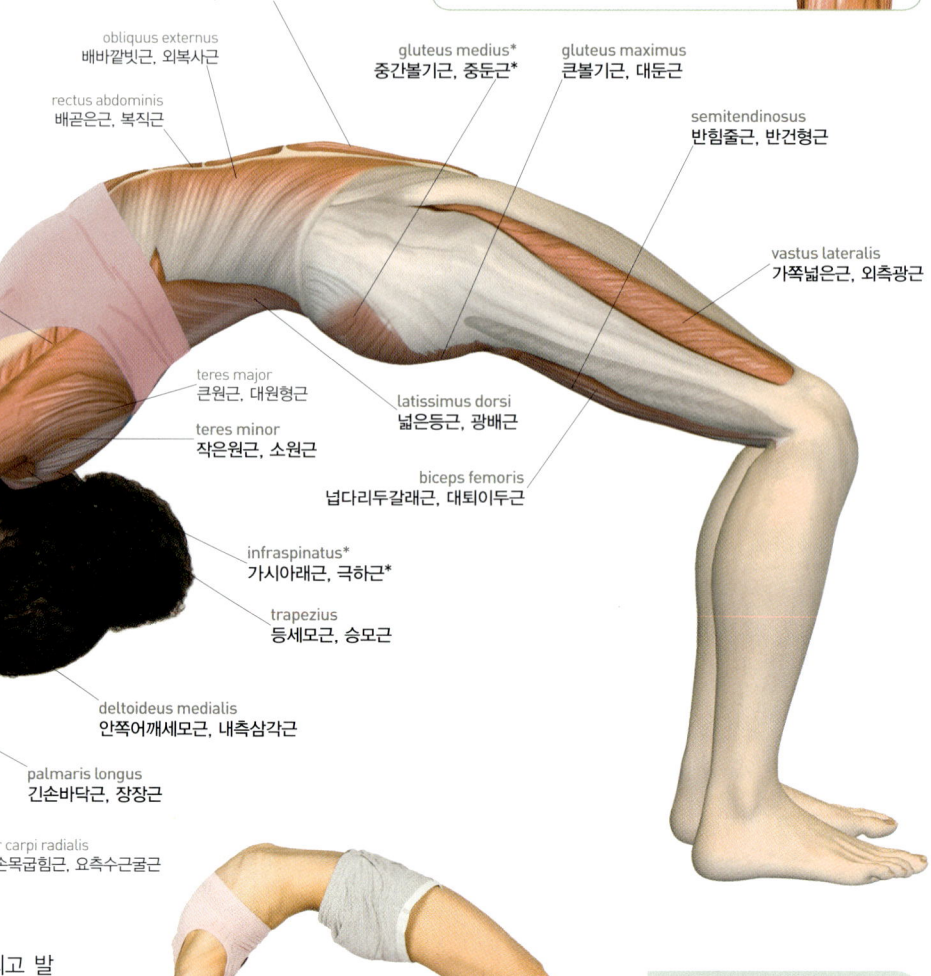

- 등을 바닥에 대고 눕는다. 양쪽 무릎은 구부리고 발뒤꿈치를 끌어당긴다. 손은 머리 옆 바닥에 대고 뒤로 짚는다.
- 손과 발로 바닥을 누르면서 정수리를 대고 몸을 든다.
- 등을 아치형으로 만들면서 위로 쭉 뻗는다. 양쪽 팔과 다리를 가능한 한 곧게 뻗는다. 이 자세를 15~30초 정도 유지한다.

올바른 동작
어깨, 척추, 대퇴사두근을 쭉 뻗는다. 무릎을 모은다.

잘못된 동작
발가락을 바깥쪽으로 돌리거나 밀어 올릴 때 팔꿈치가 옆으로 벌어지지 말아야 한다.

243 HALF BOW POSE
반 활 자세

위를 향한 활 자세(#242)의 1, 2단계를 한 다음 정수리와 엉덩이를 바닥에 붙인다.

- 배꼽 쪽에서 손바닥을 맞대고 무릎은 구부린다. 곧게 편 발가락 끝으로 다리를 세운다.
- 이 자세에서 오른쪽 다리가 바닥과 평행을 이루도록 든다.
- 이 자세를 15~30초 정도 유지한 뒤 다리를 바꿔 실시한다.

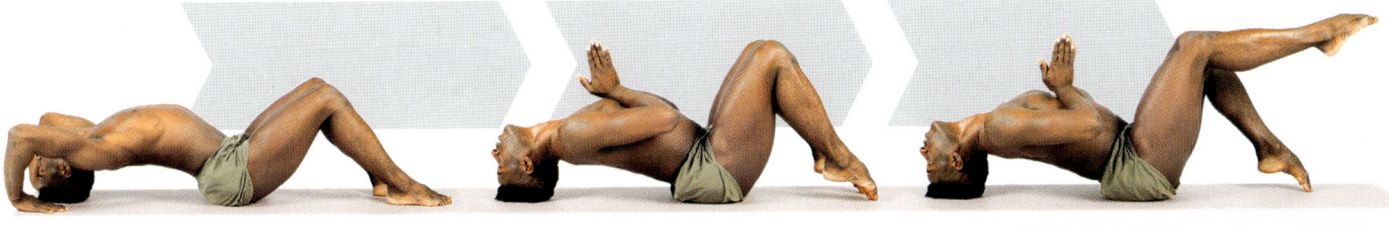

244 UPWARD BOW POSE HEAD TO GROUND
머리를 바닥에 댄 위를 향한 활 자세

위를 향한 활 자세(#242)에서 양쪽 팔꿈치를 바깥쪽으로 구부리고 천천히 상체를 아래로 내려 정수리가 바닥에 닿게 한다. 체중은 발과 손에 싣는다.

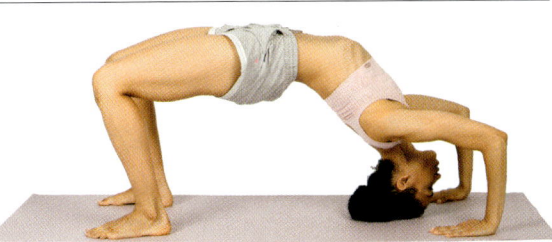

245 ONE HANDED UPWARD FACING BOW POSE
한 손을 든 위를 향한 활 자세

허벅지, 둔근, 척추를 강화시켜주고 에너지를 증가시키는 동작이다.

- 머리를 바닥에 댄 위를 향한 활 자세(#244)에서 발끝을 들어 양다리를 들어 올리고 오른팔을 똑바로 앞으로 뻗어 오른쪽 엉덩이나 허벅지에 닿게 한다.
- 이 자세를 15~30초 정도 유지한 뒤 팔을 바꿔 실시한다.
- 코어에 힘을 주고 목 근육은 이완시킨다. 대부분 상체의 체중은 팔과 손에 실어야 한다.

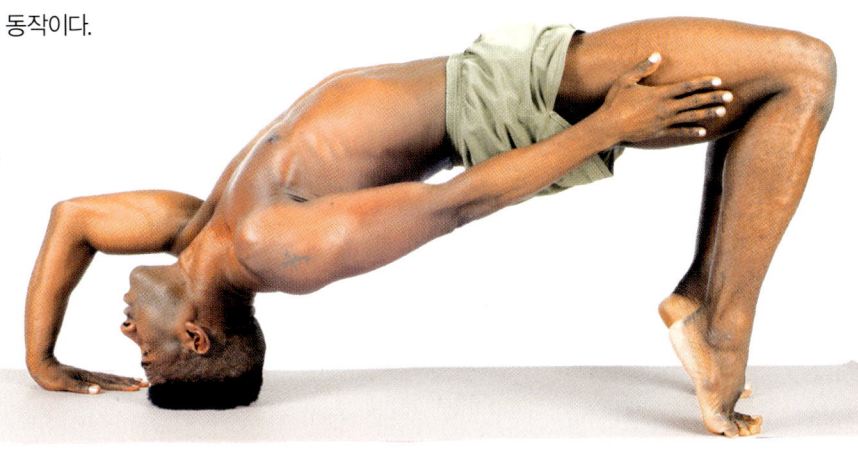

246 UPWARD BOW INVERTED TIPTOE
발끝을 위를 향한 활 자세

머리를 바닥에 댄 위를 향한 활 자세(#244)에서 발끝을 들고 등을 더 구부린 양손을 내려 발목에 대거나 발목을 잡는다.

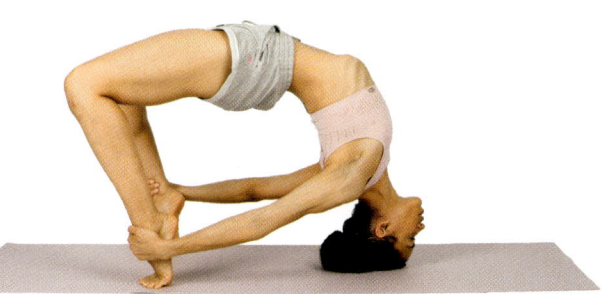

247

UPWARD BOW HEAD AND ELBOWS TO GROUND

머리와 팔꿈치를 바닥에 댄 위를 향한 활 자세

머리를 바닥에 댄 위를 향한 활 자세(#244)에서 시작한다. 양쪽 팔꿈치를 굽혀 바닥에 댄 다음 양손을 모아 깍지를 끼고 머리 뒷부분을 에워싼다. 이 자세를 15~30초 정도 유지한다.

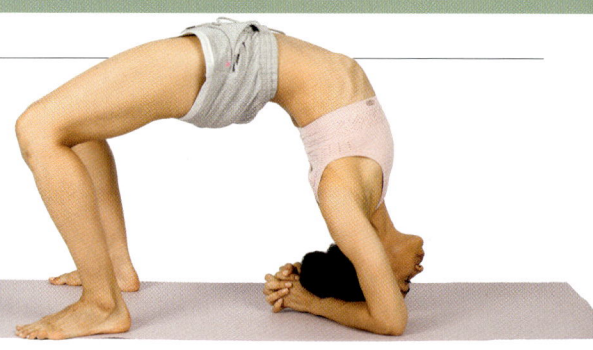

248

UPWARD BOW HEAD AND ELBOWS TO GROUND TIPTOES

머리와 팔꿈치를 바닥에 대고 발끝을 든 위를 향한 활 자세

머리와 팔꿈치를 바닥에 대는 위를 향한 활 자세(#247)에서 체중을 살짝 앞으로 싣는다. 무릎을 굽힌 다리를 몸 쪽으로 조금 당기면서 발끝을 든다. 이 자세를 15~30초 정도 유지한다. 체중은 팔꿈치와 팔뚝에 싣는다. 체중을 목에 실으면 안 된다.

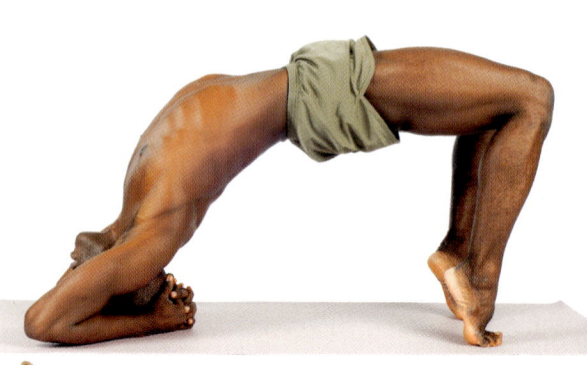

249

ONE LEGGED INVERTED POSE

한 다리를 든 위를 향한 활 자세

온종일 컴퓨터 앞에서 몸을 구부리고 앉아 있거나 학교 숙제를 하느라 몸을 구부리는 시간이 많아 생기는 어깨, 목, 허리 아래쪽 통증 완화에 효과적인 동작이다. 허벅지 뒤쪽과 엉덩이 스트레칭을 하기에도 좋다.

- 등을 바닥에 대고 눕는다. 무릎을 구부리고 발바닥은 바닥에 붙이고 발뒤꿈치를 몸 쪽으로 당긴다.
- 머리와 팔꿈치를 바닥에 댄 위를 향한 활 자세(#247)를 취한다.
- 왼쪽 다리를 공중으로 똑바로 들어 올리고 발가락은 위로 곧게 편다. 오른발로 바닥을 누르면서 다리를 더 높이 올려본다.
- 이 자세를 15~30초 정도 유지한다. 다리를 바꿔 반복한다.

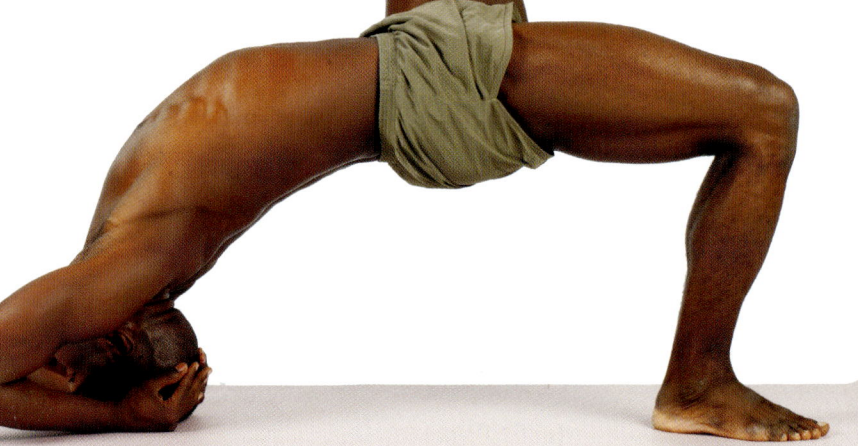

250　UPWARD BOW LEGS INVERTED
다리를 뻗은 위를 향한 활 자세

머리와 팔꿈치를 바닥에 댄 위를 향한 활 자세(#247)로 시작한다.

- 아치형으로 등을 구부린 자세를 유지한 채, 양다리가 완전히 쭉 뻗는 자세가 될 때까지 다리가 몸통에서 멀어지게 조금씩 이동해 간다. 이때 발가락은 앞으로 곧게 편다.
- 팔뚝과 발바닥으로 바닥을 눌러 목에 체중이 실리지 않게 한다.

> **자세 풀기**
> 이 자세에서 다시 자세를 풀기 위해서는 어깨 쪽으로 다리를 다시 옮긴 다음 팔꿈치를 굽힌 상태에서 손바닥을 펴 바닥에 댄다. 엉덩이는 바닥에 내려놓는다. 무릎을 가슴 쪽으로 당겨 안아 등 아래쪽의 긴장을 풀어준다.

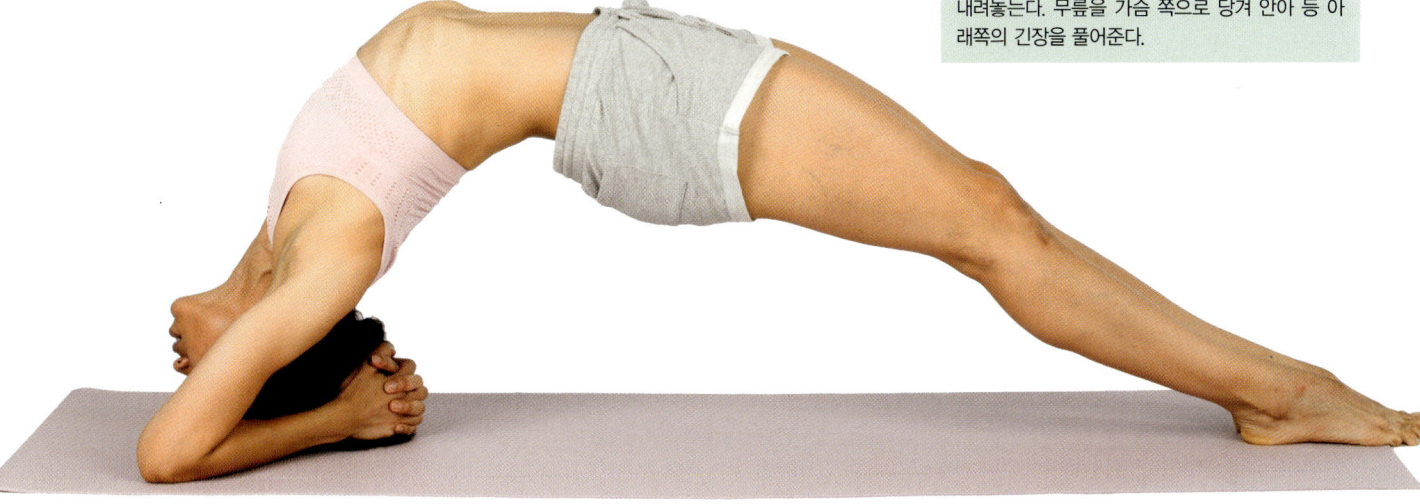

251　UPWARD BOW BOUND ARMS TIPTOES
손깍지 끼고 발끝을 든 위를 향한 활 자세

위를 향한 활 자세(#242)를 취한 상태에서 발끝을 든다. 팔꿈치를 구부려 팔뚝을 바닥에 대고 손은 깍지를 낀다. 머리를 내리면서 살짝 뒤로 기울여 이마가 깍지 낀 손에 닿게 한다.

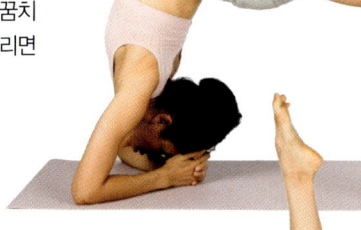

252　UPWARD BOW BOUND WHEEL POSE
손깍지 낀 바퀴 자세

다리를 뻗은 위를 향한 활 자세(#250)를 취한 상태에서 오른쪽 다리는 살짝 구부리고 왼쪽 다리를 머리 위로 쭉 뻗어 올린다. 이때 발가락은 위를 향해 곧게 편다. 이 자세를 15~30초 정도 유지한 뒤 다리를 바꿔 실시한다.

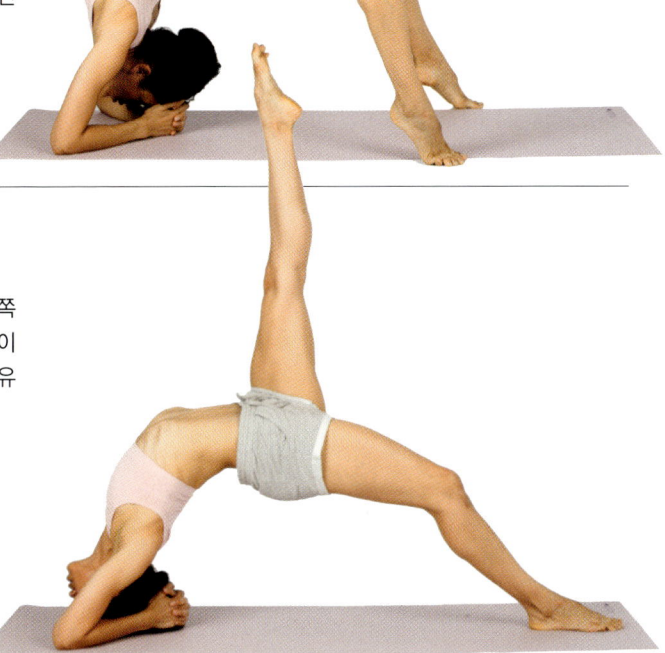

253

CAMEL POSE
낙타 자세

우스트라사나(Ustrasana)는 신체의 앞부분 전체를 열어주는 중급 동작이다. 허벅지, 엉덩이굽힘근, 가슴, 발목, 복부를 스트레칭해주고 척추를 강화시켜준다. 또한 소화와 신경계를 촉진시키고 얼굴에 이르는 혈류를 늘려주는 동작이다.

올바른 동작
몸을 뒤로 구부릴 때 골반을 앞쪽으로 눌러주고 복부와 함께 든다.

잘못된 동작
허리 아래쪽을 압박하지 말아야 한다. 너무 급하게 뒤로 구부리려고 하면 안 된다. 고혈압이나 저혈압의 경우 이 자세를 수련하지 않는다.

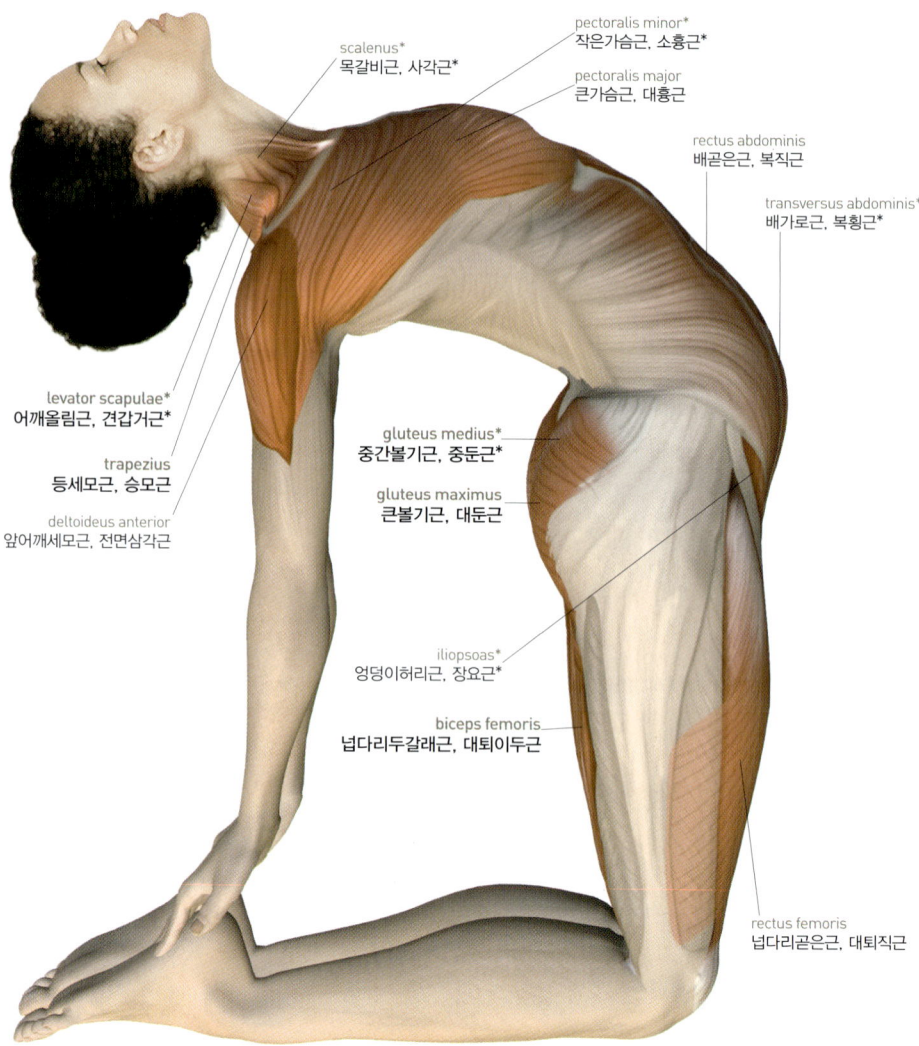

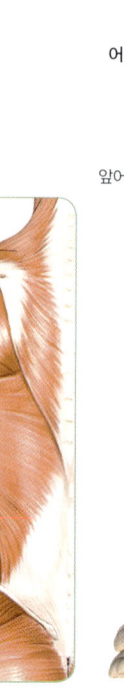

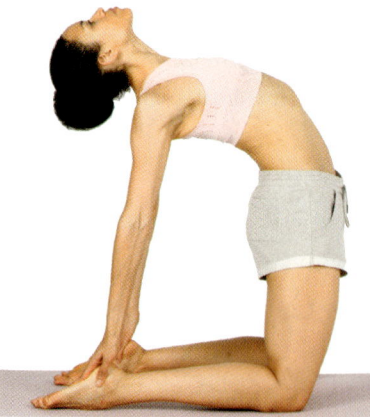

- 무릎을 엉덩이 너비로 벌리고 무릎을 꿇고 앉는다. 꼬리뼈는 집어넣는다.
- 양손을 뒤로 돌려 등 아래로 내리고 손가락은 아래쪽으로 곧게 편다. 상체를 뒤로 기울인다.
- 숨을 내쉬면서 상체를 뒤로 내린다. 골반을 눌러주는 느낌으로 척추를 길게 늘인다. 어깨뼈를 뒤로 눌러준다. 살짝 오른쪽으로 몸을 기울여 오른손을 오른쪽 발뒤꿈치에 놓는다. 다시 살짝 왼쪽으로 기울여 왼손을 왼쪽 발뒤꿈치에 놓는다.
- 체중은 양쪽 무릎 사이에 싣는다. 등을 아치형으로 구부릴 때 가슴을 든다. 머리는 뒤로 내리고 목을 이완시킨다.
- 이 자세를 20초~1분 정도 유지한다. 자세를 풀 때는 복부 근육에 힘을 준 다음 가슴을 앞으로 들고 손을 등 아래쪽으로 다시 든다.

254 CAMEL POSE PREPARATION
낙타 자세 준비

무릎은 엉덩이 너비로 벌리고 무릎을 꿇고 앉는다. 꼬리뼈는 집어넣는다. 양손으로 등 아래쪽을 짚는다. 이때 손가락은 곧게 펴서 아래를 향하게 한다. 상체를 뒤로 기울이면서 부드럽게 머리를 뒤로 떨어뜨린다.

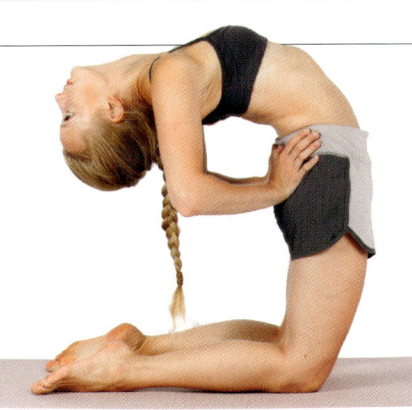

255 PRAYER CAMEL POSE
기도하는 낙타 자세

낙타 자세(#253)를 취한 다음 양팔을 천천히 앞으로 가져온다. 등은 구부린 자세를 유지한다. 양손을 가슴 앞에서 모아 합장한다.

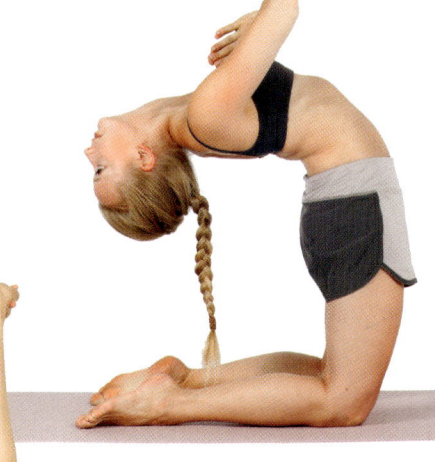

256 CAMEL RAISED BOUND HANDS
깍지 낀 손을 위로 들어 올린 낙타 자세

코어에 힘을 주어 상체 근육을 단련시키는 데 효과적인 스트레칭 동작이다.

균형 유지하기
이 동작을 할 때 몸을 너무 뒤로 또는 앞으로 기울이지 말 것. 어깨 뒤부터 엉덩이 앞을 가로지르는 선이 있다고 상상하면서 자세를 취해본다. 양팔을 턱 옆에 붙여 들어 올린다.

- 낙타 자세(#253)를 취한 다음 몸통을 아래로 이완시키고 엉덩이를 다리 쪽으로 내리되 엉덩이가 발뒤꿈치에 닿아서는 안 된다.
- 등을 아치형으로 구부리면서 머리를 뒤로 기울인다. 목은 이완시킨다.
- 양손을 깍지 낀 다음 양팔을 머리 위로 높이 들어 올린다. 이때 손바닥은 천장을 향하게 하고 팔꿈치가 곧게 펴질 때까지 팔을 쭉 뻗는다.
- 이 자세를 30초~1분 정도 유지한다.

257 UNSUPPORTED UPWARD SALUTE POSE
몸을 지탱하지 않고 위를 향해 경배하는 자세

등을 아치형으로 구부리고 머리를 뒤로 기울인 낙타 자세(#253)에서 팔꿈치가 곧게 펴지도록 양팔을 뒤로 쭉 뻗는다. 손바닥은 벌리거나 붙인다.

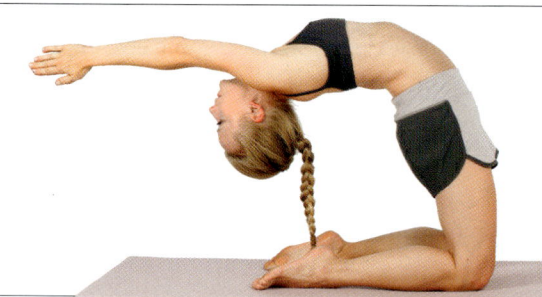

258 KNEES CROSSED CAMEL POSE
무릎을 교차시키는 낙타 자세

복부와 허벅지 뒤쪽의 근육을 느끼면서 낙타 자세의 변형 동작을 해본다. 체중을 팔에 전부 실으려고 하지 말고 코어와 양다리에도 체중을 나눠 싣는다. 낙타 자세(#253)를 취한 다음 무릎을 교차시킨다. 발을 양쪽으로 더 넓게 벌리고 양손은 발뒤꿈치에 댄다. 이 자세를 20~30초 정도 유지한 뒤 다리를 바꿔 실시한다.

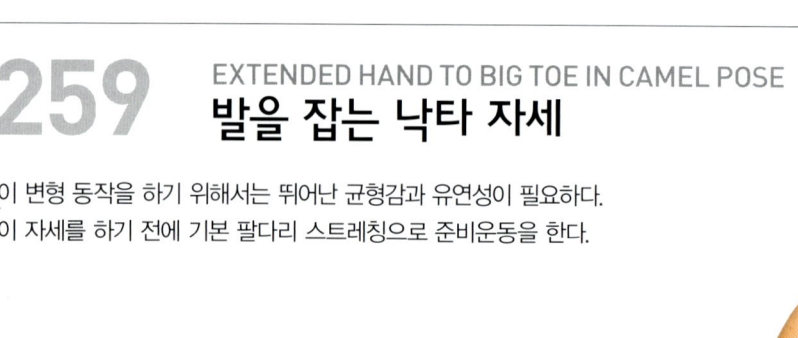

259 EXTENDED HAND TO BIG TOE IN CAMEL POSE
발을 잡는 낙타 자세

이 변형 동작을 하기 위해서는 뛰어난 균형감과 유연성이 필요하다. 이 자세를 하기 전에 기본 팔다리 스트레칭으로 준비운동을 한다.

- 낙타 자세(#253)를 취한 다음 오른쪽 다리를 바깥쪽(몸 앞쪽)으로 돌려 뺀다.
- 엄지손가락을 포함해 세 개의 손가락으로 엄지발가락을 잡고 다리를 들어 올리기 시작한다. 이때 무릎은 고정시킨다.
- 왼손을 바닥에 대고 균형을 잡으면서 다리를 돌려 올려 편안한 범위에서 최대한 곧고 높게 위로 뻗는다.
- 이 자세를 10초 정도 유지한 뒤 반대편으로 반복한다.

천천히 동작 익히기
자세를 취하기 위해 너무 강한 힘을 주면 부상을 당하기 쉽다. 유연성을 키우고 긴장된 팔다리를 이완시키는 방향으로 수련한다.

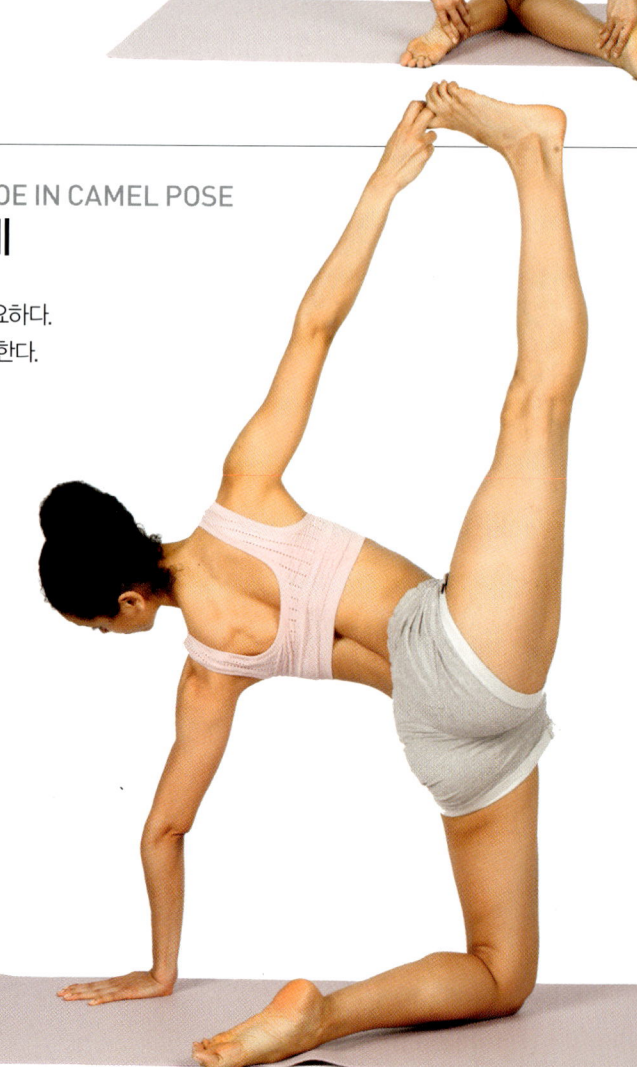

260 CAMEL EXTENDED HANDS TO FLOOR
양손으로 바닥을 짚는 낙타 자세

등을 아치형으로 구부리고 머리를 뒤로 기울인 낙타 자세(#253)를 유지한 다음 무릎을 더 넓게 벌리고 팔을 뒤로 뻗어 손가락 끝으로 발 너머 바닥을 짚는다. 양손은 어깨너비로 벌린다.

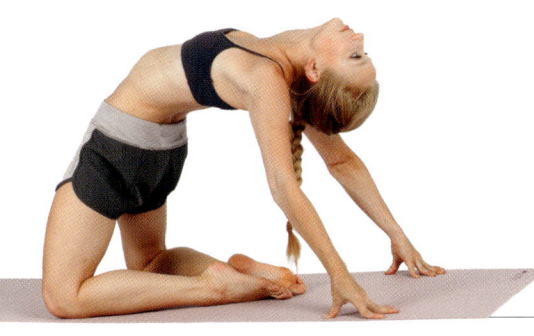

261 HALF CAMEL POSE
반 낙타 자세

신체의 앞부분에 공간을 만들고 에너지와 활력을 증가시키기 위한 후굴 자세다.

- 다리를 엉덩이 너비로 벌린 낙타 자세(#253)에서 왼손바닥으로 왼발 바로 뒤 바닥을 짚는다. 손가락은 뒤를 향해 편다.
- 오른팔을 뒤로 뻗고 엄지손가락과 집게손가락을 붙여 원모양을 만든다. 팔이 바닥과 평행을 이루게 한다.
- 이 자세를 15~30초 정도 유지한 뒤 팔을 바꿔 반복한다.

무드라(mudra) 자세
요가에서 쓰이는 대부분의 일반적 무드라 손동작은 엄지손가락과 집게손가락으로 원 모양을 만드는 기얀 무드라(Gyan Mudra)다. 이 손동작은 불과 공기를 상징한다.

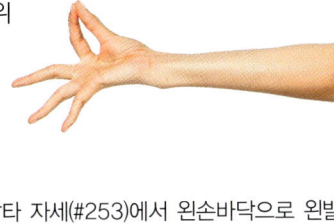
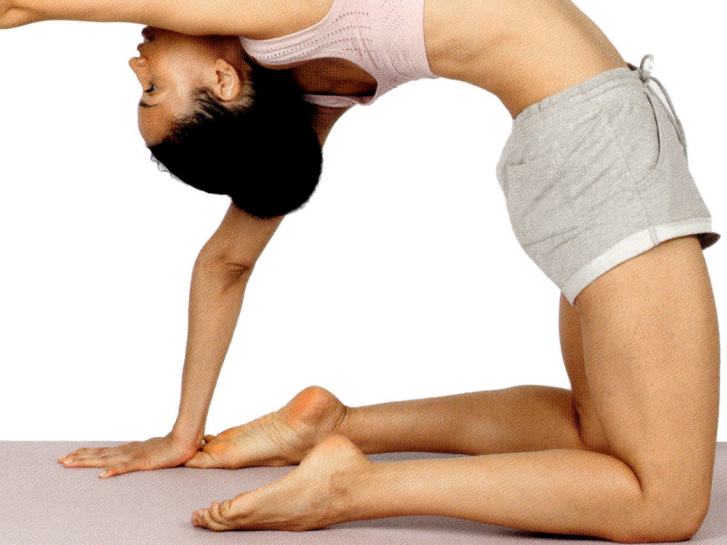

262 BED POSE
침대 자세

낙타 자세(#253)를 취한 다음 몸통을 내려 엉덩이를 구부린 다리 사이에 내려놓는다. 머리는 뒤로 기울여 정수리가 바닥에 닿게 한다. 팔꿈치를 구부려 상체를 지지하면서 양손으로 발뒤꿈치를 잡는다.

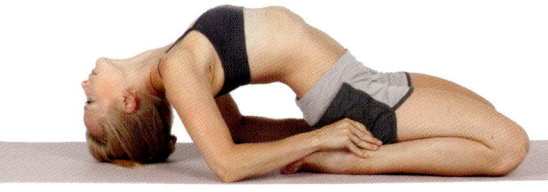

263 BED POSE ARMS CROSSED
팔을 교차시킨 침대 자세

침대 자세(#262)를 취한 다음 양팔을 머리 위로 올려 팔뚝을 머리 위에서 교차시킨다. 어깨와 등 윗부분은 바닥에 닿지 않고 아치형을 유지한다.

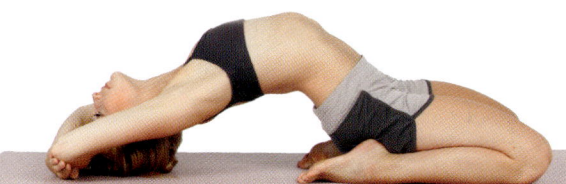

264
FISH POSE
물고기 자세

마츠야사나(Matsyasana)를 하면 물고기처럼 유영할 수 있다고 한다. 자세를 개선해주고 등 윗부분과 목을 강화시켜주는 동작으로 목, 배꼽, 복부, 갈비뼈 사이의 늑간 근육을 스트레칭해준다.

올바른 동작
팔뚝과 팔꿈치를 몸 가까이에 붙인다. 다리는 쭉 뻗거나 구부릴 수 있고 '연꽃 자세(#415)'를 취할 수 있다.

잘못된 동작
체중을 머리나 목에 싣지 않는다. 아치형으로 몸을 들어 올릴 때 엉덩이를 같이 들지 않도록 한다.

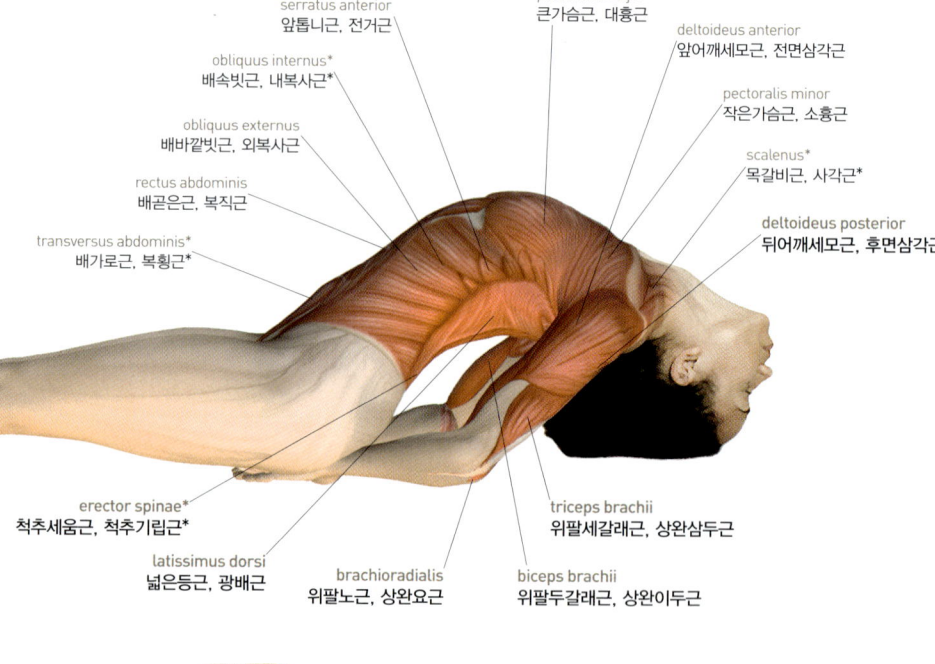

- 등을 바닥에 대고 눕는다. 양손은 엉덩이 아래로 집어넣고 손바닥은 바닥에 댄다.
- 팔뚝으로 바닥을 누르면서 팔꿈치를 구부리고 가슴을 들어 올려 등이 아치형으로 구부러지게 한다.
- 머리를 기울여 정수리가 바닥에 닿게 한다. 체중은 팔꿈치에 싣는다.
- 이 자세를 15~30초 정도 유지한다.

265 HALF FISH POSE 1
반 물고기 자세 1

물고기 자세(#264)에서 양팔을 머리 위로 넘기고 손이 몸 쪽을 향하게 하여 손바닥으로 바닥을 짚는다. 무릎을 구부리고 발끝을 들어 발가락으로 바닥을 짚는다.

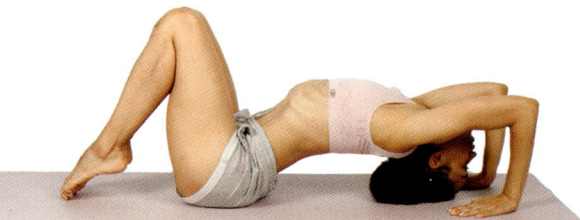

266 HALF FISH POSE 2
반 물고기 자세 2

물고기 자세(#264)에서 양팔을 옆구리 옆에 두고 손바닥을 바닥에 놓는다. 발뒤꿈치를 엉덩이까지 끌어와 붙인다. 이 자세를 30초~1분 정도 유지한다.

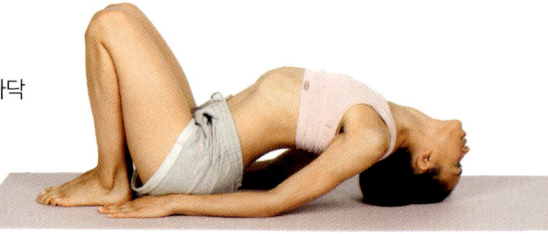

267 FISH POSE REVERSE PRAYER
뒤로 기도하는 물고기 자세

다리를 쭉 뻗은 물고기 자세(#264)를 취한 다음 등 뒤에서 양손을 모은다. 손은 합장하고 손가락은 머리 쪽을 향해 곧게 편다.

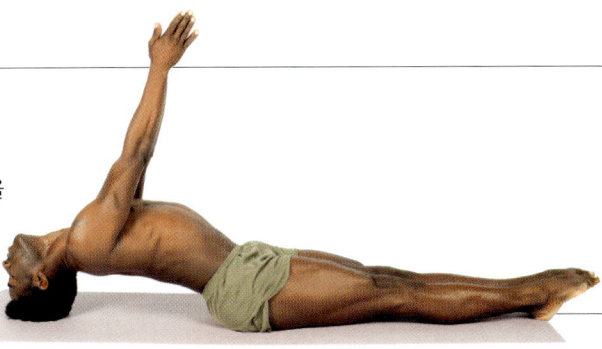

268 FISH INTENSE LEG STRETCH
강한 다리 스트레칭이 결합된 물고기 자세

물고기 자세(#264)에서 어깨를 축으로 양팔을 위로 쭉 뻗어 올리고 손은 합장한다. 이 자세를 30초~1분 정도 유지한다.

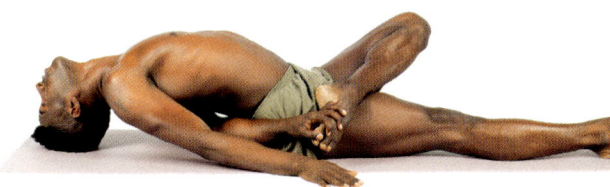

269 HALF BOUND LOTUS FISH POSE
팔을 감은 반 연꽃 자세가 결합된 물고기 자세

물고기 자세(#264)에서 왼발을 오른쪽 허벅지까지 끌어당겨 반 연꽃 자세(#416)를 취한다. 왼손을 등 뒤로 돌려 빼서 왼발을 잡는다. 이 자세를 30초 정도 유지한 뒤 다리를 바꿔 실시한다.

270 FISH POSE IN LOTUS
연꽃 자세가 결합된 물고기 자세

물고기 자세(#264)에서 양다리로 연꽃 자세(#415)를 취한다. 양손은 허벅지 위에 놓고 기안 무드라 자세를 취한다. 등은 구부러진 상태를 유지하고 머리도 뒤로 기울인 상태를 유지한다.

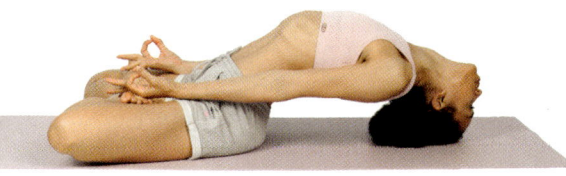

271 FISH INTENSE LEG POSE
다리를 위로 뻗은 물고기 자세

우타나 파다사나(Uttana Padasana)는 위 관련 질환에 효과가 있다고 알려져 있다. 몸을 이완시켜주고, 에너지와 의지력과 관련이 있는 뿌리와 태양 신경총 차크라를 열어준다고 한다.

- 물고기 자세(#264)에서 어깨를 축으로 양팔을 위로 쭉 뻗어 올리고 엉덩이에서부터 다리를 들어 위로 쭉 뻗는다. 팔꿈치와 무릎은 곧게 편 자세를 유지한다.
- 팔과 다리가 천장을 향해 똑바로 뻗은 각도가 되어서는 안 되며 몸통과 직각을 이뤄야 한다. 머리는 뒤로 기울인 자세를 유지한다.

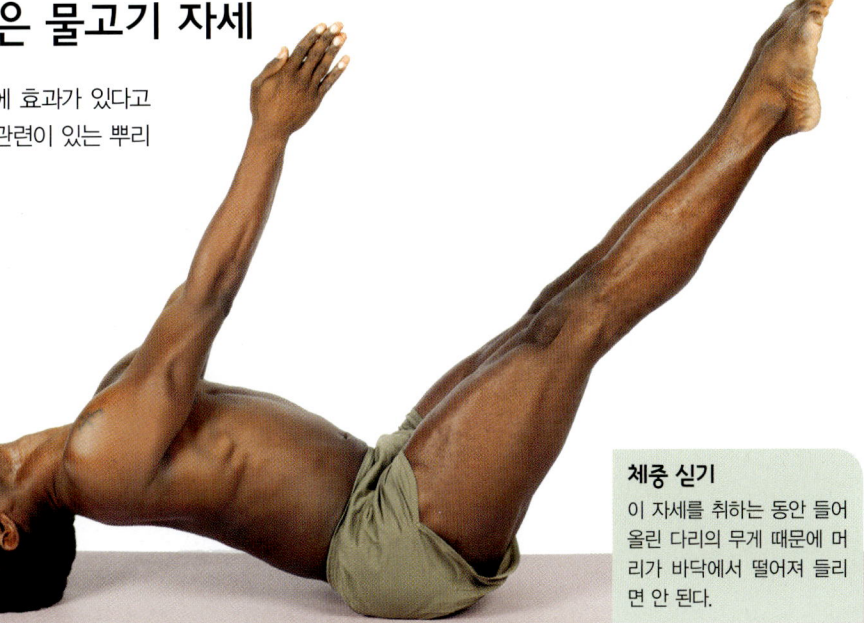

체중 싣기
이 자세를 취하는 동안 들어 올린 다리의 무게 때문에 머리가 바닥에서 떨어져 들리면 안 된다.

272

LOCUST POSE 1
메뚜기 자세 1

살라바사나(Salabhasana)는 척추, 엉덩이, 팔, 다리를 강화시켜주는 초급 메뚜기 자세로 엉덩이굽힘근, 가슴, 복부 근육을 스트레칭하기에 좋은 자세다. 여러 후굴 자세와 마찬가지로 소화를 촉진시켜준다. 좀 더 깊게 뒤로 구부리는 자세를 하기 위한 효과적인 준비 동작이기도 하다.

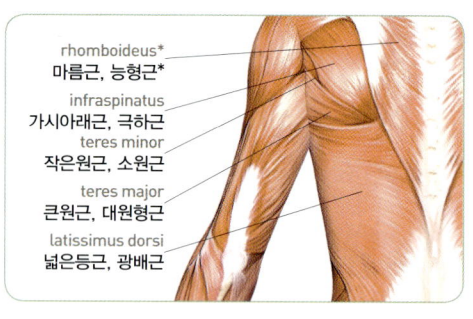

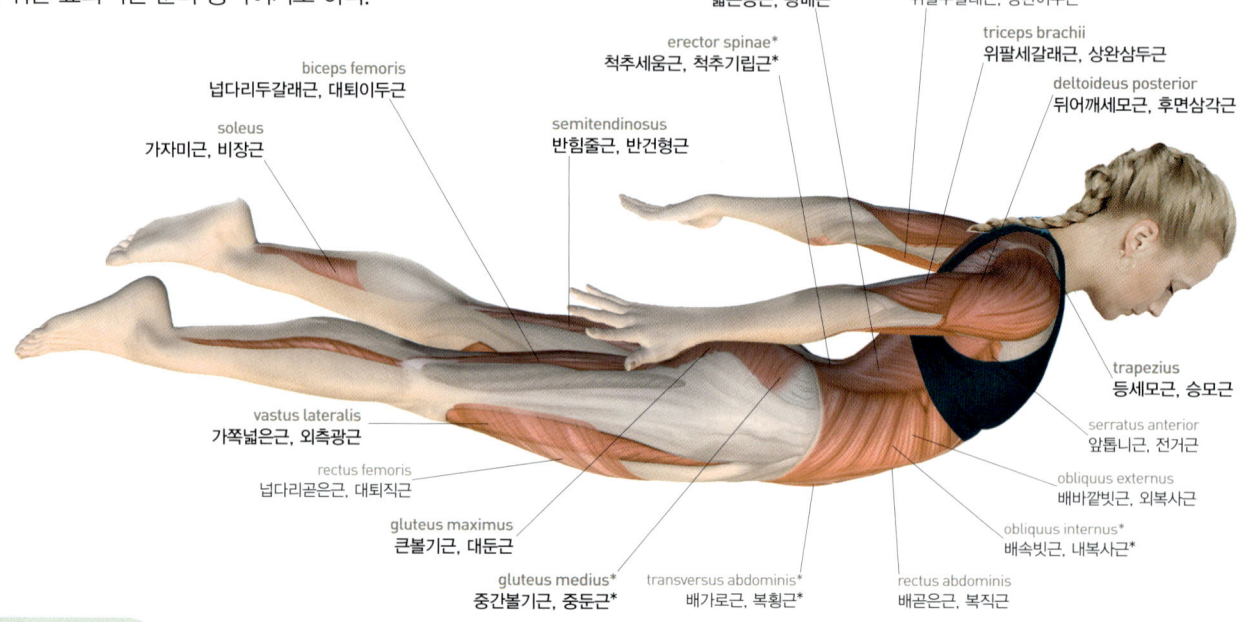

올바른 동작
목의 뒷부분을 길게 늘이고 가슴을 열어 척추 전체가 만드는 아치를 길게 늘여준다.

잘못된 동작
가능한 한 무릎을 구부리지 않는다. 숨을 참지 않는다.

- 엎드린 자세에서 양팔은 옆구리 옆에 두고 손바닥은 바닥에 놓는다. 양다리를 안쪽으로 돌려 무릎이 바닥에 닿게 한다.
- 엉덩이에 힘을 주고 숨을 들이쉰 다음 머리와 팔, 다리를 동시에 든다.
- 가능한 한 높게 들면서 골반과 복부 아래쪽을 이용하여 몸을 안정시킨다. 목은 중립 자세를 유지한다.
- 이 자세를 30초~1분 정도 유지한 뒤 1~2회 반복한다.

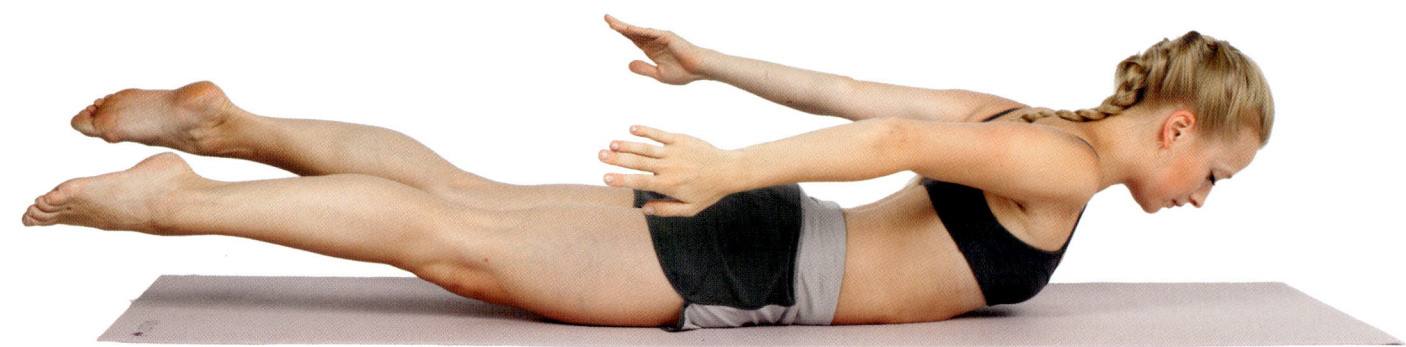

273 LOCUST POSE 2
메뚜기 자세 2

하체, 특히 복부, 둔근, 대퇴사두근, 허벅지 뒤쪽에 중점을 둔 메뚜기 자세의 변형 동작이다.

- 엎드린 자세에서 양팔은 옆구리 옆에 둔다.
- 팔꿈치를 구부려 손을 어깨 바로 아래로 끌어온다. 손바닥으로 바닥을 짚는다.
- 숨을 들이쉬면서 머리와 가슴, 양다리를 동시에 들어 올린다. 다리를 쭉 뻗고 발가락은 곧게 편다. 이 자세를 15~30초 정도 유지한다.

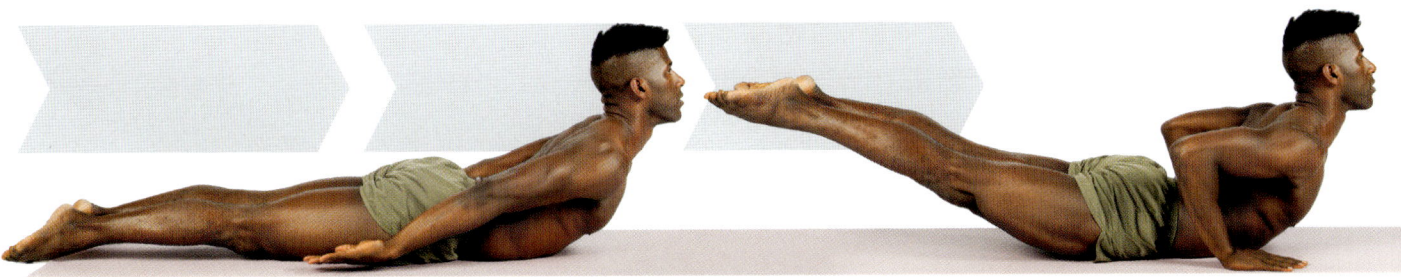

274 LOCUST REVERSE PRAYER
뒤로 기도하는 메뚜기 자세

팔과 다리를 들어 올린 메뚜기 자세 1(#272)에서 양손을 등허리로 돌려 양손을 모아 합장한다. 손가락은 머리 방향으로 곧게 펴고 손을 척추에 대고 눌러준다.

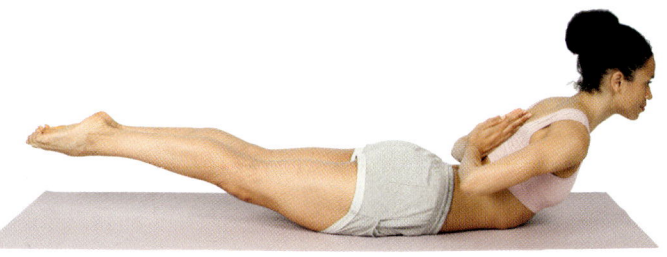

275 LOCUST POSE 3
메뚜기 자세 3

팔과 다리를 들어 올린 메뚜기 자세 1(#272)에서 양팔을 뒤로 돌려 손바닥을 편 채로 똑바로 뻗으면서 가슴을 더 높이 들어준다. 머리는 뒤로 기울여 똑바로 세운다.

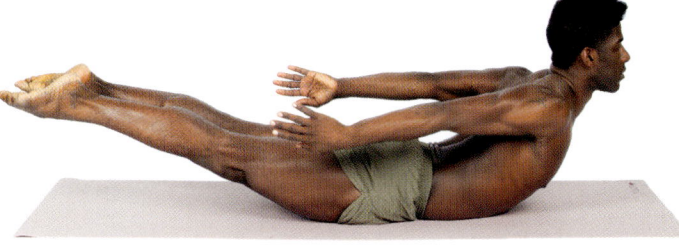

276 LOCUST HANDS BOUND
손깍지 낀 메뚜기 자세

메뚜기 자세 3(#275)에서 양팔을 살짝 더 위로 들어 쭉 뻗는다. 양손은 어깨 높이쯤에서 깍지를 낀다. 팔꿈치는 똑바로 편 상태를 유지하도록 노력한다.

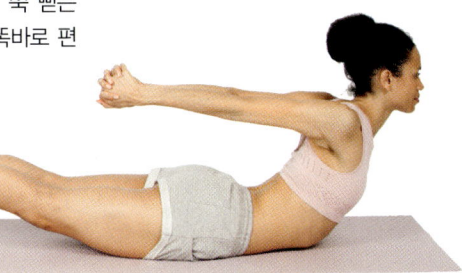

몸을 조이는 기분 좋은 느낌

양손을 맞잡을 때 어깨뼈 사이에서 조이는 느낌이 들어야 한다. 이 동작을 할 때 가슴도 열린다.

277 SUPERMAN POSE
슈퍼맨 자세

영화 「맨오브스틸(Man of Steel)」에서 슈퍼맨이 하늘을 나는 자세를 모방한 동작이다. 메뚜기 자세 1(#272)을 취한 다음 머리를 들어 올리고 양팔을 어깨 앞으로 돌려 앞으로 쭉 뻗고 손가락을 편다. 다리는 들어 올린 자세를 유지하도록 노력한다.

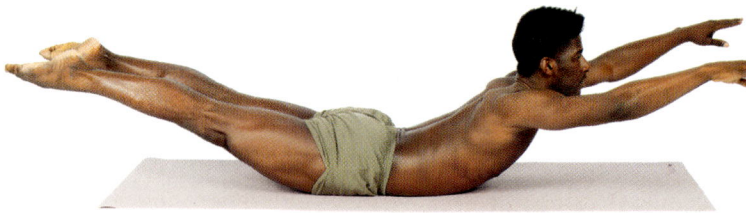

278 INVERTED LOCUST POSE
역 메뚜기 자세

'그래스호퍼(메뚜기) 자세'라고도 불리는 아사나로, 다리와 등을 강화시켜준다. 자세를 바로잡는 데 도움이 되며 스트레스를 완화시키는 효과가 있는 동작이다. 변비와 소화불량 치료에도 효과가 있다.

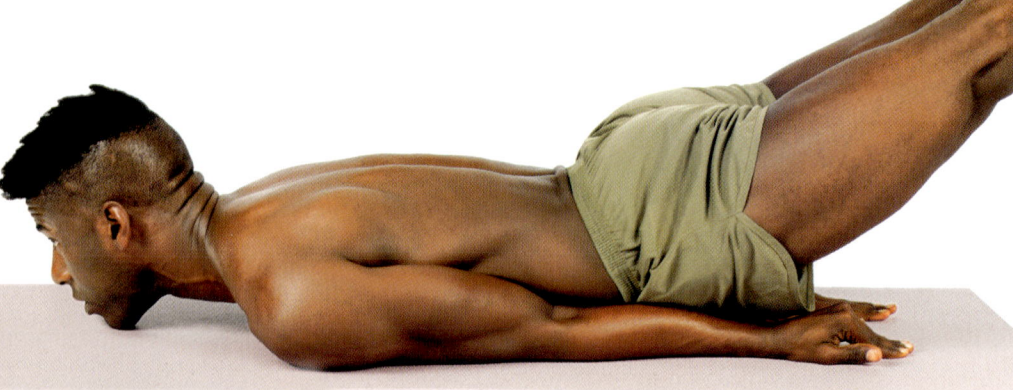

- 메뚜기 자세 1(#272)을 취한다. 양팔을 옆에 붙이고 손바닥은 바닥을 향하게 한다.
- 턱과 가슴을 내려 바닥에 붙이고 다리를 더 높이 위로 들어 올린다.
- 어깨, 팔, 몸통을 이용해 들어 올린 다리의 균형을 잡아준다.

279 ONE LEGGED FROG IN LOCUST
개구리 자세가 결합된 메뚜기 자세

엎드린 자세에서 팔뚝으로 가슴을 받쳐 올리고 다리를 뒤로 쭉 뻗는다. 왼쪽 다리를 접어 엉덩이에 붙인 다음 왼팔을 뒤로 돌려 발가락을 잡는다. 오른팔은 앞으로 뻗어 손으로 기얀 무드라 자세를 취한다. 다리의 방향을 바꿔 반복한다.

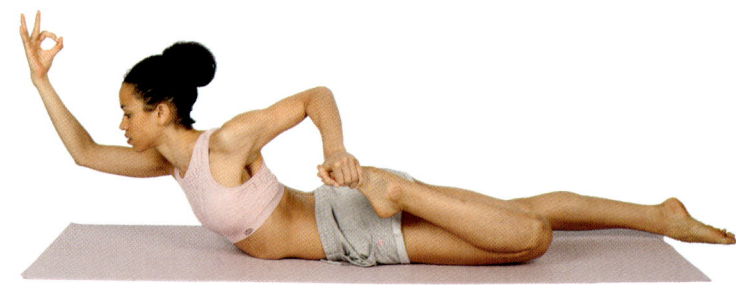

280 POSE DEDICATED TO MAKARA
마카라 자세

양팔을 들고 다리를 완전히 뻗은 슈퍼맨 자세(#277)에서 팔꿈치를 구부려 양손을 머리 뒤에 대고 목 뒤에서 깍지를 낀다. 이때 손에 힘을 주어 머리를 앞으로 누르지 말아야 한다. 목은 중립을 유지한다. 다리는 들어 올린 자세를 유지한다.

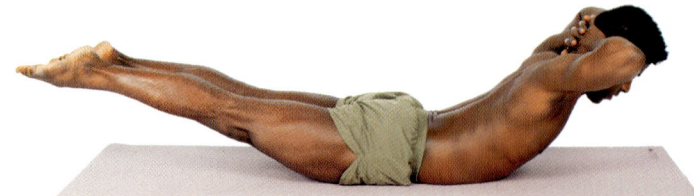

281 MERMAID IN LOCUST POSE
인어 자세가 결합된 메뚜기 자세

머리를 똑바로 세운 '슈퍼맨 자세(#277)'에서 왼팔을 뒤로 돌리면서 왼쪽 무릎을 굽혀 엉덩이 쪽으로 당긴다. 왼손으로 왼쪽 발목을 잡는다. 양팔을 어깨 높이까지 올릴 수 있다.

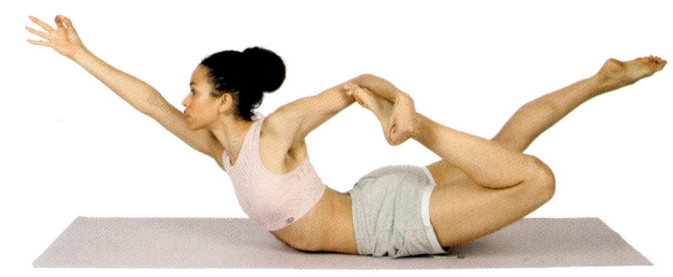

282 ONE LEGGED INVERTED LOCUST
한 다리를 든 역 메뚜기 자세

무릎을 꿇고 앉아 손바닥을 바닥에 댄다. 손은 무릎 양 옆의 바깥쪽을 향하게 한다. 팔을 구부리면서 몸을 앞으로 숙인다. 이때 위팔의 뒤쪽에 체중을 실어 가슴을 지탱하면서 삼각대 형태를 만든다. 왼쪽 다리를 뒤로 쭉 뻗고 발끝으로 균형을 잡는다. 오른쪽 다리는 몸 위쪽으로 차올려 다리를 찢는다.

283 RAISED INVERTED LOCUST POSE
다리를 들어 올린 역 메뚜기 자세

상체와 코어의 힘, 등의 유연성이 모두 필요한 어려운 동작이다. 자신이 할 수 있는 속도로 시도해보고 편안하게 느끼는 정도로만 다리를 든다. 시간이 지날수록 다리를 더 높이 들 수 있게 된다.

- 무릎을 꿇고 앉는다.
- 손바닥을 바닥에 대고 양손은 무릎 양옆의 바깥쪽을 향하게 한다.
- 팔을 구부리면서 몸을 앞으로 숙인다. 이때 위팔의 뒤쪽과 얼굴 옆면에 체중을 실어 가슴을 지탱하면서 삼각대 형태를 만든다.
- 한 번에 한 다리씩 위로 차올려 균형을 잡는다.

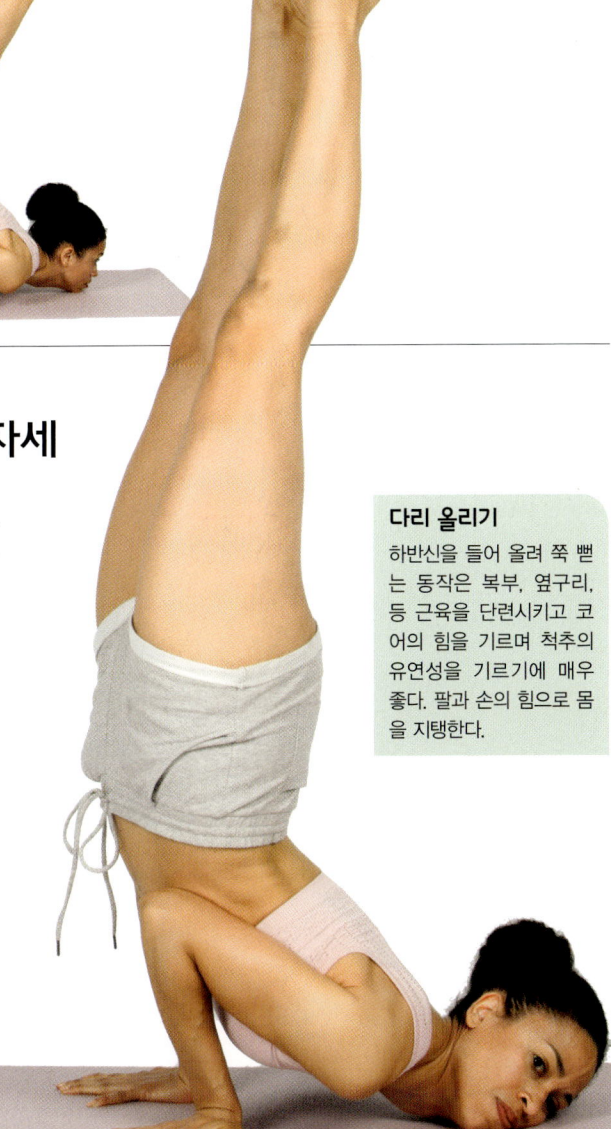

다리 올리기

하반신을 들어 올려 쭉 뻗는 동작은 복부, 옆구리, 등 근육을 단련시키고 코어의 힘을 기르며 척추의 유연성을 기르기에 매우 좋다. 팔과 손의 힘으로 몸을 지탱한다.

284
ONE LEGGED KING PIGEON POSE 1
외발 왕비둘기 자세 1

에카 파다 라자카포타사나(Eka Pada Rajakapotasana)는 엉덩이, 허벅지, 척추, 가슴, 어깨, 목, 복부를 스트레칭 해주는 상급 동작으로 특히 척추를 강화하는 데 좋은 자세. 엉덩이, 등, 무릎에 문제가 있거나 부상을 당한 경우 이 동작을 피하도록 한다. 이 자세를 10초~1분 동안 유지할 수 있다.

올바른 동작
동작을 하는 동안 엉덩이는 앞을 향해 똑바로 편다.

잘못된 동작
깊게 앉아 자세를 유지하고 사타구니가 바닥에서 들리지 않도록 한다.

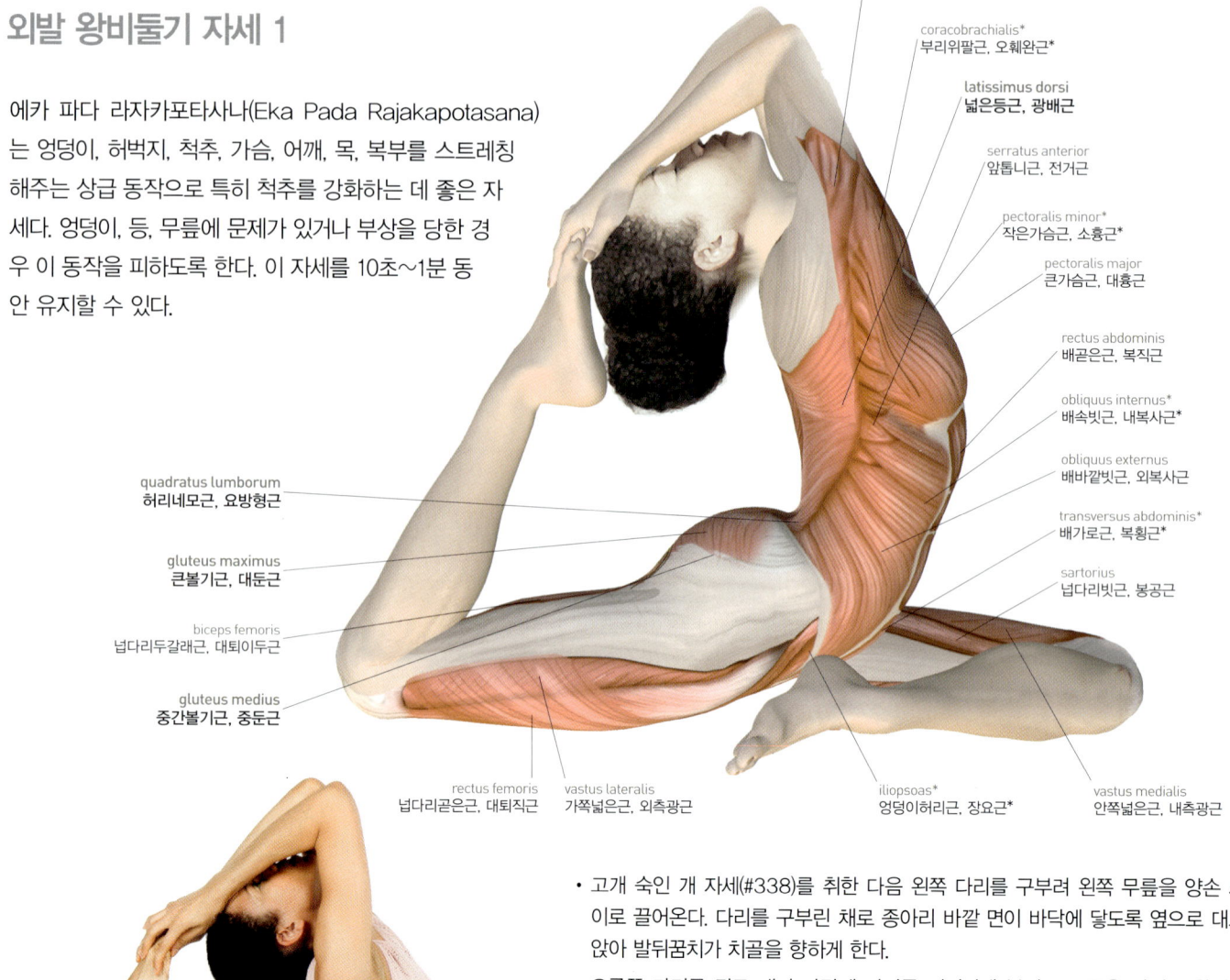

- 고개 숙인 개 자세(#338)를 취한 다음 왼쪽 다리를 구부려 왼쪽 무릎을 양손 사이로 끌어온다. 다리를 구부린 채로 종아리 바깥 면이 바닥에 닿도록 옆으로 대고 앉아 발뒤꿈치가 치골을 향하게 한다.
- 오른쪽 다리를 뒤로 내려 바닥에 다리를 평평하게 붙이고 무릎은 아래를 향하게 한다.
- 손가락 끝으로 바닥을 누르면서 가슴을 들어 올려 몸통을 똑바로 세운다. 머리를 뒤로 기울이면서 턱을 들어 올린다.
- 오른쪽 무릎을 구부리면서 발에 힘을 주어 당겨 발바닥이 정수리를 향하게 한다. 양손을 뒤로 돌려 발의 바깥쪽을 잡는다. 다시 똑바로 앉은 자세로 돌아온 다음 다리를 바꿔 실시한다.

285 ONE LEGGED KING PIGEON POSE 2
외발 왕비둘기 자세 2

외발 왕비둘기 자세 1(#284)을 취한 다음 머리를 위로 세운다. 왼손은 잡고 있던 발을 놓고 오른쪽 무릎 위에 놓는다. 오른손은 왼팔 겨드랑이 아래를 통해 위로 올려 왼쪽 발가락을 잡는다. 발뒤꿈치를 엉덩이 가까이로 당긴다. 이 자세를 30초~1분 정도 유지한 뒤 팔과 다리의 방향을 바꿔 실시한다.

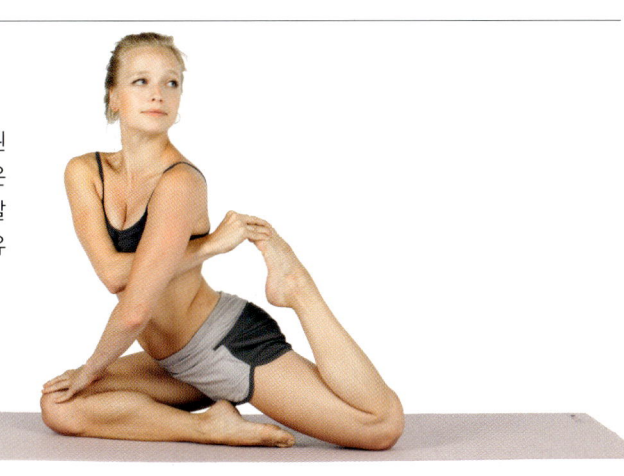

286 EASY ONE LEGGED KING PIGEON POSE
편안한 외발왕 비둘기 자세

외발 왕비둘기 자세 1(#284)에서 자세를 변경할 때 왼쪽 다리를 바닥에 붙이는 대신 사타구니 아래로 밀어 넣는다. 한 손의 손가락 끝을 바닥에 짚고 균형을 잡을 수 있다. 사타구니를 바닥으로 끌어당기는 느낌으로 깊게 앉는다.

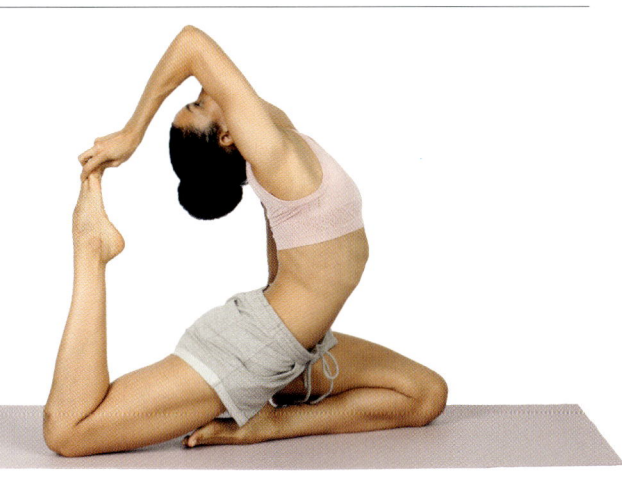

287 ONE LEGGED KING PIGEON POSE 3
외발 왕비둘기 자세 3

이 자세에서는 팔을 위로 드는 대신 등 뒤로 돌려 발을 잡는다.

- 외발 왕비둘기 자세 1(#284)을 취한다.
- 머리를 똑바로 들고 몸을 앞으로 기울여 가슴이 왼쪽 무릎 위에 오게 한다.
- 팔꿈치를 살짝 구부리면서 왼쪽 손바닥을 바닥에 댄다.
- 오른쪽 팔꿈치를 구부려 어깨가 바닥과 평행이 되게 한다. 오른손으로 오른쪽 발가락을 잡아 엉덩이 쪽으로 끌어온다.
- 이 자세를 30초~1분 정도 유지한 뒤 팔과 다리를 바꿔 실시한다.

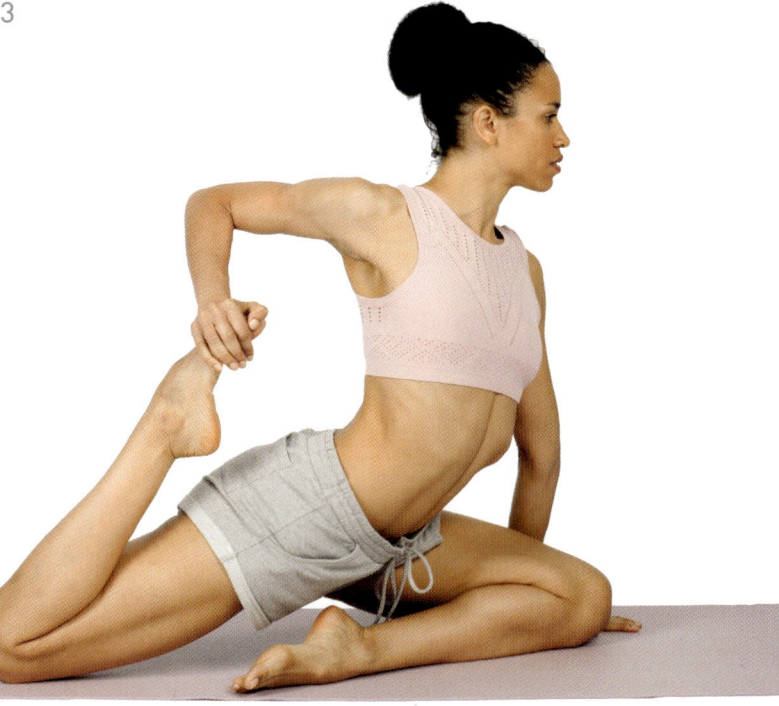

288 ONE LEGGED KING PIGEON POSE 4
외발 왕비둘기 자세 4

외발 왕비둘기 자세 2(#285)에서 왼손을 오른쪽 무릎에 대고 다리는 굽힌 채 바닥에 붙인 자세를 유지한다. 오른손을 뒤로 돌려 무릎과 발목 중간 지점인 정강이 부분을 잡는다. 이 자세를 30초~1분 정도 유지한 뒤 팔과 다리를 바꿔 실시한다.

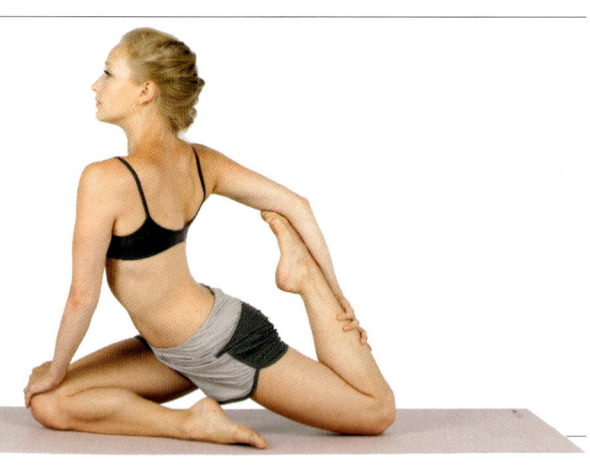

289 POSE OF THE HEAVENLY SPIRITS PREPARATION
천상의 영혼 자세 준비

이 자세를 하기 위해서는 척추가 유연해야 하고 발과 어깨를 쭉 펴야 한다. 이 동작을 하기 전에 먼저 여러 가지 등과 어깨 기본 동작을 실시한다.

- 외발 왕비둘기 자세 3(#287)에서 머리를 뒤로 살짝 기울인다.
- 양손을 뒤로 돌려 구부린 왼쪽 발목을 잡는다.
- 구부리고 있는 다리는 바닥과 직각을 이뤄야 한다. 필요하면 오른발의 위치를 조정해 균형을 잡는다.
- 이 자세를 15~30초 정도 유지한 뒤 다리를 바꿔 실시한다.

290 KING PIGEON ARM EXTENDED
팔을 쭉 뻗은 왕비둘기 자세

외발 왕비둘기 자세 1(#284)에서 오른손으로 잡고 있던 발을 놓고 팔을 머리 위로 똑바로 든다. 손가락은 위를 향해 곧게 편다. 이 자세를 30초~1분 정도 유지한 뒤 손과 발을 바꿔 오른손으로 왼발을 잡고 왼팔을 하늘 위로 뻗는다.

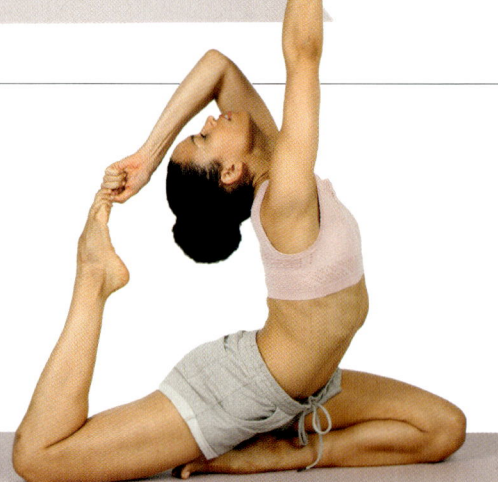

291

ONE LEGGED KING PIGEON POSE PREPARATION
외발 왕비둘기 자세 준비

오른쪽 다리를 구부리고 똑바로 앉는다. 허벅지와 종아리가 바닥에 닿게 하고 발뒤꿈치는 치골 쪽으로 당긴다. 왼쪽 다리는 뒤로 똑바로 뻗고 무릎은 바닥을 향하게 한다. 오른손은 손바닥을 위로 하여 오른쪽 무릎 위에 놓는다. 왼손 역시 손바닥을 위로 하여 왼발 위에 놓는다. 손가락은 기얀 무드라 자세를 취한다.

> **머리 들기**
> 이 자세에서는 머리를 똑바로 들고 목은 중립 자세를 유지해야 한다. 등은 구부러지지 않게 똑바로 편다. 사타구니를 바닥으로 끌어당겨 깊이 들여 앉는다.

292

ONE LEGGED KING PIGEON POSE 5
외발 왕비둘기 자세 5

외발 왕비둘기 자세 1(#284)에서 굽혔던 오른쪽 다리를 펴서 앞으로 쭉 뻗고 발가락을 곧게 편다. 오른손은 발을 놓고 왼손만 왼발 발가락을 잡는다. 이 자세를 15~30초 정도 유지한 뒤 오른손으로 오른쪽 발가락을 잡는 자세로 바꿔서 실시한다.

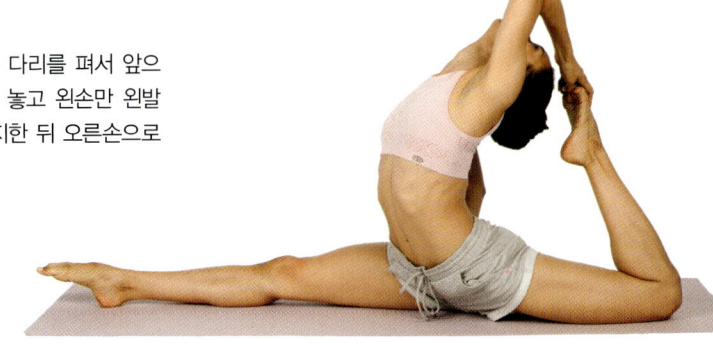

293

ONE LEGGED KING PIGEON POSE 6
외발 왕비둘기 자세 6

허벅지, 복부, 사타구니, 어깨, 목, 가슴을 스트레칭해주는 동작으로 복부 장기를 자극해준다. 둔근, 허벅지 뒤쪽, 골반저에 힘이 많이 들어가는 동작이다.

- 외발 왕비둘기 자세 1(#284)에서 양손으로 왼쪽 발가락을 잡고 오른쪽 다리는 앞으로 쭉 뻗는다.
- 구부러진 등을 일으켜 세워 머리를 들고 목은 중립 자세를 취하도록 한다.

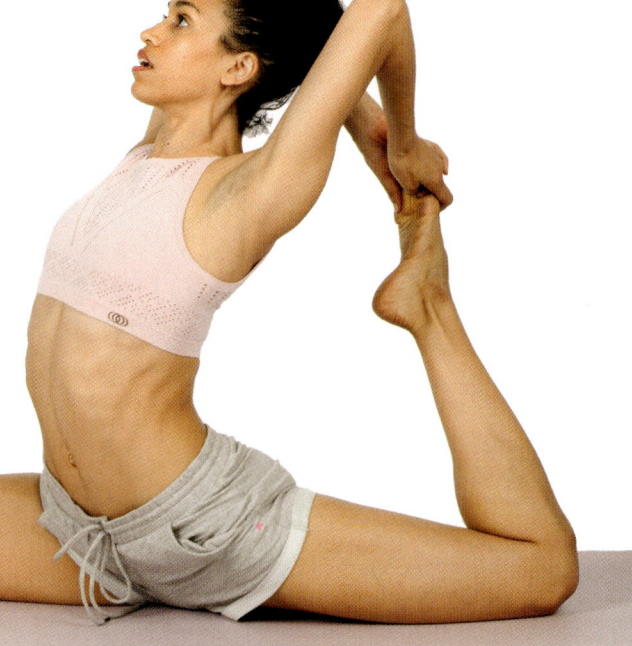

294

LORD OF THE DANCE POSE 1
춤의 신 자세 1

춤의 신 자세로 알려져 있는 나타라자사나(Natarajasana)는 파운데이션, 안정성, 유연성, 집중력이 필요한 상급 동작이다. 어깨, 가슴, 복부, 사타구니, 허벅지를 스트레칭해주고 척추, 허벅지, 엉덩이, 발목을 강화시켜준다. 균형감각을 키우는 데도 중요한 자세다.

올바른 동작
바닥을 짚고 선 다리를 똑바로 펴고 근육에 힘을 준다. 균형을 유지하기 힘들 경우 다리를 잡지 않은 손을 벽에 대고 버틴다.

잘못된 동작
동작을 취하는 동안 시선을 아래로 떨어뜨리지 않는다. 아래를 보면 균형을 잃을 수 있다. 등 아랫부분을 압박하지 말아야 한다.

pectoralis minor 작은가슴근, 소흉근
deltoideus anterior 앞어깨세모근, 전면삼각근
pectoralis major 큰가슴근, 대흉근
latissimus dorsi 넓은등근, 광배근
serratus anterior 앞톱니근, 전거근
rectus abdominis 배곧은근, 복직근
obliquus externus 배바깥빗근, 외복사근
obliquus internus* 배속빗근, 내복사근*
quadratus lumborum 허리네모근, 요방형근
transversus abdominis* 배가로근, 복횡근*
iliopsoas* 엉덩이허리근, 장요근*
sartorius 넙다리빗근, 봉공근
vastus medialis 안쪽넓은근, 내측광근
tibialis anterior 앞정강근, 전경골근
gastrocnemius 장딴지근, 비복근
vastus lateralis 가쪽넓은근, 외측광근
rectus femoris 넙다리곧은근, 대퇴직근
gluteus maximus 큰볼기근, 대둔근
gluteus medius* 중간볼기근, 중둔근*
biceps femoris 넙다리두갈래근, 대퇴이두근
semitendinosus 반힘줄근, 반건형근

- 산 자세(#001)로 선 다음 오른쪽 무릎을 구부려 오른쪽 발뒤꿈치를 엉덩이 방향으로 들어 올린다. 이때 엉덩이는 열려 있는 상태를 유지한다.
- 오른손을 뒤로 돌려 오른쪽 발목을 안에서부터 잡는다.
- 꼬리뼈, 척추, 목을 따라 오른발을 천장을 향해 들어 올린다. 동시에 왼팔을 천장을 향해 높이 들고 손은 기얀 무드라 자세를 취한다. 이 자세를 20초~1분 정도 유지한 뒤 방향을 바꿔 반복한다.

Backbends 뒤로 구부리는 자세

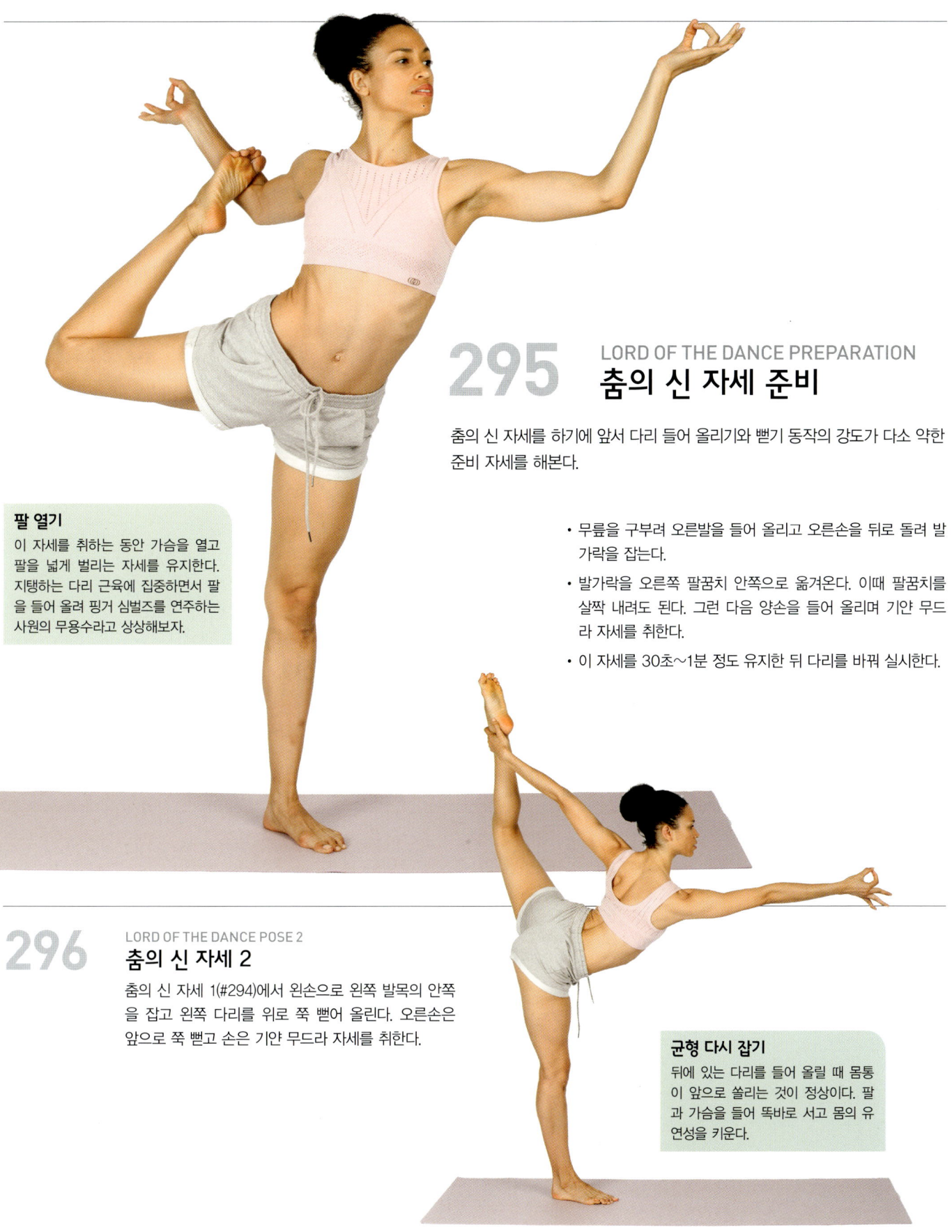

295 LORD OF THE DANCE PREPARATION
춤의 신 자세 준비

춤의 신 자세를 하기에 앞서 다리 들어 올리기와 뻗기 동작의 강도가 다소 약한 준비 자세를 해본다.

- 무릎을 구부려 오른발을 들어 올리고 오른손을 뒤로 돌려 발가락을 잡는다.
- 발가락을 오른쪽 팔꿈치 안쪽으로 옮겨온다. 이때 팔꿈치를 살짝 내려도 된다. 그런 다음 양손을 들어 올리며 기얀 무드라 자세를 취한다.
- 이 자세를 30초~1분 정도 유지한 뒤 다리를 바꿔 실시한다.

팔 열기
이 자세를 취하는 동안 가슴을 열고 팔을 넓게 벌리는 자세를 유지한다. 지탱하는 다리 근육에 집중하면서 팔을 들어 올려 핑거 심벌즈를 연주하는 사원의 무용수라고 상상해보자.

296 LORD OF THE DANCE POSE 2
춤의 신 자세 2

춤의 신 자세 1(#294)에서 왼손으로 왼쪽 발목의 안쪽을 잡고 왼쪽 다리를 위로 쭉 뻗어 올린다. 오른손은 앞으로 쭉 뻗고 손은 기얀 무드라 자세를 취한다.

균형 다시 잡기
뒤에 있는 다리를 들어 올릴 때 몸통이 앞으로 쏠리는 것이 정상이다. 팔과 가슴을 들어 똑바로 서고 몸의 유연성을 키운다.

297 LORD OF THE DANCE FOOT TO ELBOW
발을 팔꿈치에 댄 춤의 신 자세

오른발을 들어 올린 춤의 신 자세 2(#296)를 취한 다음 팔을 발 바깥쪽으로 옮기고 오른팔의 팔꿈치 방향으로 발을 끌어내린다. 상체를 앞으로 기울이면서 균형을 유지한다. 왼팔은 옆으로 내민다.

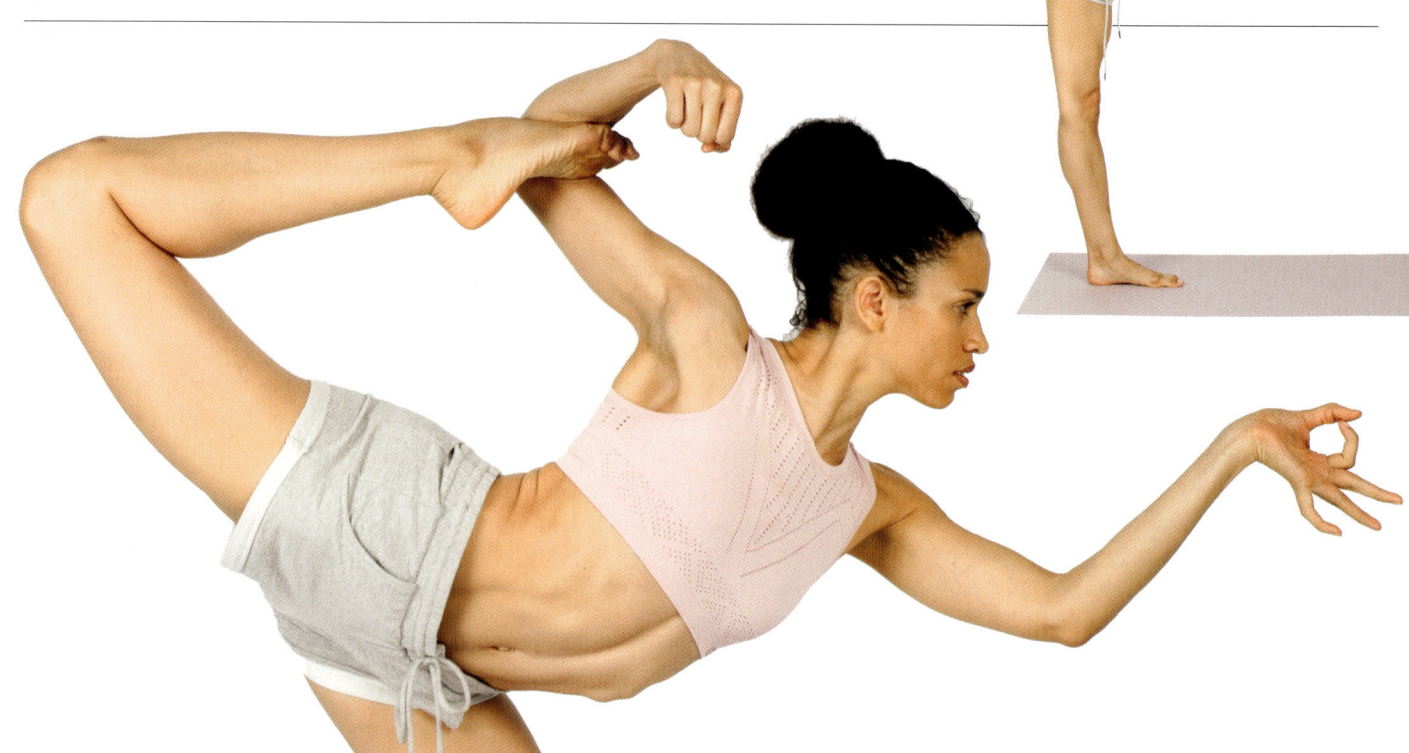

- 발을 팔꿈치에 댄 춤의 신 자세(#297)에서 오른발을 오른쪽 팔꿈치에 끼워 넣고 몸통은 앞으로 기울인다. 천천히 왼쪽 무릎을 구부리면서 왼손을 바깥쪽 앞으로 내밀고 팔꿈치는 구부린다.
- 양손은 기얀 무드라 자세를 취한다.
- 이 자세를 20~30초 정도 유지한 뒤 왼발을 왼쪽 팔꿈치에 끼워 넣는 자세로 바꿔서 실시한다.

298 LORD OF THE DANCE KNEE BENT
무릎을 구부린 춤의 신 자세

무릎을 많이 구부릴 필요는 없다. 올바른 자세를 취할 경우 허벅지가 거의 직선을 이룬다.

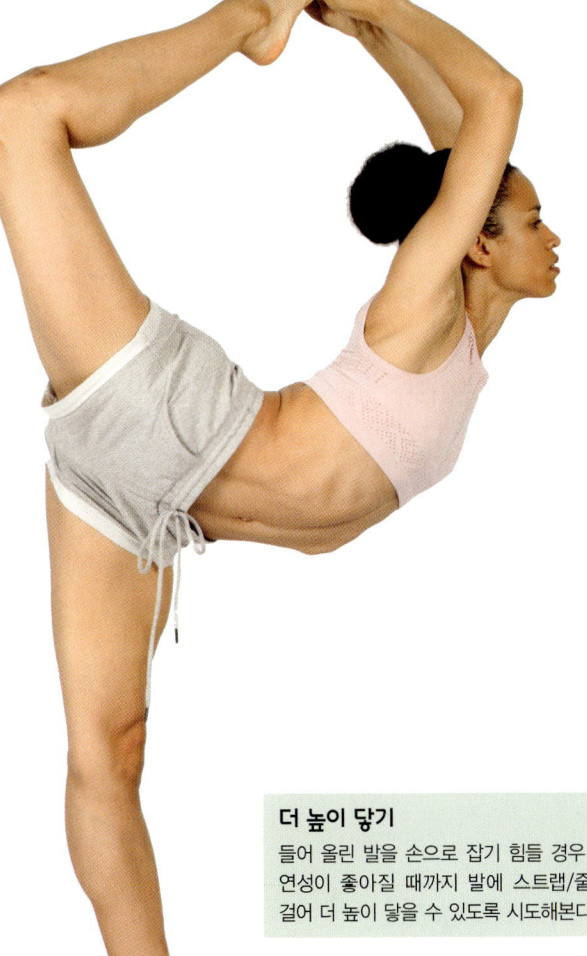

299 LORD OF THE DANCE HANDS TO FOOT
양손으로 발을 잡는 춤의 신 자세

좀 더 하기 어려운 변형 동작으로, 다리와 발을 들어 올릴 때 의식적으로 체중을 반대편 다리에 실으면 도움이 된다. 기본 춤의 신 자세처럼 어깨, 가슴, 허벅지, 사타구니, 복부가 스트레칭 되고 다리와 발목을 강화하는 데 도움이 되며 균형감각을 키우기 좋은 자세다.

- 산 자세(#001)로 선 다음 오른쪽 무릎을 뒤로 구부려서 오른쪽 발뒤꿈치를 엉덩이 쪽으로 들어 올린다.
- 오른손을 뒤로 돌려 손바닥이 바깥쪽을 향하게 발가락을 잡는다.
- 어깨를 돌려 오른쪽 팔꿈치가 천장을 향하게 한다.
- 왼손을 뒤로 돌려 오른쪽 손목을 잡는다. 양손으로 오른쪽 발가락을 잡을 수 있도록 왼손을 위로 움직여간다.
- 이 자세를 20~40초 정도 유지한 뒤 다리를 내린 다음 반대편 다리를 올려 자세를 반복한다.

더 높이 닿기
들어 올린 발을 손으로 잡기 힘들 경우 유연성이 좋아질 때까지 발에 스트랩/줄을 걸어 더 높이 닿을 수 있도록 시도해본다.

300 BOUND LORD OF THE DANCE POSE
팔을 감은 춤의 신 자세

왼발을 잡고 서서 양손으로 발을 잡는 춤의 신 자세(#299)를 취한 다음 왼손을 발에서 떼어 왼쪽 허벅지 뒤를 돌려 잡는다. 오른손은 발가락을 잡은 상태에서 왼쪽 다리를 높이 든 자세를 유지한다. 이 자세를 20~30초 정도 유지한 뒤 다리를 바꿔 실시한다.

맞잡기
왼손으로 오른쪽 다리를, 또는 오른손으로 왼쪽 다리를 맞잡는 모든 동작에서와 마찬가지로 이 동작은 등, 복부, 옆구리 근육에 작용한다.

4장
Arm Routines
팔 운동

요가 동작들을 하다 보면 팔에 의지해 몸을 지탱하거나 역자세를 취하는 경우가 많다. 팔을 지지대로 활용하는 동작은 팔, 어깨, 가슴에 집중해 복부 부위를 강화하고 척추와 엉덩이의 유연성을 키워준다. 노화로 인한 뼈와 근육의 약화를 막아주고 골다공증을 예방하는 데도 효과가 있다.

역자세의 경우 머리를 심장 아래에 두어 신체에 미치는 중력의 효과를 역전시켜 심혈관계, 림프계, 신경계, 내분비계의 건강에 도움이 된다는 장점이 있다. 역자세는 신체의 순환을 증가시켜 폐조직을 건강하게 해준다. 운동 초기에는 짧은 시간 동안만 자세를 유지하고 목 자세에 주의를 기울인다.

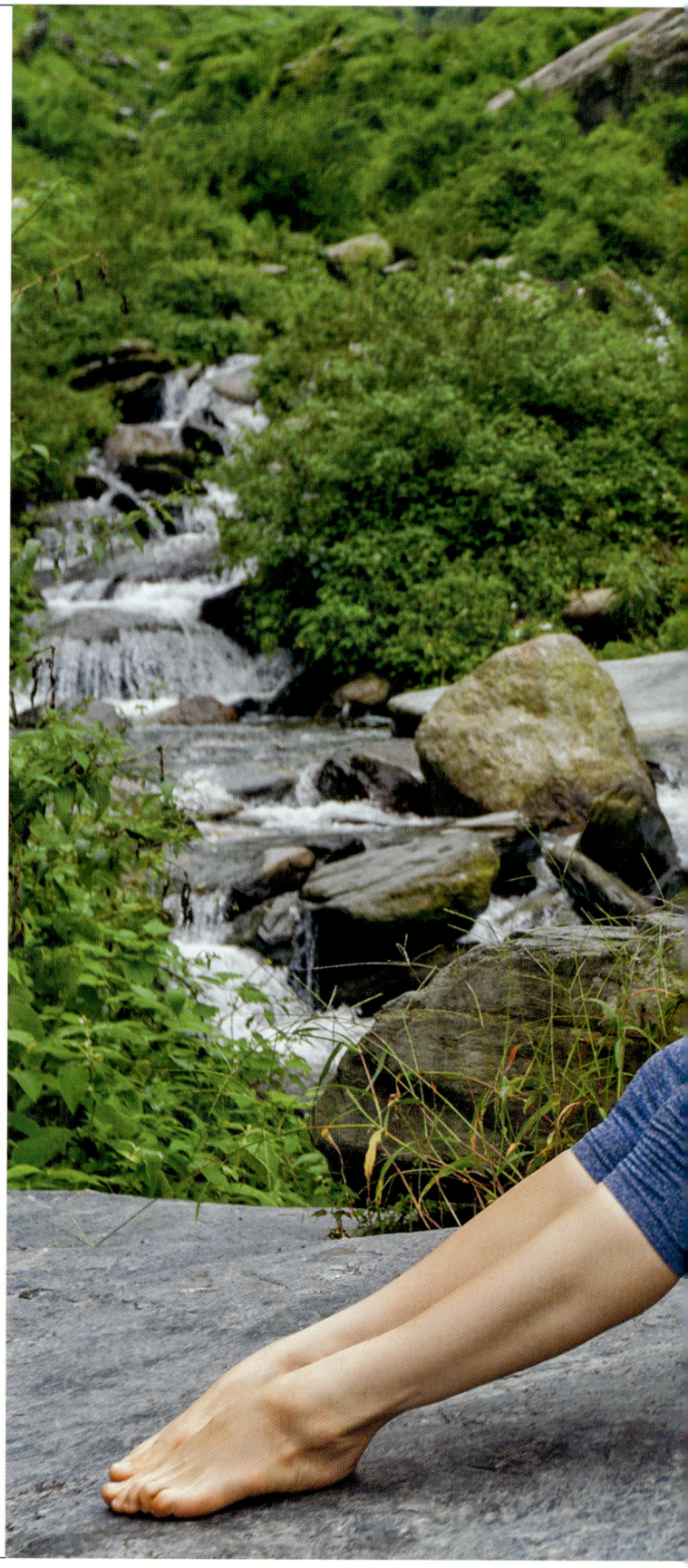

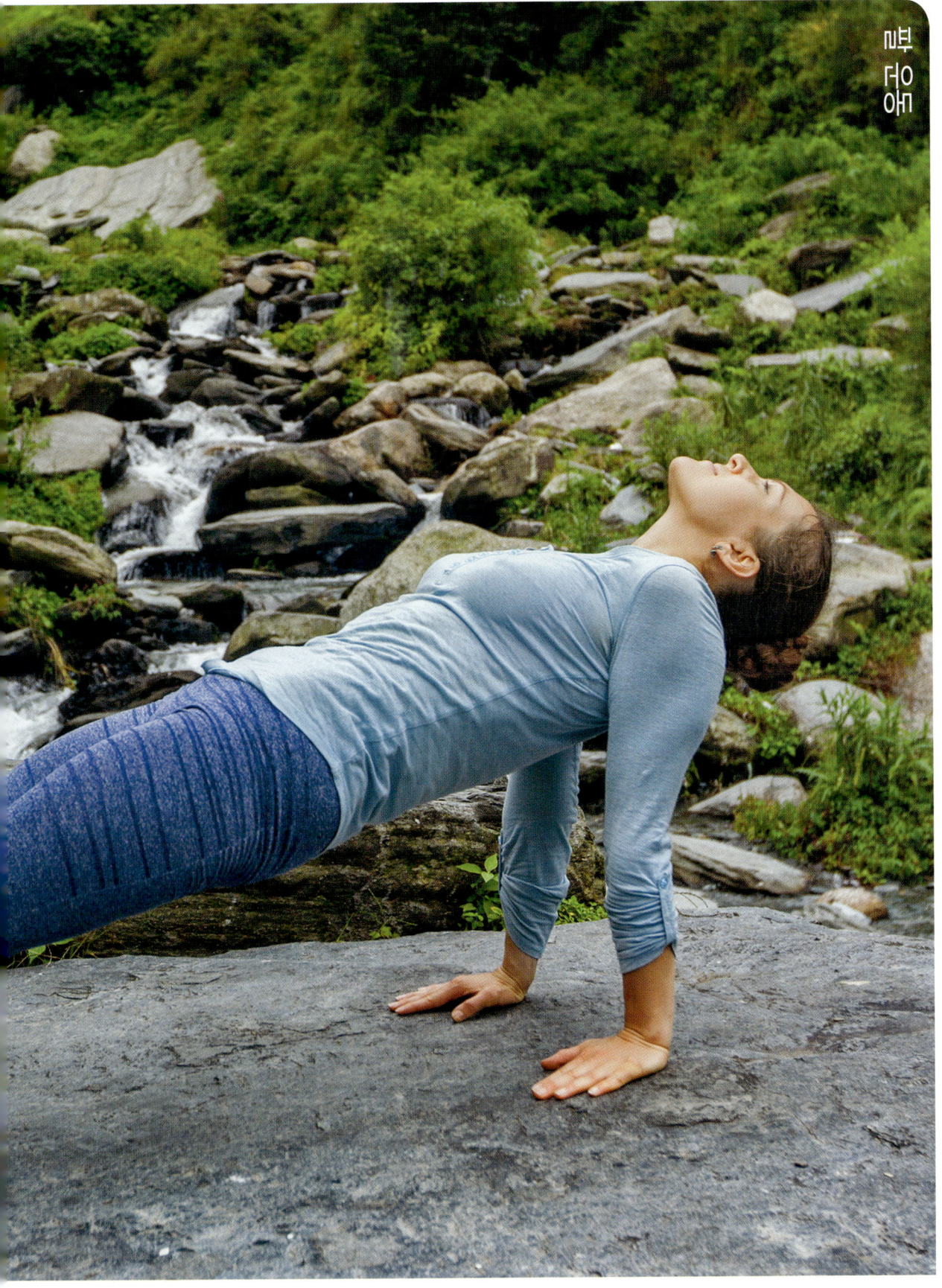

팔 운동

Arm Routines

301

PLANK POSE
널빤지 자세

산스크리트어로 '팔라카사나'라는 동작으로 팔, 복부, 손목 근육을 강화해 탄탄하게 만들어준다. 체중을 골고루 싣는 것이 중요하므로 다리를 따라 발뒤꿈치까지 하반신을 길게 늘여주어야 한다.

올바른 동작
머리부터 발뒤꿈치까지 몸이 하나의 직선을 이뤄야 한다. 엉덩이를 조이고 안정적 자세를 취하기 위해 복부를 안으로 당긴다.

잘못된 동작
엉덩이가 위로 들리거나 처지지 않도록 주의한다. 어깨를 떨어뜨리거나 구부리지 않도록 한다.

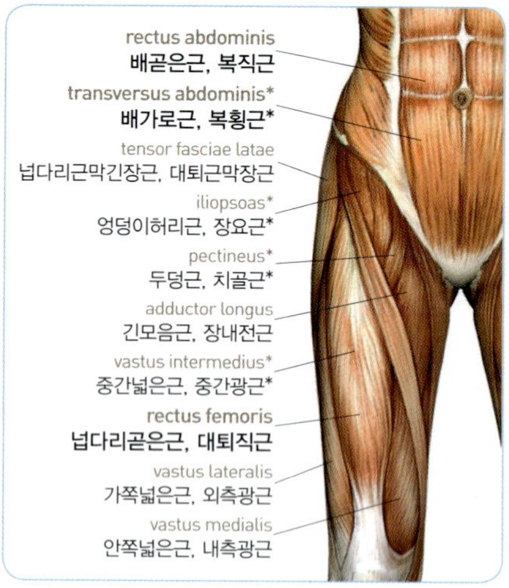

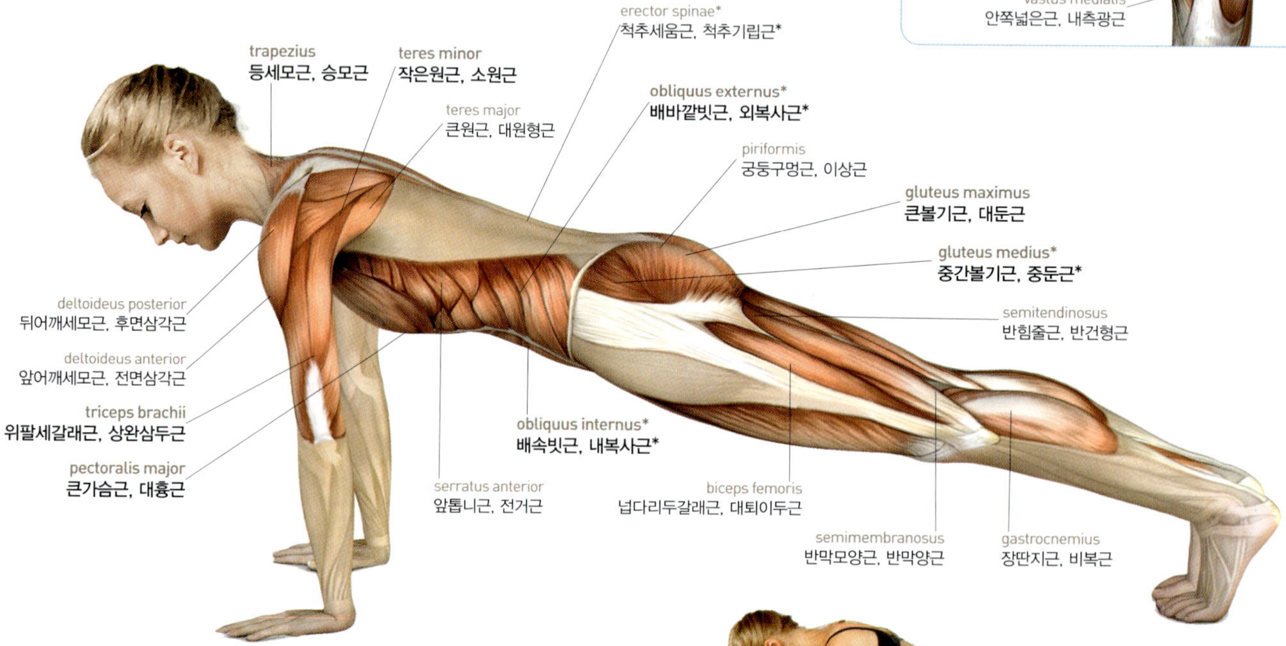

- 무릎을 꿇고 똑바로 앉는다. 몸을 앞으로 기울여 양팔로 상체를 지탱하는 자세를 취한다. 손목이 어깨 아래에 오게 하고 손바닥을 펴서 바닥을 짚는다.
- 양다리를 쭉 뻗어 발끝으로 바닥을 짚는다.
- 어깨뼈를 넓게 펴고 다리에 힘을 준다. 이 자세를 30초~1분 정도 유지한다.

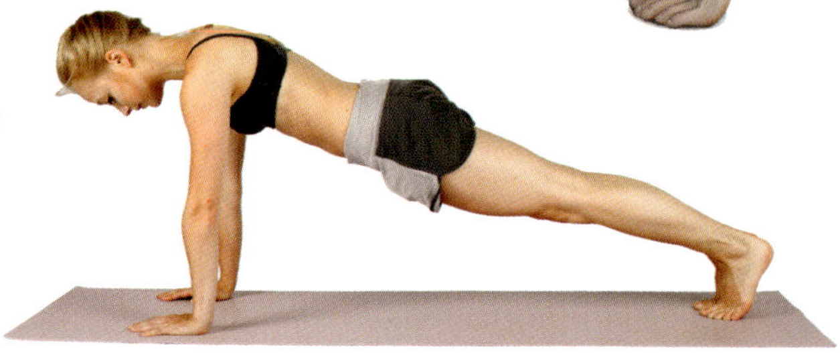

302 PLANK POSE PREPARATION
널빤지 자세 준비

무릎을 꿇고 앉은 다음 몸을 앞으로 기울여 팔뚝이 바닥과 수직을 이루게 한다. 다리를 뒤로 뻗어 발끝으로 짚는다.

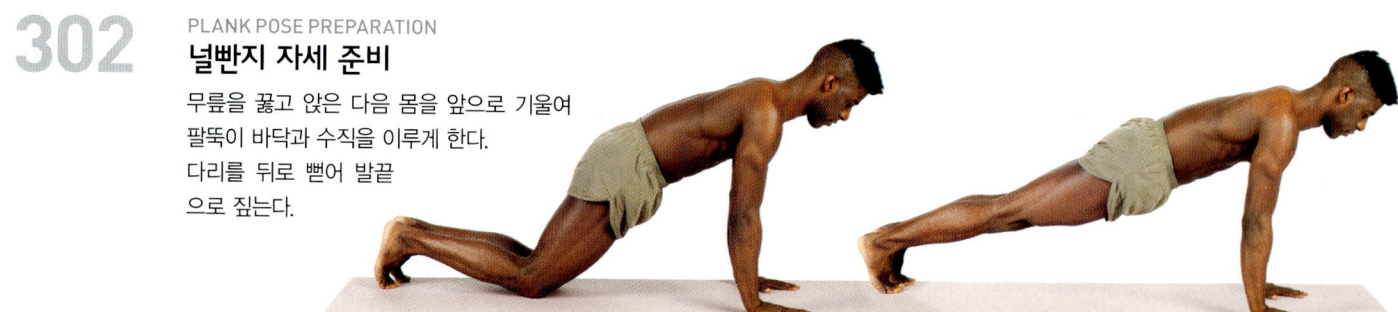

303   ONE HANDED EXTENDED FOUR LIMBED STAFF POSE
한 손을 뻗은 사지 막대 자세

널빤지 자세(#301)에서 발을 조금 벌린 다음 한 팔을 바깥쪽으로 뻗어 몸통과 직선을 이루게 한다.

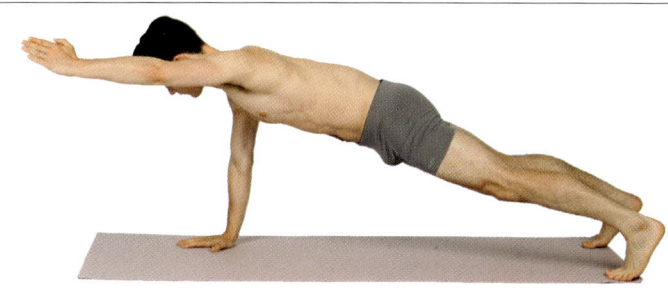

304   ONE LEGGED EXTENDED FOUR LIMBED STAFF POSE 1
한 다리를 뻗은 사지 막대 자세 1

널빤지 자세의 변형 동작으로 목, 척추, 엉덩이에서 허벅지, 허벅지 뒤쪽, 발뒤꿈치에 이르는 신체의 뒷부분 전체를 단련해 준다. 신체의 양쪽 끝에 체중을 나누어 지탱하고 등은 아치형으로 둥글게 하며 높게 든 자세를 유지한다.

- 널빤지 자세(#301)를 취한 다음 머리를 숙여 양팔 사이로 넣으면서 등을 위로 들어 아치형으로 구부린다.
- 오른쪽 무릎을 얼굴에 닿을 만큼 앞으로 당긴다.
- 이 자세를 30~60초 정도 유지한 뒤 다리를 바꿔 실시한다.

305   ONE LEGGED EXTENDED FOUR LIMBED STAFF POSE 2
한 다리를 뻗은 사지 막대 자세 2

널빤지 자세(#301)를 취한 다음 왼발을 오른쪽 정강이에 걸어서 오른쪽 발목 바로 위에 놓는다. 발바닥은 바깥쪽을 향하게 한다.

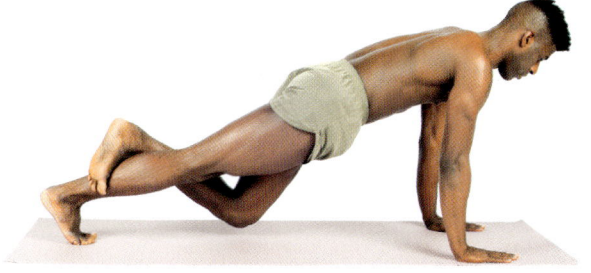

306   ONE LEGGED EXTENDED FOUR LIMBED STAFF POSE 3
한 다리를 뻗은 사지 막대 자세 3

널빤지 자세(#301)를 취한 다음 오른쪽 다리를 들어 올리고 발가락은 곧게 편다. 발바닥은 천장을 향하게 한다. 이 자세를 30~60초 정도 유지한 뒤 다리를 바꿔 반복한다.

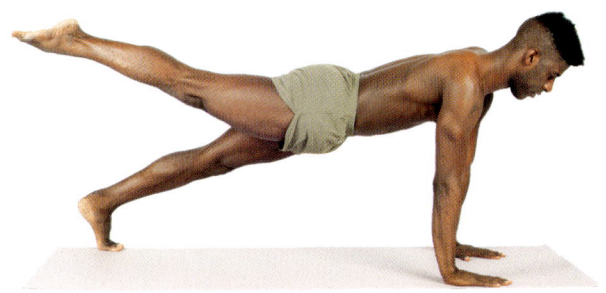

307 ALTERNATING FOUR LIMBED STAFF POSE
사지 막대 자세에서 교차하기

널빤지 자세(#301)를 취한 다음 왼쪽 다리가 바닥과 평행해지도록 들어 올리고 발가락은 곧게 편다. 오른팔을 들어 바깥쪽으로 똑바로 뻗고 손가락은 앞을 향하게 한다. 이 자세를 15~30초 정도 유지한 뒤 반대편 다리와 팔을 든다.

308 STAFF POSE REVOLVED ONE HAND EXTENDED
한 손을 뻗고 몸을 돌린 막대 자세

널빤지 자세(#301)를 취한 다음 양쪽 무릎이 바닥에 닿도록 내린다. 오른팔을 위로 똑바로 들고 손가락은 곧게 편다. 왼팔로 몸을 지탱하면서 양다리를 쭉 펴고 발을 모은다. 이 자세를 15~30초 정도 유지한 뒤 방향을 바꿔 실시한다.

309 STAFF POSE DEDICATED TO MAKARA
마카라를 위한 막대 자세

다리와 몸통을 쭉 뻗은 팔로 지탱하는 널빤지 자세(#301)를 취한 다음 몸을 아래로 내려 팔뚝으로 받친다. 이때 팔꿈치가 어깨 아래에 오게 한다. 손은 깍지를 낀다.

310   ONE HAND STAFF POSE
한 손을 든 마카라를 위한 막대 자세

마카라를 위한 막대 자세(#309)를 취한 다음 손바닥을 바닥에 댄다. 어깨를 축으로 바깥쪽으로 오른팔을 돌려 똑바로 뻗은 후 앞쪽 위를 향해 든다. 이때 손가락은 곧게 편다. 이 자세를 30초 정도 유지한 뒤 팔을 바꿔 실시한다.

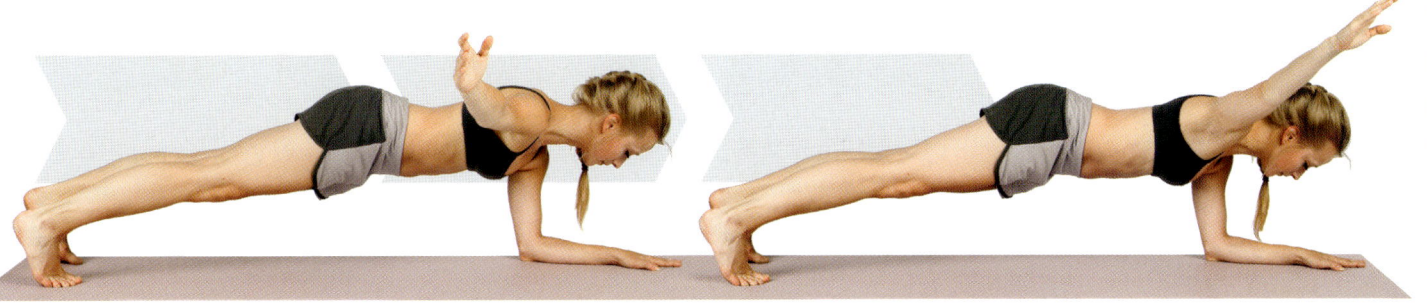

311   ONE LEG STAFF POSE
한 다리를 든 마카라를 위한 막대 자세

마카라를 위한 막대 자세(#309)를 취한 다음 오른쪽 다리를 들어 올리고 발가락은 곧게 펴 몸통과 일직선을 이루게 한다. 목은 중립 자세를 유지한다. 이 자세를 15~30초 정도 유지한 뒤 다리를 바꿔 실시한다.

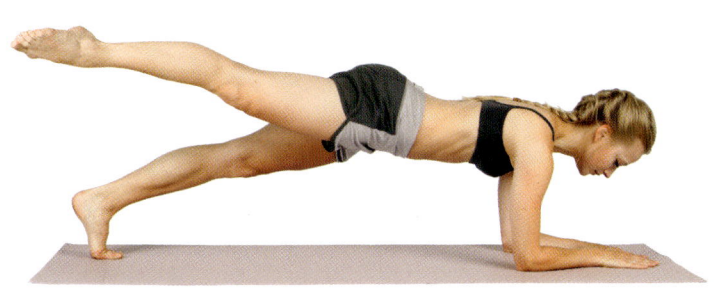

312   STAFF POSE REVOLVED ONE HAND
몸을 돌린 마카라를 위한 막대 자세

마카라를 위한 막대 자세(#309)를 취한 다음 양쪽 무릎을 내려 바닥에 닿게 하고 오른팔을 위로 높이 들어 올려 천장을 향하게 한다. 손바닥은 펴서 왼쪽 팔꿈치부터 오른손이 일직선을 이루게 한다. 그런 다음 다리를 똑바로 편다.

313

CHATURANGA
차투랑가 자세

복부 근육, 삼두근, 흉근, 어깨뼈, 손목을 강화해주는 동작으로 차투랑가 단다사나(chaturanga dandasana), 사지막대 자세, 낮은 널빤지 자세라고도 한다. 처음에 동작하기가 어렵게 느껴지면 무릎을 바닥에 붙인다. 어깨, 손목, 등 아랫부분에 부상이 있는 경우 이 동작을 하지 않는다.

올바른 동작
엉덩이 근육을 팽팽하게 조이고 안정된 자세를 유지하기 위해 복부 근육을 안으로 당긴다. 다리는 힘을 주어 쭉 뻗는다.

잘못된 동작
어깨가 아래로 내려가거나 위로 구부러지지 않도록 한다. 목은 중립 자세를 유지한다.

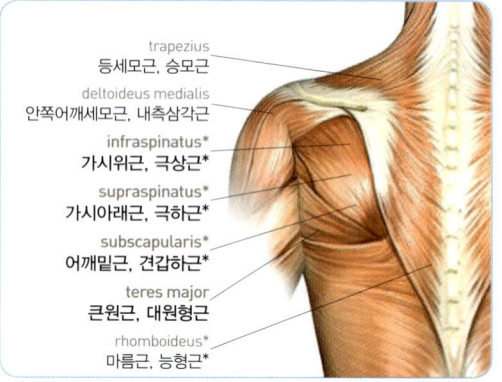

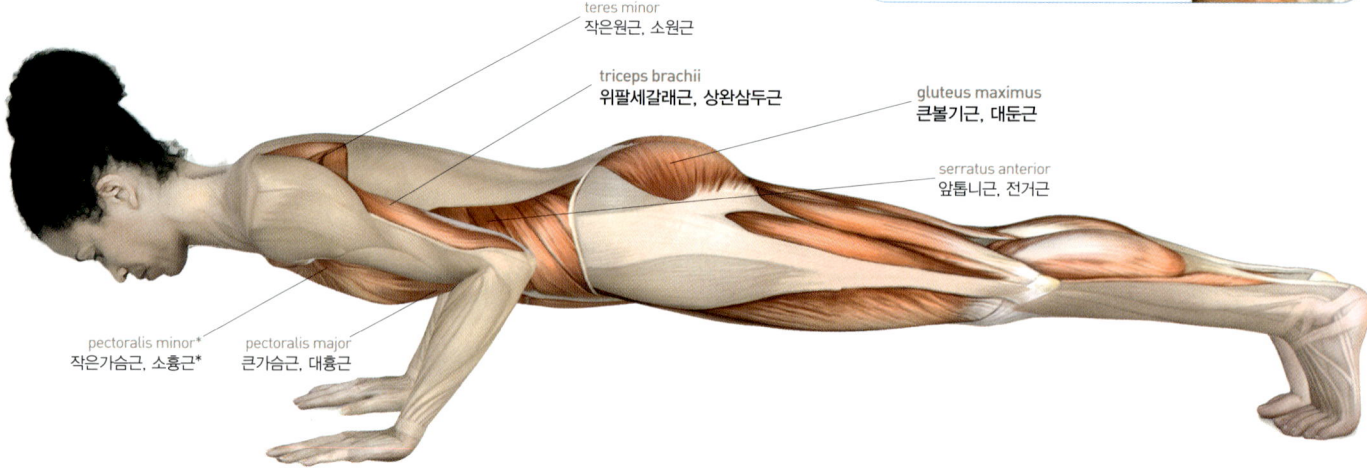

- 널빤지 자세(#301)를 취한 다음 꼬리뼈를 안으로 밀어 넣는 느낌으로 가슴을 열고 어깨를 넓게 편다.
- 숨을 내쉬면서 다리를 살짝 안으로 돌리고 위팔이 척추와 평행을 이루도록 몸을 내린다.
- 척추 쪽으로 복부를 끌어당기면서 팔꿈치는 옆구리에 붙인 채 버틴다. 이 자세를 15~30초 정도 유지한다.

일직선 만들기
몸통 전체와 다리가 일직선이 되게 하고 바닥과 거의 평행을 이루는 것이 이상적인 자세다.

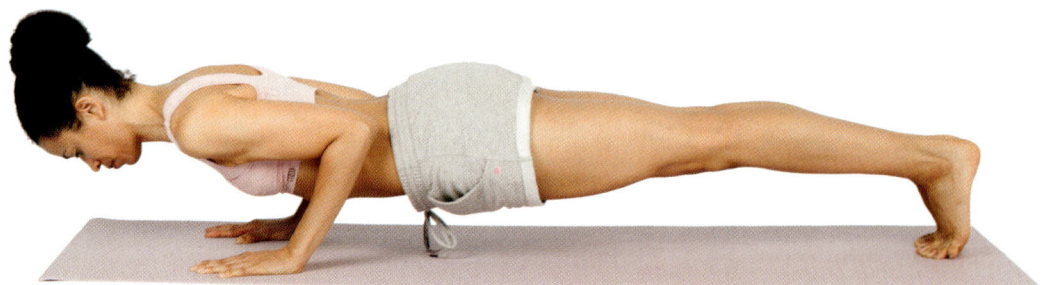

314 FOUR LIMBED STAFF POSE
사지 막대 자세

차투랑가 자세(#313)를 취한 다음 무릎이 바닥에 닿도록 내리고 가슴이 바닥에서 2~3cm 정도 떨어질 정도로 가슴을 내린다. 이 자세를 15~30초 정도 유지한다.

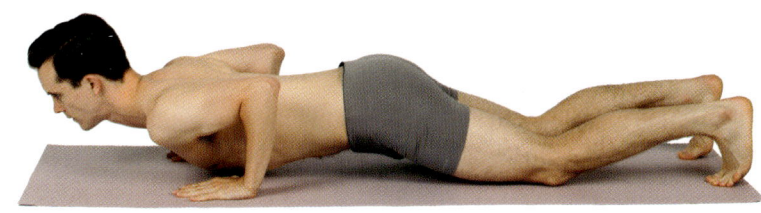

315 REVOLVED FOUR LIMBED STAFF POSE
몸을 돌린 사지 막대 자세

차투랑가 자세(#313)를 취한 다음 다리를 쭉 펴고 발목은 모은 채로 하체를 돌려 왼쪽 옆구리로 지탱한다. 어깨는 똑바로 편 상태를 유지한다. 방향을 바꿔 반복한다.

316 ONE LEGGED FOUR LIMBED STAFF POSE
한 다리를 든 사지 막대 자세

차투랑가 자세(#313)를 취한 다음 가슴이 거의 바닥에 닿게 내리고 오른쪽 다리를 쭉 편 상태로 들어 올린다. 발가락은 곧게 편 상태를 유지한다. 이 자세를 20~30초 정도 유지한 뒤 다리를 바꿔 실시한다.

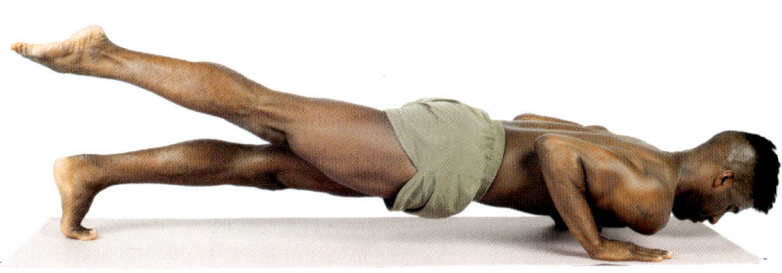

317 STAFF POSE LEG TO SIDE
다리를 옆으로 돌린 막대 자세

차투랑가 자세(#313)를 취한 다음 엉덩이에서 오른쪽 다리를 밖으로 돌려 몸과 직각을 이루게 한다. 발바닥은 바깥쪽을 향하게 한다. 몸과 바닥이 떨어져 있는 높이만큼 다리를 들어 올린 높이를 유지할 수 있도록 버틴다.

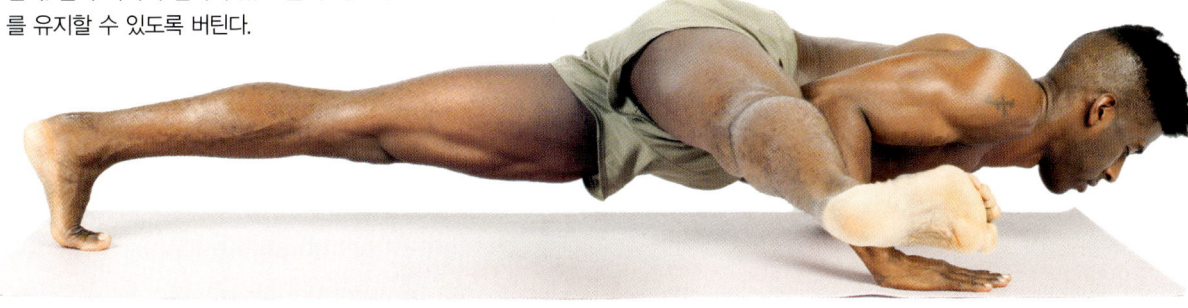

318 ONE HAND FOUR LIMBED STAFF POSE
한 손을 든 사지 막대 자세

차투랑가 자세(#313)를 취한 다음 양팔을 쭉 펴서 몸통을 들어 올린다. 발은 어깨너비로 벌린다. 왼팔을 구부려 손을 심장 밑에 오게 한다. 이 자세를 15~30초 정도 유지한다.

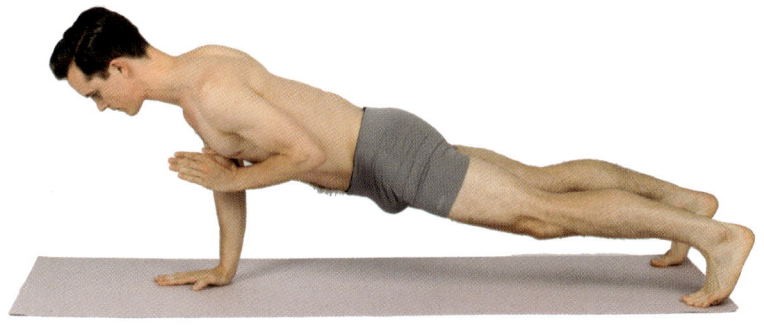

319
SIDE PLANK
측면 널빤지 자세

바시스타사나(vasisthasana)는 손목, 팔, 다리, 복부를 강화시켜주고 균형감각을 키우는 데 매우 좋은 초급 동작이다. 손목이나 팔꿈치에 부상이 있거나 어깨에 문제가 있으면 하지 않는다.

올바른 동작
팔다리를 가능한 한 쭉 뻗어 머리부터 발뒤꿈치까지 일직선이 되게 한다. 필요할 경우 손을 어깨 앞에 살짝 놓는다.

잘못된 동작
엉덩이를 너무 높이 들지 말아야 한다. 엉덩이나 어깨가 내려가거나 흔들려서는 안 된다.

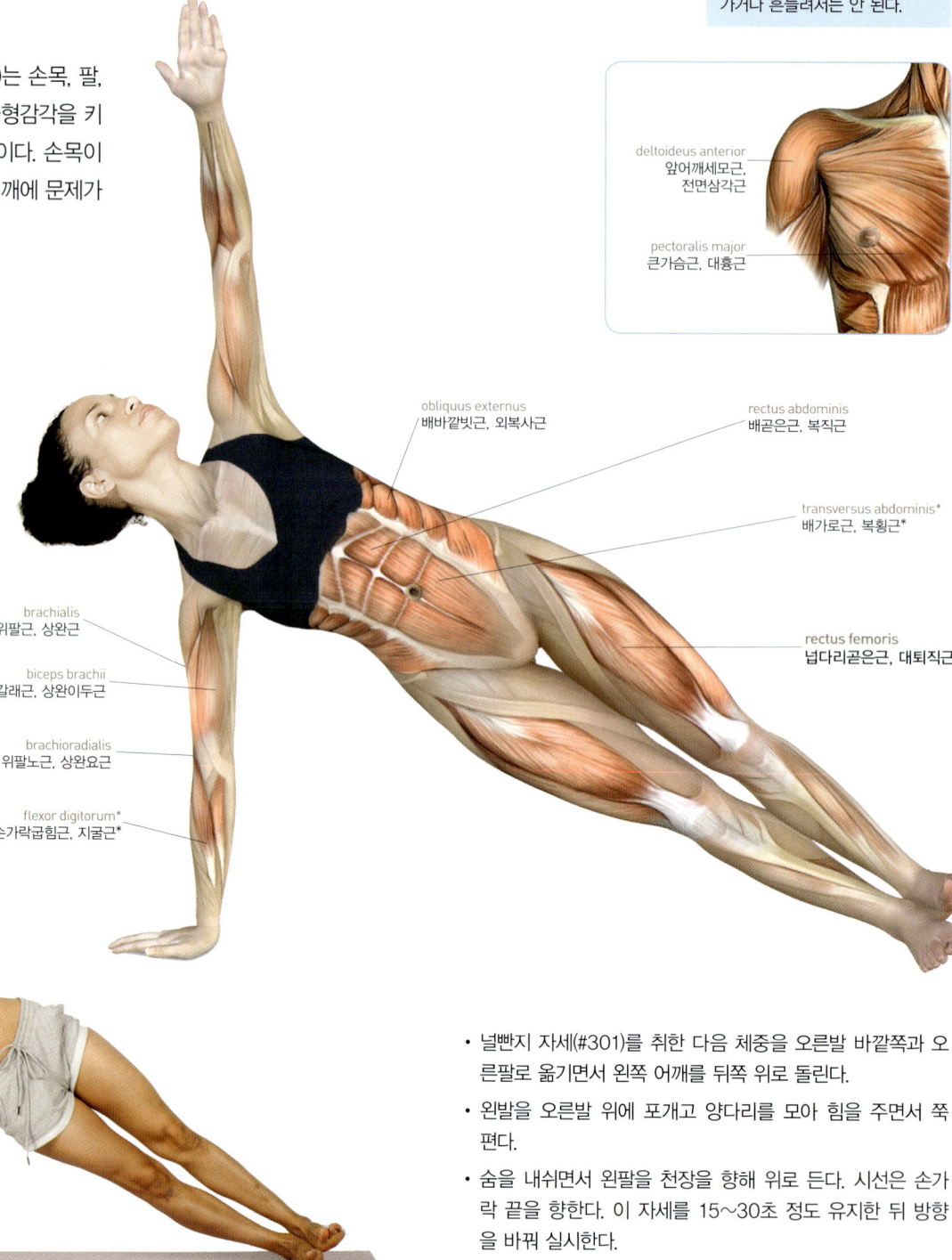

- 널빤지 자세(#301)를 취한 다음 체중을 오른발 바깥쪽과 오른팔로 옮기면서 왼쪽 어깨를 뒤쪽 위로 돌린다.
- 왼발을 오른발 위에 포개고 양다리를 모아 힘을 주면서 쭉 편다.
- 숨을 내쉬면서 왼팔을 천장을 향해 위로 든다. 시선은 손가락 끝을 향한다. 이 자세를 15~30초 정도 유지한 뒤 방향을 바꿔 실시한다.

320 POSE DEDICATED TO SAGE VASISHTA
현자 바시쉬타 자세

왼쪽을 향해 측면 널빤지 자세(#319)를 취한 다음 오른쪽 다리를 쭉 뻗은 왼쪽 위로 교차시켜 발을 바닥에 댄다. 오른팔은 몸을 따라 내린 다음 천장을 향해 들어 올린다. 시선은 손가락 끝을 향한다.

321 TREE POSE IN POSE DEDICATED TO SAGE VASISHTA
나무 자세가 결합된 현자 바시쉬타 자세

왼쪽을 향해 측면 널빤지 자세(#319)를 취한 다음 오른쪽 다리를 구부려 발을 위쪽 허벅지 안쪽에 대고 오른손은 오른쪽 무릎 위에 놓는다. 지탱하고 있는 다리를 바깥쪽으로 돌려 엉덩이를 더 들어 올린다.

322 REVOLVED LEG TO SIDE POSE DEDICATED TO SAGE VASISHTA
다리를 옆으로 돌린 현자 바시쉬타 자세

측면 널빤지 자세의 변형 동작으로 베다 시대의 존경받는 현인이자 작가였던 현자 바시쉬타를 찬미하는 동작이다. 바시쉬타는 신성한 암소 카마데누(Kamadhenu)와 그 자식 난디니(Nandini)의 주인이자 현자 비쉬바미트라(Vishvamitra)와의 갈등으로 유명한 힌두교 신화의 현자다.

- 오른쪽을 향해 측면 널빤지 자세(#319)를 취한 다음 오른쪽 다리를 구부려 오른발을 왼쪽 무릎에 갖다 댄다.
- 왼손을 왼쪽 무릎 위에 놓고 손은 기얀 무드라 자세를 취한다.
- 왼팔을 들어 올려 몸통과 직각을 이루게 하고 손은 쭉 뻗는다. 이 자세를 유지한 뒤 방향을 바꿔 실시한다.

Arm Routines 팔 루틴

323 ONE BIG TOE POSE DEDICATED TO SAGE VASISHTA
엄지발가락을 잡는 현자 바시쉬타 자세

측면 널빤지 자세(#319)를 취한 다음 오른쪽 무릎을 굽히고 발가락은 뒤를 향해 곧게 뻗는다. 왼쪽 다리를 엉덩이에서부터 들어 올리고 왼손으로 왼쪽 엄지발가락을 잡는다. 측면 널빤지 자세에서 발판을 이용해 실시하기도 한다.

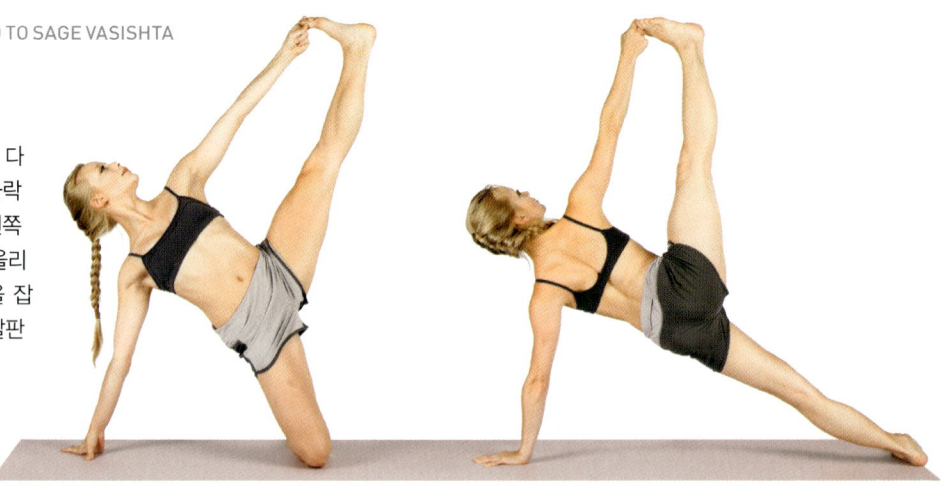

324 POSE DEDICATED TO SAGE VISHVAMITRA
현자 비쉬바미트라 자세

측면 널빤지 자세의 변형 동작으로 고대 인도에서 가장 존경받은 현자 비쉬바미트라를 찬미하는 동작이다. 현자 비쉬바미트라는 왕이자 전사였지만 영적인 힘을 얻기 위해 왕좌를 포기했다. 현자 비쉬바미트라 자세를 하기 위해서는 엉덩이 및 코어 근육의 유연성과 더불어 뛰어난 균형감각이 필요하다.

- 왼쪽을 향해 측면 널빤지 자세(#319)를 취한 다음 왼쪽 다리를 왼팔 뒤로 돌리고 발은 위를 향하게 한다.
- 오른팔은 아치형으로 머리 위로 올려 왼발의 바깥쪽을 잡는다.
- 이 자세를 15~30초 정도 유지한 뒤 발을 바꿔 반복한다.

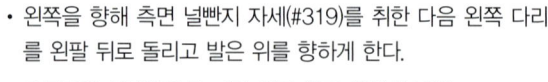

325 KNEE PLANK TO SIDE
무릎을 바닥에 댄 측면 널빤지 자세

측면 널빤지 자세(#319)를 취한 다음 왼쪽 팔뚝을 바닥에 대어 몸을 지탱하고 무릎을 바닥에 붙인 다음 다리를 뒤로 구부린다. 발을 모은 상태에서 바닥에서 띄운다.
오른팔은 천장을 향해 들어 올리고 시선은 들어 올린 손바닥을 향한다.

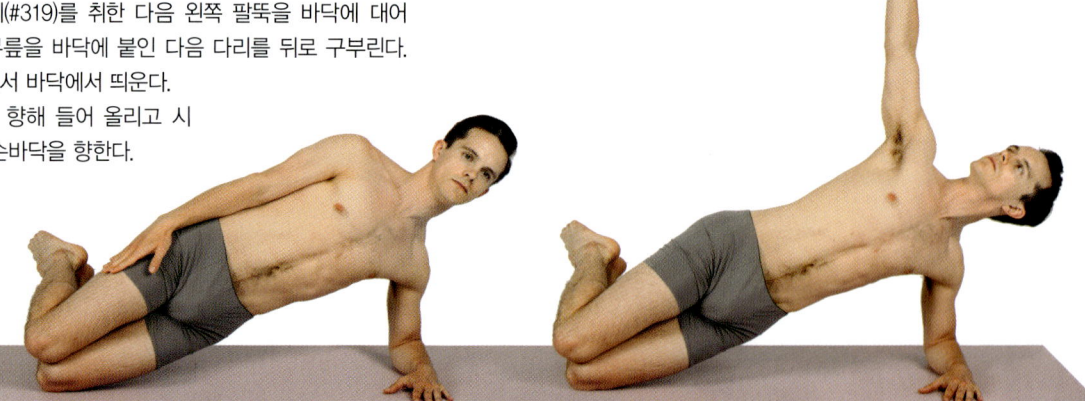

326

SIDE PLANK SUPPORTED

몸을 지탱하는 측면 널빤지 자세

오른쪽을 향해 측면 널빤지 자세(#319)를 취한 다음 다리를 쭉 뻗은 상태에서 왼손을 엉덩이 위에 내려 놓고 몸을 내려 오른쪽 팔뚝에 의지한다. 이 자세를 15~30초 정도 유지한 뒤 방향을 바꿔 실시한다.

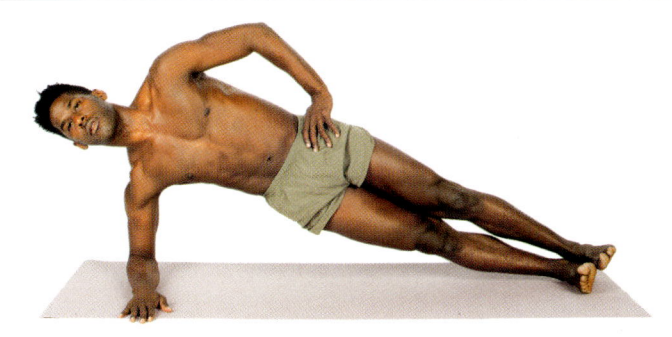

327

SIDE PLANK SUPPORT WITH ARM EXTENDED

팔을 뻗고 몸을 지탱하는 측면 널빤지 자세

측면 널빤지 자세의 변형 동작을 할 때는 코어와 엉덩이 근육에 힘을 주어 균형을 잡도록 한다.

- 왼쪽을 향해 몸을 지탱하는 측면 널빤지 자세(#326)를 취한 상태에서 다리를 쭉 뻗고 발을 모으고 왼팔은 천장을 향해 들어 올린다.
- 왼쪽 다리를 오른쪽 위로 구부린 다음 오른쪽 허벅지 바로 아래에서 발끝으로 서는 자세를 취한다. 이 자세를 15~30초 정도 유지한 뒤 방향을 바꿔 실시한다.

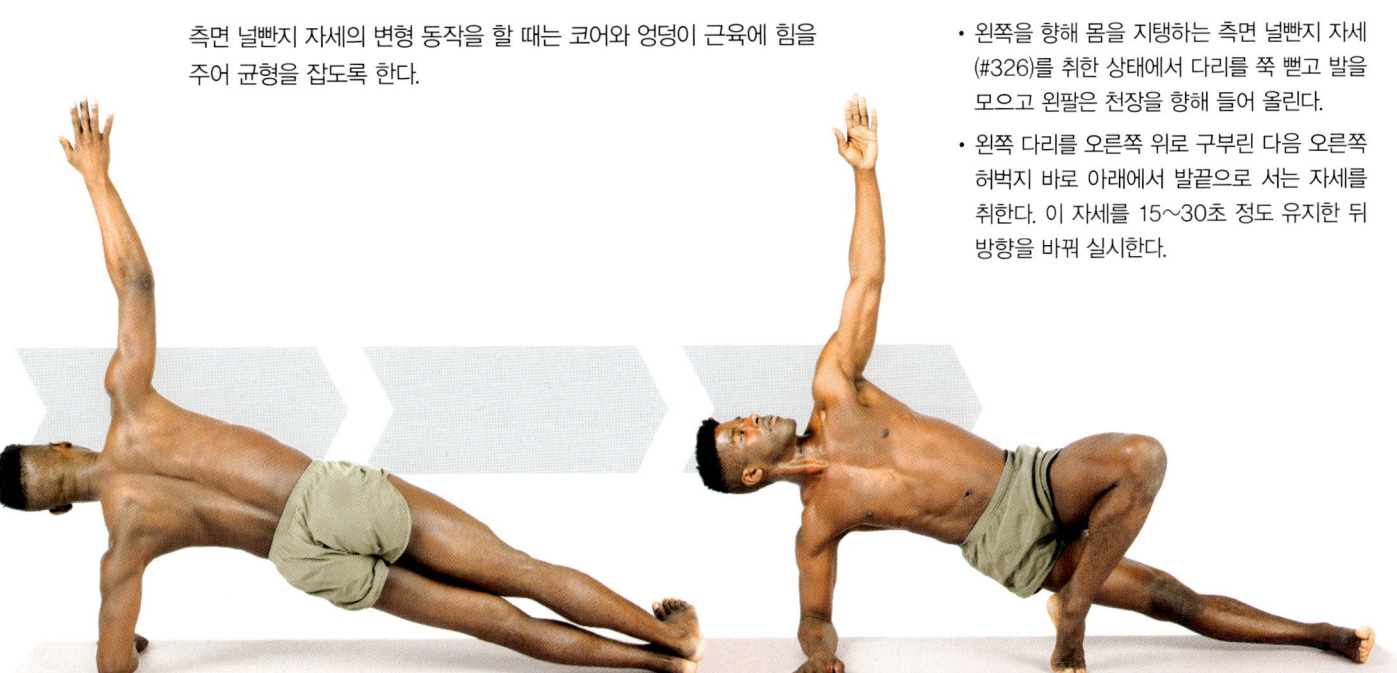

328

SIDE PLANK SUPPORTED WITH TOP BENT KNEE

무릎을 굽힌 몸을 지탱하는 측면 널빤지 자세

왼쪽을 향해 몸을 지탱하는 측면 널빤지 자세(#326)를 취한 상태에서 오른쪽 다리를 왼쪽 위에 포개어놓고 오른팔은 들어 올린다. 오른쪽 다리를 굽히고 발가락을 곧게 편 상태에서 오른발 바깥 면이 왼쪽 허벅지 위에 닿도록 놓는다. 이 자세를 15~30초 정도 유지한다.

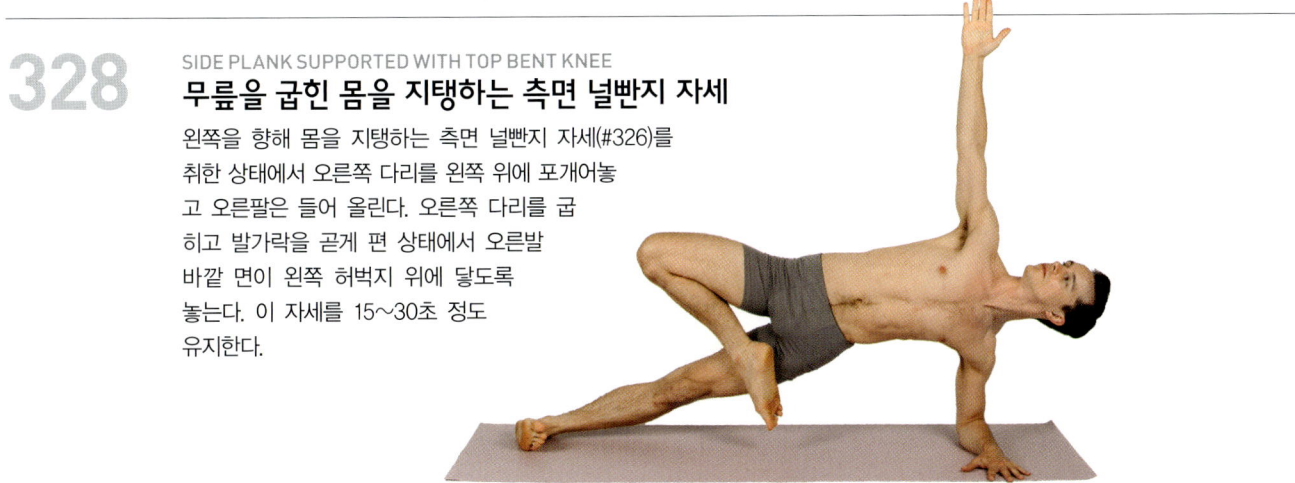

329

CROW POSE
까마귀 자세

'기중기 자세', '바카사나(Bakasana)'라고도 불리는 중급 동작으로 팔, 어깨, 복부, 손목을 강화해 탄탄하게 만들어준다. 균형감을 향상시키기에 효과적인 자세이자 팔로 균형 잡기를 마스터하기 위한 입문 동작이다.

- serratus anterior 앞톱니근, 전거근
- pectoralis major 큰가슴근, 대흉근
- deltoideus posterior 뒤어깨세모근, 후면삼각근
- deltoideus anterior 앞어깨세모근, 전면삼각근
- coracobrachialis 부리위팔근, 오훼완근
- triceps brachii 위팔세갈래근, 상완삼두근
- trapezius 등세모근, 승모근
- biceps brachii 위팔두갈래근, 상완이두근
- iliopsoas* 엉덩이허리근, 장요근*

- 몸을 내려 깊은 스쿼트 자세를 취하고 엉덩이를 무릎보다 더 내려 쪼그려 앉는다. 몸통을 앞으로 숙인다. 머리는 앞에 두고 손가락은 쫙 펴서 바닥을 짚는다.
- 팔꿈치를 구부리면서 무릎을 위팔에 밀착시킨다. 발끝을 들어 몸을 떠받치고 정강이는 위팔을 따라 내린다.
- 한 번에 한 다리씩 들면서 체중은 손목에 싣는다. 비틀거리며 균형을 찾는다. 이 자세를 20초~1분 정도 유지한다.

올바른 동작
균형을 유지하기 위해 시선은 바닥의 한 지점에 둔다. 앞으로 거꾸러지는 것이 걱정된다면 담요를 접어 앞에 둔다.

잘못된 동작
갑작스럽게 자세를 취하지 않는다. 한 번에 한 다리씩 들도록 한다. 머리를 떨어뜨리지 말고 중립 자세를 유지한다.

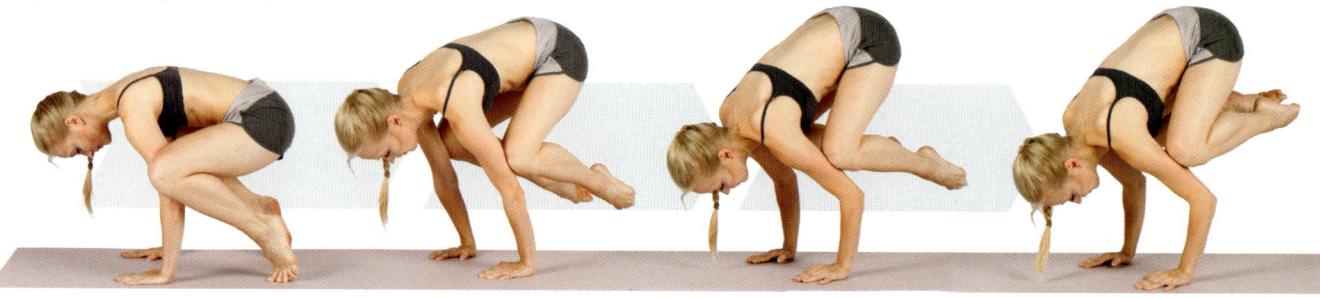

330
SIDE CROW POSE 1
측면 까마귀 자세 1
손바닥을 바닥에 대고 쪼그려 앉는다. 팔을 벌려 구부린 무릎 왼쪽에 놓는다. 왼쪽 허벅지의 바깥쪽에 오른쪽 팔을 댄다. 몸을 앞으로 기울여 골반과 허벅지를 바닥에서 들어 올린다.

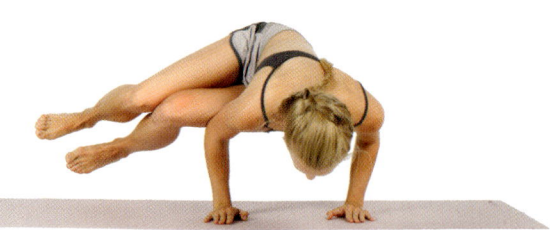

331 — EIGHT ANGLE POSE
팔각 자세
손바닥을 바닥에 대고 쭈그려 앉는다. 팔을 벌려 왼팔을 오른쪽 무릎 뒤에 놓는다. 몸을 앞으로 기울여 골반과 허벅지를 바닥에서 들어 올린다. 오른발 위에 왼발을 교차시킨다.

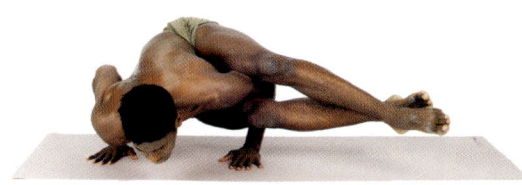

332 — ROOSTER POSE
수탉 자세
연꽃 자세(#415)를 취한 다음 양손을 종아리와 허벅지를 지나 통과시킨 후 똑바로 펴서 바닥을 짚는다. 양팔을 무릎 옆에 위치시킨다. 숨을 내쉬면서 바닥에서 몸을 떼 들어 올린다. 손목과 손에 의지해 몸을 지탱한다.

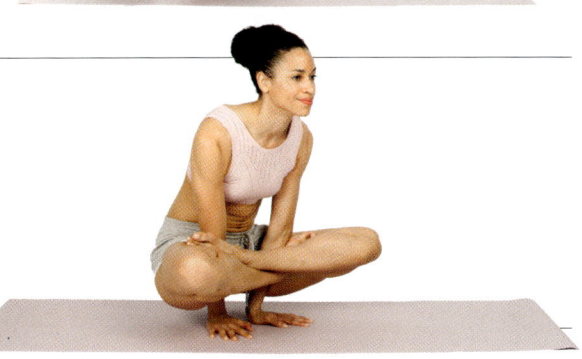

333 — PENDANT POSE
펜던트 자세
발뒤꿈치를 대고 앉아 종아리를 교차시키고 무릎은 구부린다. 양팔은 어깨너비로 벌려 엉덩이 옆에 놓는다. 몸을 앞쪽으로 들어 올리고 다리는 뒤로 든다.

334 — CRANE POSE KNEES OFF TRICEPS
삼두근으로 무릎을 들어 올리는 기중기 자세
까마귀 자세(#329)를 취한 다음 무게중심을 앞으로 실어 무릎이 삼두근에서 살짝 들리게 한다. 무릎은 구부리고 발은 모은 자세를 유지한다. 발가락은 곧게 편다.

335 — TWO HANDED ARM BALANCE
양팔로 균형을 잡는 자세
까마귀 자세(#329)를 취한 다음 천천히 몸을 내리면서 지탱하고 있는 양팔과 양다리를 쭉 뻗는다. 다리를 양쪽 옆에서 앞으로 쭉 펴서 허벅지 안쪽이 위팔에 닿게 한다.

336 — ONE LEGGED CROW POSE
한 다리를 접은 까마귀 자세
까마귀 자세(#329)를 취한 다음 체중을 앞으로 옮겨 양쪽 팔꿈치가 가슴 아래에 오게 한 후 양다리를 뒤로 뻗고 발가락은 곧게 편다. 왼쪽 무릎을 구부려 왼쪽 삼두근까지 끌어온다.

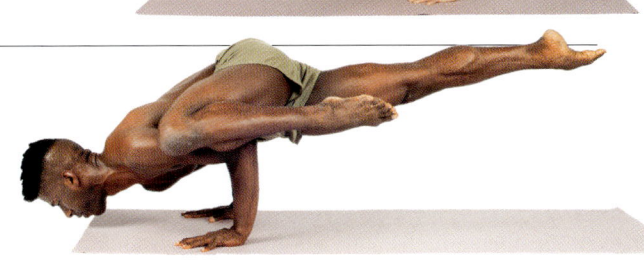

337 — SIDE CROW POSE 2
측면 까마귀 자세 2
다리를 구부린 채로 한쪽 팔꿈치에 의지한 상태에서 측면 까마귀 자세 1(#330)을 취한 다음 엉덩이를 위로 들어 올려 상체가 좀 더 앞으로 기울어지게 한다.

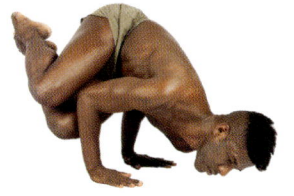

338

DOWNWARD FACING DOG
고개 숙인 개 자세

아도 무카 스바나사나(Adho Mukha Svanasana)는 어깨, 허벅지 뒤쪽, 종아리를 스트레칭해주는 초급 동작으로 팔과 다리를 강화시켜준다. 손목터널증후군이 있으면 이 동작을 하지 않는다.

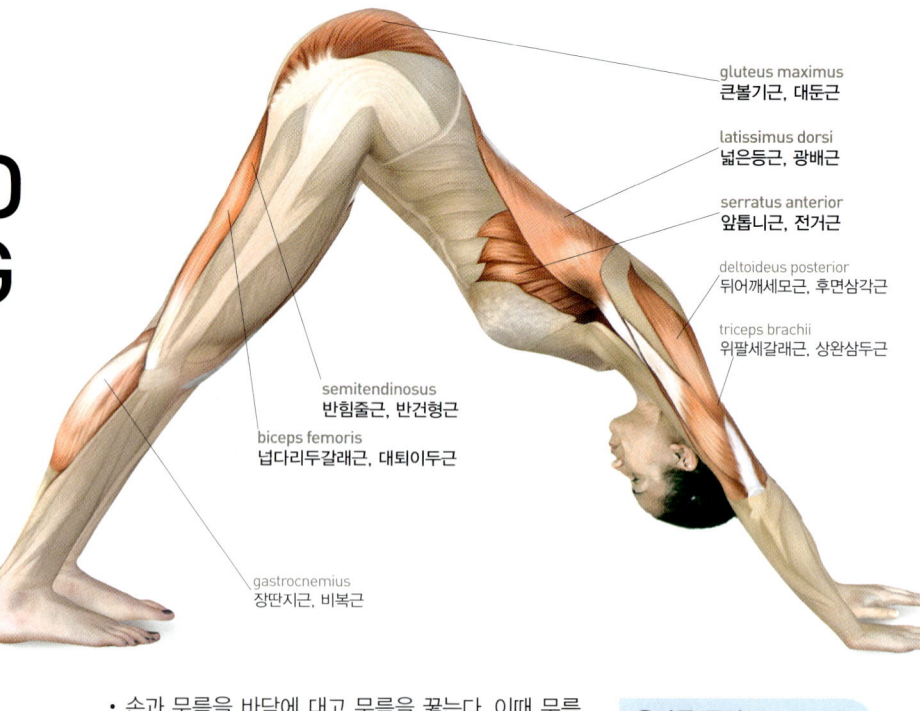

- 손과 무릎을 바닥에 대고 무릎을 꿇는다. 이때 무릎은 엉덩이 밑에 두고 발가락은 구부린다. 숨을 내쉬면서 좌골을 천장을 향해 든다.
- 발뒤꿈치와 손바닥으로 바닥을 누르면서 무릎과 팔꿈치를 쭉 펴고 머리는 양쪽 팔 사이에 둔다. 이 자세를 30초~2분 정도 유지한다.

올바른 동작
처음 이 동작을 실시할 때는 무릎을 굽히고 발뒤꿈치를 든다. 허벅지 근육을 수축시켜 척추를 길게 늘이고 어깨의 압력을 완화한다.

잘못된 동작
어깨가 겨드랑이 쪽으로 처지지 않도록 하고 척추를 둥글게 구부리지 않는다.

339 REVOLVED DOWNWARD DOG
몸을 돌린 고개 숙인 개 자세
고개 숙인 개 자세(#338)를 취한 다음 허리를 비틀면서 오른손을 아래로 뻗어 왼발의 바깥쪽에 댄다.

340 DOWNWARD DOG TIPTOES
발끝을 든 고개 숙인 개 자세
고개 숙인 개 자세(#338)를 취한 다음 등을 아치형으로 구부리고 발끝을 든다. 무릎을 구부려 이마에 닿도록 끌어온다.

341 DOWNWARD DOG WIDE FEET
다리를 넓게 벌린 고개 숙인 개 자세
고개 숙인 개 자세(#338)를 취한 다음 편안한 범위에서 최대한 넓게 다리를 벌리고 발바닥은 바닥에 붙인다. 이 자세를 30초~1분 정도 유지한다.

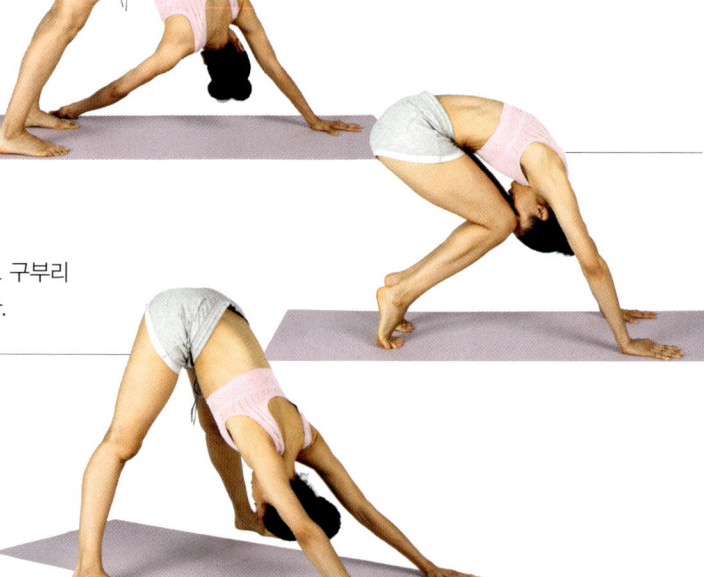

342 DOWNWARD DOG FOREHEAD TO GROUND
이마를 바닥에 댄 고개 숙인 개 자세
고개 숙인 개 자세(#338)를 취한 다음 머리가 매트에 닿을 때까지 팔을 조금씩 앞으로 움직여 간다. 손바닥은 바닥을 짚고 발은 고정시킨다.

343 DOWNWARD DOG SUPPORTED
몸을 지탱하는 고개 숙인 개 자세
고개 숙인 개 자세(#338)를 취한 다음 머리가 매트에 닿을 때까지 팔을 조금씩 앞으로 움직여 간다. 손바닥은 바닥을 짚고 발은 고정시킨다. 팔뚝이 매트에 닿을 때까지 팔을 뒤로 당겨 팔꿈치를 구부린다. 머리를 바닥에서 뗀다.

344 DOWNWARD DOG HANDS BOUND
손깍지 낀 고개 숙인 개 자세
다리를 쭉 펴고 고개 숙인 개 자세(#338)를 취한다. 머리가 매트에 닿을 때까지 팔을 조금씩 앞으로 움직여 간다. 손바닥은 바닥을 짚고 발은 고정시킨다. 체중을 머리로 옮겨 싣고 손깍지를 낀 다음 팔을 든다.

345 SHIVALINGA
쉬바링가 자세
무릎을 꿇은 자세에서 몸통을 아래로 접고 머리를 아래로 내려 머리 꼭대기가 허벅지 근처 바닥에 닿게 한다. 양팔을 앞으로 뻗어 바닥과 평행을 이루게 하고 손깍지를 낀다.

346 EAR PRESSURE POSE
귀 누르기 자세
쉬바링가 자세(#345)를 취한 다음 양팔을 뒤로 돌려 발바닥을 잡고 머리를 허벅지 가까이로 끌어오거나 허벅지에 댄다.

347 DOWNWARD DOG WITH BENT KNEE
무릎을 구부린 고개 숙인 개 자세
고개 숙인 개 자세(#338)에서 오른쪽 다리를 들어 올려 허벅지가 바닥과 평행을 이루게 하고 무릎을 구부린 다음 발가락을 곧게 편다. 척추를 똑바로 펴고 머리를 숙여 양팔 사이에 둔다.

348 DOWNWARD DOG LEG EXTENSION
다리를 위로 뻗은 고개 숙인 개 자세
고개 숙인 개 자세(#338)를 취한 상태에서 오른쪽 다리를 위로 쭉 펴서 올리고 발가락은 천장을 향해 곧게 편다. 이 자세를 15~30초 정도 유지한 뒤 다리를 바꿔 실시한다.

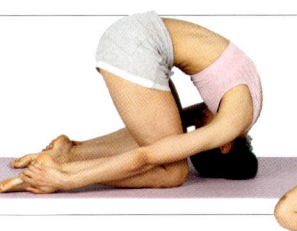
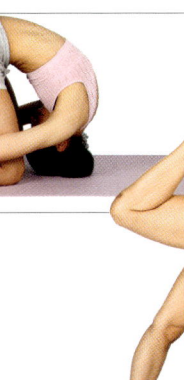
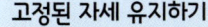

고정된 자세 유지하기
들어 올리거나 쭉 뻗는 동작을 할 때 팔과 다리로 몸을 지탱하면서 고정된 자세를 유지하고 척추와 머리가 일직선이 되도록 자세를 유지하는 것이 중요하다.

Arm Routines 팔 운동

349

PLOW POSE
쟁기 자세

할라사나(Halasana)는 스트레스를 해소하고 두통과 요통을 완화해주며 소화를 촉진시켜주는 중급 동작이다.

- 양팔을 옆구리에 붙이고 반듯이 눕는다. 무릎을 구부리면서 다리를 바닥에서 든다. 손으로 바닥을 누르면서 엉덩이 부분을 높이 들어 올린다.
- 등을 굴려 올려 바닥에서 떼고 위로 세운다. 등 아랫부분을 팔을 구부려 지탱한다.
- 다리를 머리 위로 넘겨 쭉 뻗으면서 발가락이 바닥에 닿도록 내린다.

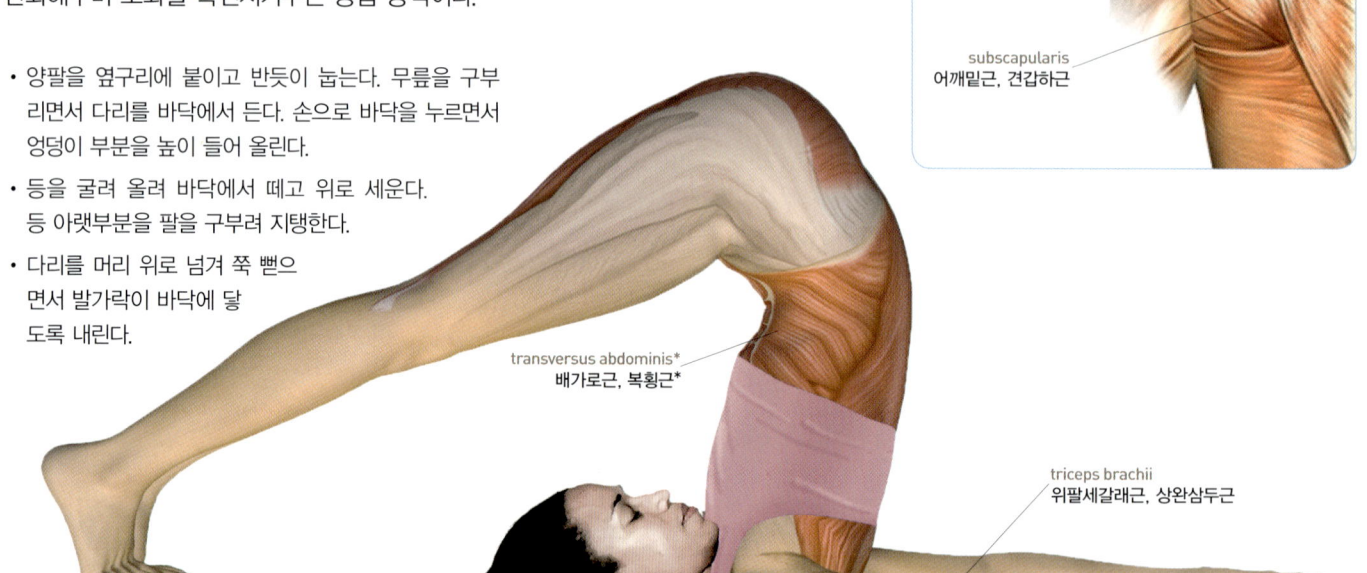

올바른 동작
몸통이 바닥과 거의 수직을 이뤄야 한다. 목과 허를 이완시킨다. 등을 편하게 하기 위해 담요를 접어 어깨를 받친다.

잘못된 동작
다리를 아래로 내릴 때 갑작스럽게 휙 넘기지 않는다. 동작을 조금씩 조절하면서 내린다.

350
PLOW MODIFICATION
쟁기 자세의 변형

다리를 쭉 뻗고 발가락은 앞을 향해 말아 바닥에 댄 쟁기 자세(#349)에서 발가락을 곧게 펴면서 다리를 머리 쪽으로 더 끌어당긴다. 손을 들어 허리의 잘록한 부분을 받친다.

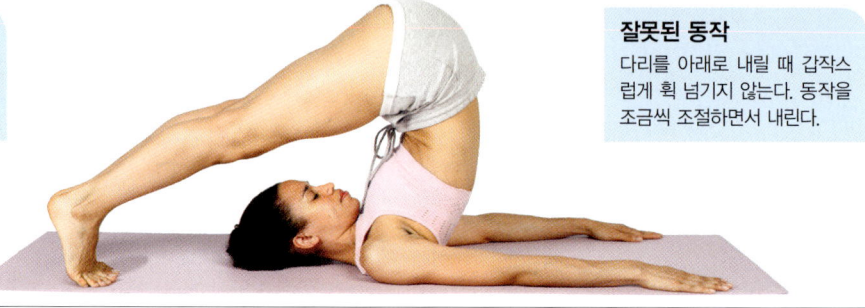

351   PLOW BOUND HANDS
손깍지 낀 쟁기 자세

쟁기 자세에서 조금 변형된 상급 동작이다.
손깍지를 껴 어깨 스트레칭 효과를 높인다.

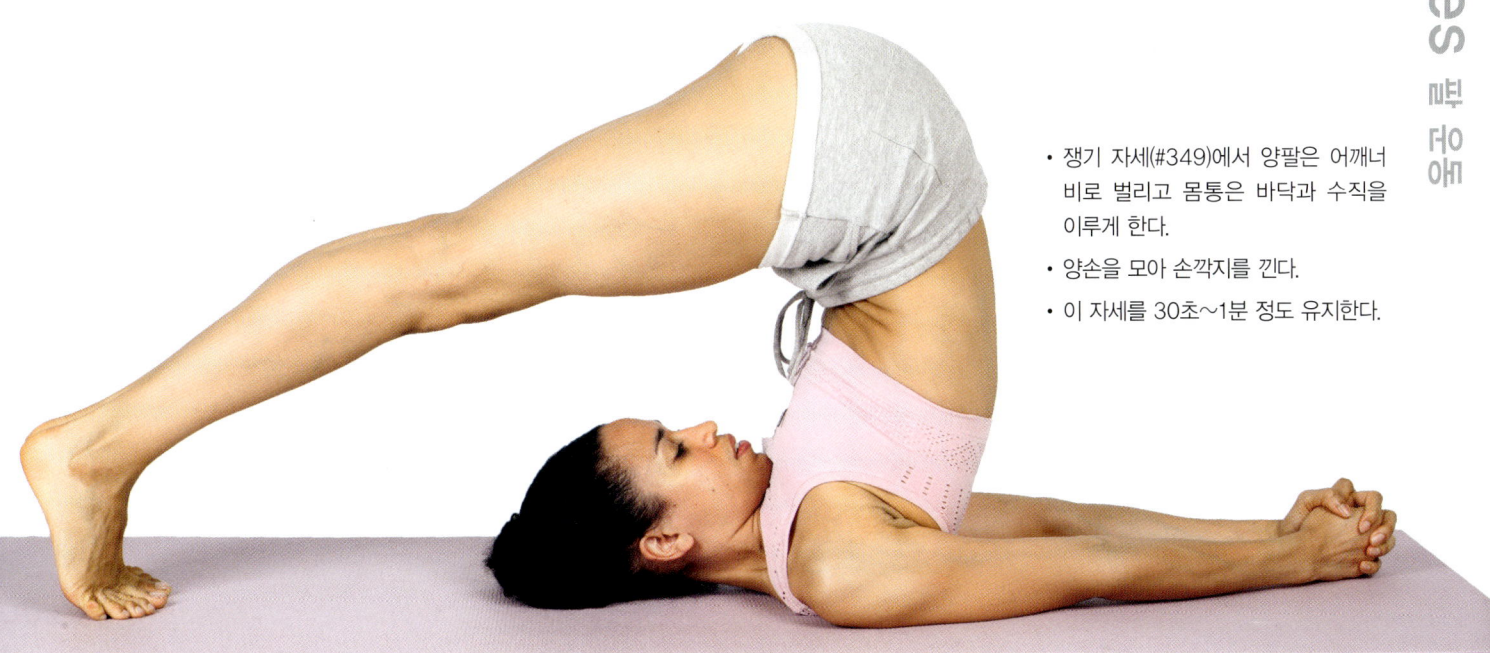

- 쟁기 자세(#349)에서 양팔은 어깨너비로 벌리고 몸통은 바닥과 수직을 이루게 한다.
- 양손을 모아 손깍지를 낀다.
- 이 자세를 30초~1분 정도 유지한다.

352   PLOW POSE HANDS TO TOES
발가락을 잡는 쟁기 자세

쟁기 자세의 변형(#350) 자세를 취한 다음 양팔을 어깨 위로 올려 발을 잡는다. 엉덩이는 어깨 너머에 위치하게 된다.

353   ONE LEGGED PLOW POSE
한 다리를 접은 쟁기 자세

쟁기 자세(#349)에서 오른팔을 머리 옆에 붙인 다음 팔꿈치를 위로 꺾고 손가락으로는 바닥을 짚는다. 쭉 뻗은 오른쪽 다리를 팔꿈치로 받치고 왼쪽 다리는 구부린다.

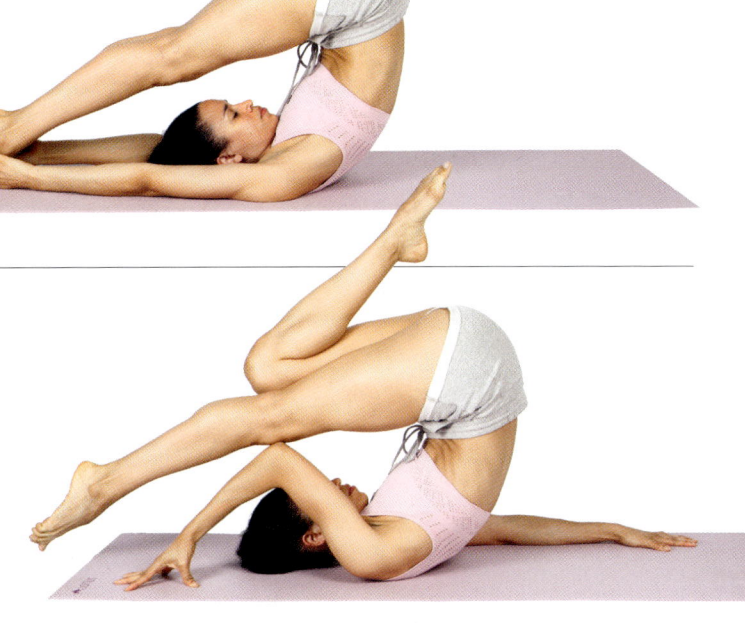

354
SHOULDER STAND
어깨로 서기 자세

'살람바 사르반가사나(Salamba Sarvangasana)' 또는 '어깨로 받치고 서는 자세'라고 불리는 중급 동작으로 어깨, 목, 위쪽 척추를 강화해주고 소화를 촉진시켜주며 스트레스를 해소하는 데 좋은 자세다. 골반을 똑바로 들어 올리기 힘들면 발로 벽을 타고 올라가면서 시도해본다.

올바른 동작
목과 허리를 이완시킨다. 목에 너무 큰 부담이 갈 경우 담요를 접어 어깨 아래에 받친다.

잘못된 동작
자세를 취한 다음에는 엉덩이를 구부리지 않는다. 엉덩이를 구부리면 목과 척추에 압박이 가해진다. 팔꿈치를 옆으로 벌리지 않는다.

- infraspinatus 가시위근, 극상근
- supraspinatus 가시아래근, 극하근
- subscapularis 어깨밑근, 견갑하근

- 팔을 양옆에 놓고 반듯이 눕는다. 무릎을 구부리면서 양팔을 바닥에 대고 눌러 엉덩이 부분을 들어 올린다.
- 등을 위로 굴려 올려 다리를 높이 들고 양손으로 등 아랫부분을 받쳐준다.
- 이 자세를 30초~5분 정도 유지한다.

- biceps femoris 넙다리두갈래근, 대퇴이두근
- gluteus maximus 큰볼기근, 대둔근
- gluteus medius* 중간볼기근, 중둔근*
- transversus abdominis* 배가로근, 복횡근*
- rectus abdominis 배곧은근, 복직근
- latissimus dorsi 넓은등근, 광배근
- triceps brachii 위팔세갈래근, 상완삼두근

355
INVERTED SHOULDER STAND
역 어깨로 서기 자세

다리를 높이 들고 발가락은 곧게 뻗어 어깨로 서기 자세(#354)를 취한 다음 오른발이 바닥에 닿을 때까지 다리를 기울이고 발가락은 머리를 향하게 한다. 이 자세를 30초~1분 정도 유지한 뒤 다리를 바꿔 실시한다.

356 SHOULDER STAND SUPPORTED ONE LEG
한 다리로 몸을 지탱하는 어깨로 서기 자세
어깨로 서기 자세(#354)를 취한 다음 왼쪽 다리를 내려 바닥에 대고 발가락은 곧게 편다. 이 자세를 30초~1분 정도 유지한 뒤 다리를 바꿔 실시한다.

357 LEG CONTRACTION POSE
다리 당기기 자세
어깨로 서기 자세(#354)를 취한 다음 왼쪽 무릎을 구부려 엉덩이 높이까지 내리고 발가락은 천장을 향해 곧게 편다. 이 자세를 30초~1분 정도 유지한 뒤 다리를 바꿔 실시한다.

358 SHOULDER STAND HANDS BOUND
손깍지 낀 어깨로 서기 자세
어깨로 서기 자세(#354)를 취한 다음 등을 받치고 있던 손을 떼면서 몸의 무게중심을 찾는다. 양팔을 뒤로 뻗어 손깍지를 낀다.

359 SHOULDER STAND UNSUPPORTED HAND TO CALF
몸을 지탱하지 않고 종아리를 잡는 어깨로 서기 자세
어깨로 서기 자세(#354)를 취한 다음 오른쪽 다리를 내려 바닥에 닿게 하고 양손으로 종아리를 잡는다. 이때 들어 올린 다리는 앞으로 기울어지게 된다.

360 EXTENDED HAND TO TOE POSE IN SHOULDER STAND
발 잡고 서기 자세가 결합된 어깨로 서기 자세
어깨로 서기 자세(#354)를 취한 다음 왼쪽 다리를 내려 바닥에 닿게 하고 왼손으로 발가락을 잡는다. 오른팔은 뒤로 뻗어 지탱한다.

361 LEG POSITION OF POSE DEDICATED TO GARUDA
가루다 자세의 다리 동작
어깨로 서기 자세(#354)를 취한 다음 왼쪽 다리를 살짝 구부리고 오른쪽 종아리로 왼쪽 무릎을 감싼다. 척추는 바닥과 직각을 이루게 한다.

362 ONE LEGGED UNSUPPORTED WHOLE BODY POSE
한 다리로 하는 전신 자세
어깨로 서기 자세(#354)를 취한 다음 오른쪽 다리를 내려 바닥에 닿게 하고 발가락은 머리를 향하게 한 상태에서 양손을 허벅지까지 들어 올린다.

363 SHOULDER STAND UNSUPPORTED POSE
몸을 지탱하지 않는 어깨로 서기 자세
어깨로 서기 자세(#354)를 취한 다음 몸통과 다리를 머리 쪽으로 살짝 기울이고 양팔을 쭉 펴 허벅지에 닿을 때까지 높이 들어 올린다.

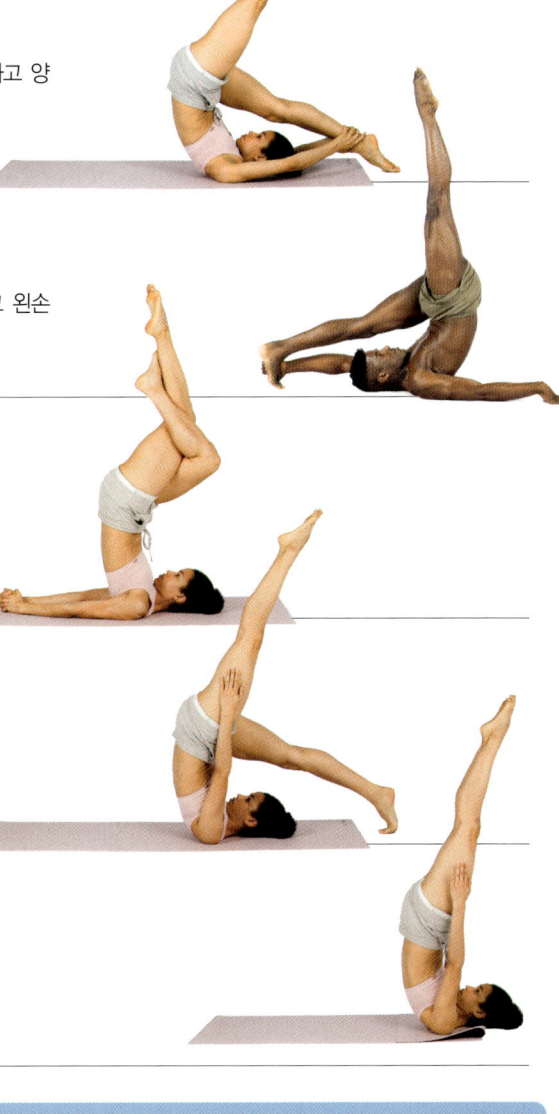

364

HEAD STAND
물구나무서기 자세

살람바 시르사사나(Salamba Sirsasana)는 복부를 강화시켜 탄탄하게 만들어주며 팔, 다리, 척추에 힘을 길러주는 상급 동작이다. 특히 균형감을 향상시키는 데 좋은 자세다. 다리를 올릴 때 척추가 처지거나 구부러지면 무릎을 살짝 굽힌다.

올바른 동작
다리를 위로 쭉 뻗기 전에 몸통이 바닥과 직각을 이뤄야 한다. 머리로 받치고 서서 균형을 잡기 힘들면 어깨 뒷부분을 벽에 대고 수련한다.

잘못된 동작
목에 체중을 다 싣지 말고 팔뚝에 골고루 나눈다. 갑작스럽게 자세를 취하거나 다리를 한 번에 하나씩 올리지 말아야 한다.

- 이마를 바닥에 댄 고개 숙인 개 자세(#342)를 취한 다음 손은 깍지를 끼고 양팔로 머리를 감싸 안는다.
- 체중을 어깨와 팔뚝으로 옮기면서 다리를 앞으로 이동해 좌골이 천장을 향하게 한다. 숨을 내쉬면서 무릎을 구부려 발가락이 위를 향하게 한다. 허벅지를 복부까지 끌어온다. 호흡을 계속하면서 균형을 잡는다.
- 숨을 내쉬면서 천천히 천장을 향해 발을 든다. 양다리를 쭉 뻗고 꼬리뼈는 치골 쪽으로 당긴다. 이 자세를 10초~3분 정도 유지한다.
- 양쪽 발을 동시에 내리면서 자세를 푼다.

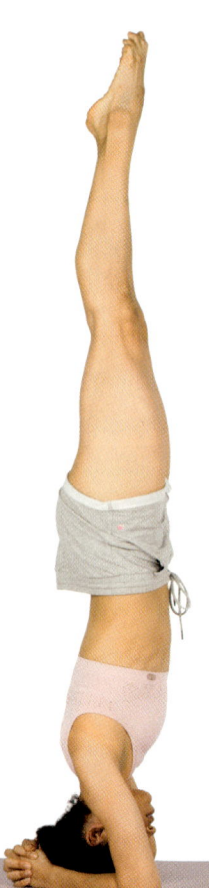

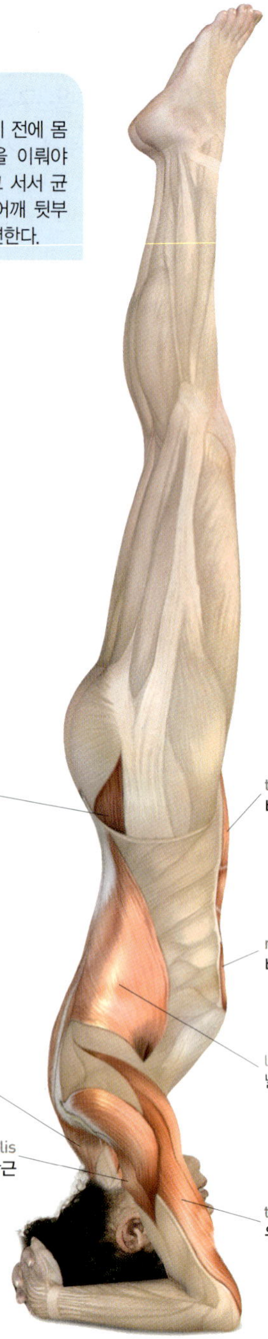

gluteus medius*
중간볼기근, 중둔근*

transversus abdominis*
배가로근, 복횡근*

rectus abdominis
배곧은근, 복직근

trapezius
등세모근, 승모근

latissimus dorsi
넓은등근, 광배근

deltoideus medialis
안쪽어깨세모근, 내측삼각근

triceps brachii
위팔세갈래근, 상완삼두근

365
ONE LEGGED HEAD STAND
한 다리를 내린 물구나무서기 자세

양다리를 위로 쭉 뻗고 발가락은 천장을 향해 곧게 편 물구나무서기 자세(#364)에서 오른쪽 다리를 뒤로 살짝 기울이면서 왼쪽 다리는 엉덩이부터 앞으로 내린다. 발가락이 거의 바닥에 닿을 만큼 앞으로 기울인다.

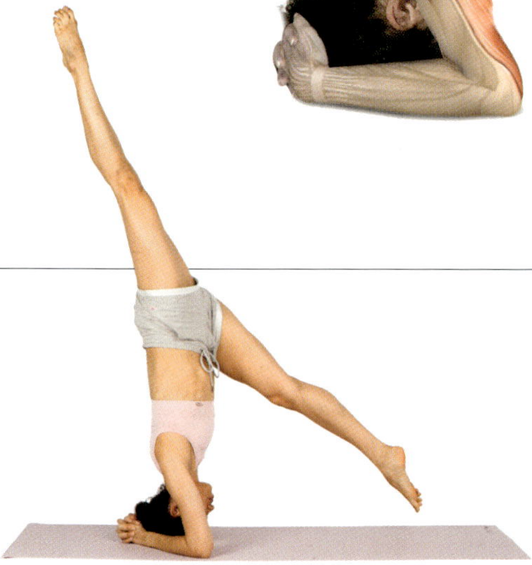

366 LEG CONTRACTION KNEE BEND POSE
다리를 당겨 무릎을 구부리는 자세

다리를 위로 든 물구나무서기 자세(#364)에서 오른쪽 다리를 뒤로 살짝 기울이면서 왼쪽 다리는 앞으로 내린다. 이때 무릎을 구부려 허벅지가 바닥과 평행이 되게 하고 발가락은 천장을 향해 곧게 편다.

367 SVASTIKA LEGS
스바스티카 다리 자세

제어력, 집중력, 코어의 엄청난 유연성이 필요한 고난이도의 물구나무서기 변형 자세다. 스바스티카란 한 방향으로 꺾인 십자 모양의 무늬로 '행운', '안녕'을 의미하는 고대 인도의 신성한 상징이다. 스바스티카는 태양의 움직임을 상징하기도 한다.

- 물구나무서기 자세(#364)를 취한 다음 천천히 양다리를 벌려 허벅지가 바닥과 거의 평행을 이루도록 한다.
- 앞에 있는 다리를 앞으로 구부려 발가락이 위를 향하게 한 다음 뒤에 있는 다리를 구부려 발가락이 아래를 향하게 한다.

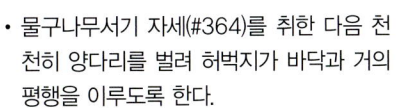

368 SEATED ANGLE POSE
앉은 모양의 물구나무서기 자세

체중을 팔뚝에 실은 물구나무서기 자세(#364)에서 무릎을 천천히 바깥쪽으로 구부려 발바닥을 서로 맞댄다.

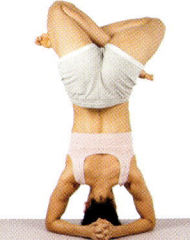

369 UPWARD LOTUS POSE
위를 향한 연꽃 자세

물구나무서기 자세(#364)에서 양쪽 무릎을 바깥쪽으로 구부린다. 이때 왼쪽 발뒤꿈치 뒷부분을 오른쪽 엉덩이 쪽으로 밀어 넣어 왼쪽 종아리가 오른쪽 정강이에 닿게 하여 연꽃 자세 다리를 만든다. 이 자세를 30초~2분 정도 유지한 뒤 다리를 바꿔 실시한다.

370 CRANE POSE
크레인 자세

물구나무서기 자세(#364)를 취한 다음 양손을 벌리고 손을 펴서 바닥에 댄다. 무릎을 굽히고 허벅지를 끌어당겨 복부에 닿게 한다. 내려온 다리와 발가락은 위를 향해 곧게 편다.

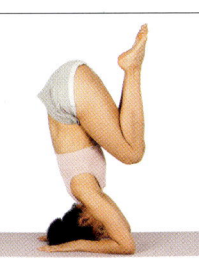

371 CRANE POSE ONE LEG EXTENDED
한 다리를 편 크레인 자세

무릎을 굽혀 다리를 복부에 붙인 크레인 자세(#370)에서 왼쪽 다리를 옆으로 쭉 뻗고 발가락은 곧게 편다. 이 자세를 30초~2분 정도 유지한 뒤 다리를 바꿔 실시한다.

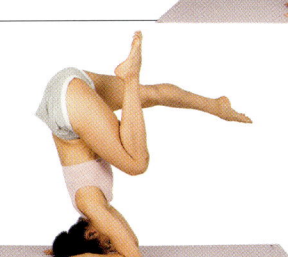

372
UPWARD FACING PLANK
위를 향한 널빤지 자세

푸르보타나사나(Purvottanasana)는 척추, 팔, 허벅지 뒤쪽을 강화해 줄 뿐만 아니라 엉덩이와 가슴을 펴주는 중급 동작이다. 천천히 호흡하면서 호흡을 이용해 등을 더 활짝 편다. 목과 손목에 부상이 있으면 이 동작을 피하는 게 좋다.

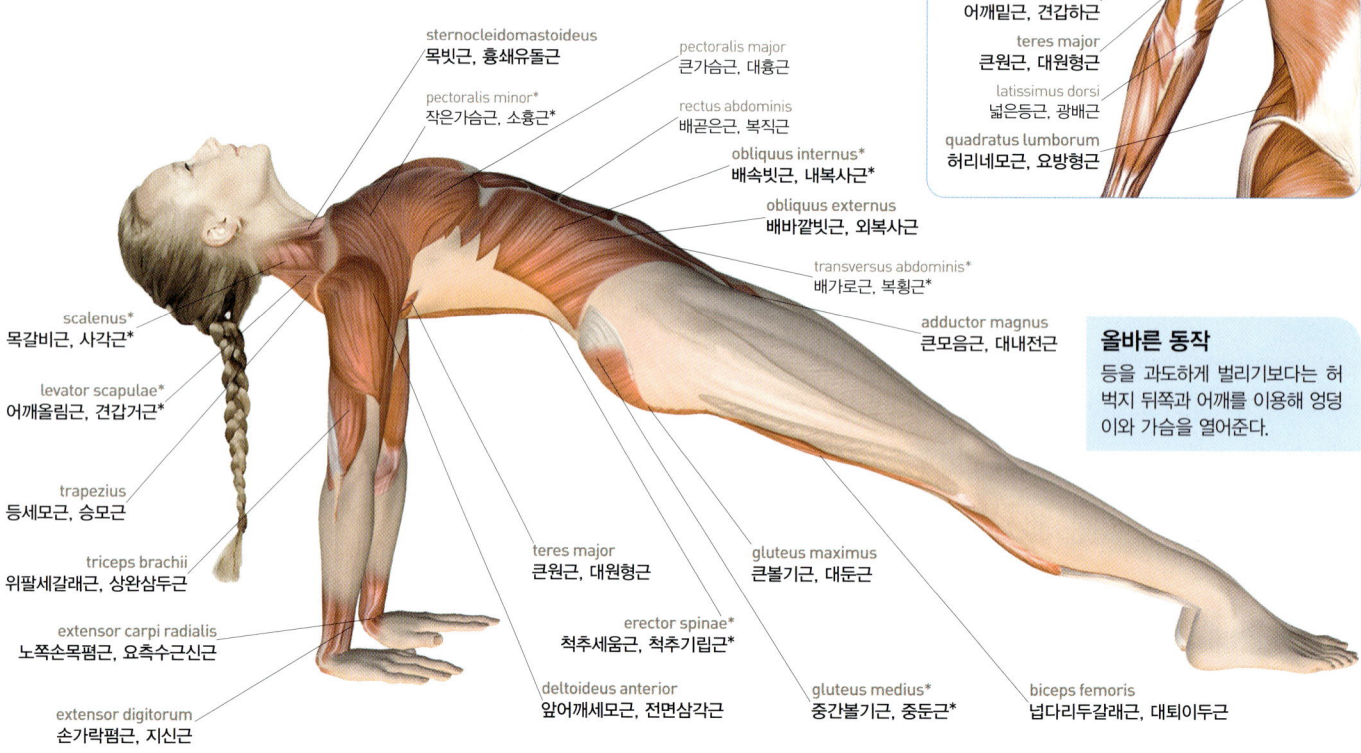

올바른 동작
등을 과도하게 벌리기보다는 허벅지 뒤쪽과 어깨를 이용해 엉덩이와 가슴을 열어준다.

- 다리를 쭉 뻗은 막대 자세(#381)에서 손바닥으로 엉덩이에서 30cm 정도 뒤를 짚는다. 이때 손가락은 앞쪽을 향하게 한다.
- 무릎을 가슴 쪽으로 끌어와 발뒤꿈치로 엉덩이에서 30cm 정도 떨어진 곳을 딛는다.
- 등과 허벅지가 바닥과 평행을 이룰 때까지 엉덩이를 든다. 다리는 한 번에 한 다리씩 쭉 편다. 가슴을 들고 어깨뼈를 모아 등이 아치형을 이루게 한다. 목을 길게 늘인 다음 뒤로 살짝 떨어뜨린다. 이 자세를 30초 정도 유지한다.

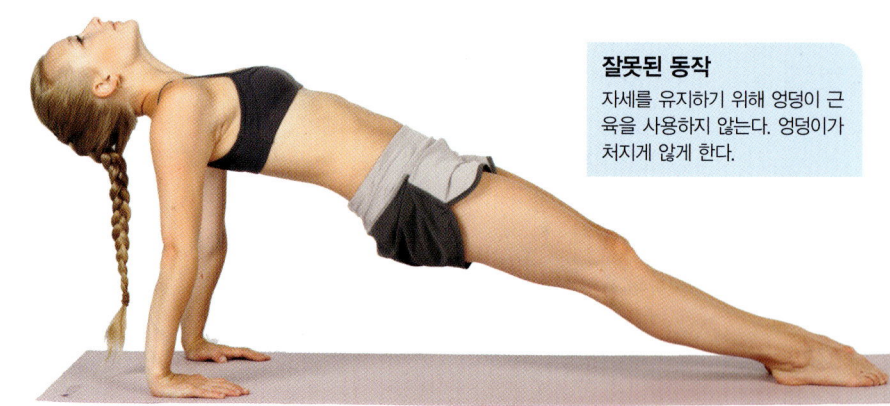

잘못된 동작
자세를 유지하기 위해 엉덩이 근육을 사용하지 않는다. 엉덩이가 처지게 않게 한다.

373 FEET WIDE EASTERN INTENSE STRETCH
발을 벌린 강한 이스턴 스트레칭 자세

위를 향한 널빤지 자세의 변형 동작으로 다리를 좀 더 쭉 펴고 허벅지 뒤쪽에 집중하는 자세다. 어깨뼈를 모아 가슴을 여는 자세를 유지한다. 허벅지 뒤쪽이 너무 약해서 몸을 들어 올릴 수 없으면 무릎을 살짝 구부린다.

> **발뒤꿈치 풀어주기**
> 이 자세는 발뒤꿈치와 종아리를 동시에 스트레칭해주므로 족저근막염이 있는 사람들에게 도움이 된다.

- 위를 향한 널빤지 자세(#372)에서 다리를 쭉 펴고 발을 모은 상태에서 발가락은 앞을 향해 곧게 편다.
- 어깨너비 정도로 다리를 벌리고 발가락을 위로 들어 체중이 발뒤꿈치에 실리게 한다. 이때 발가락은 천장을 향하게 한다.
- 이 자세를 30초 정도 유지한 뒤 막대 자세(#381)로 돌아온다.

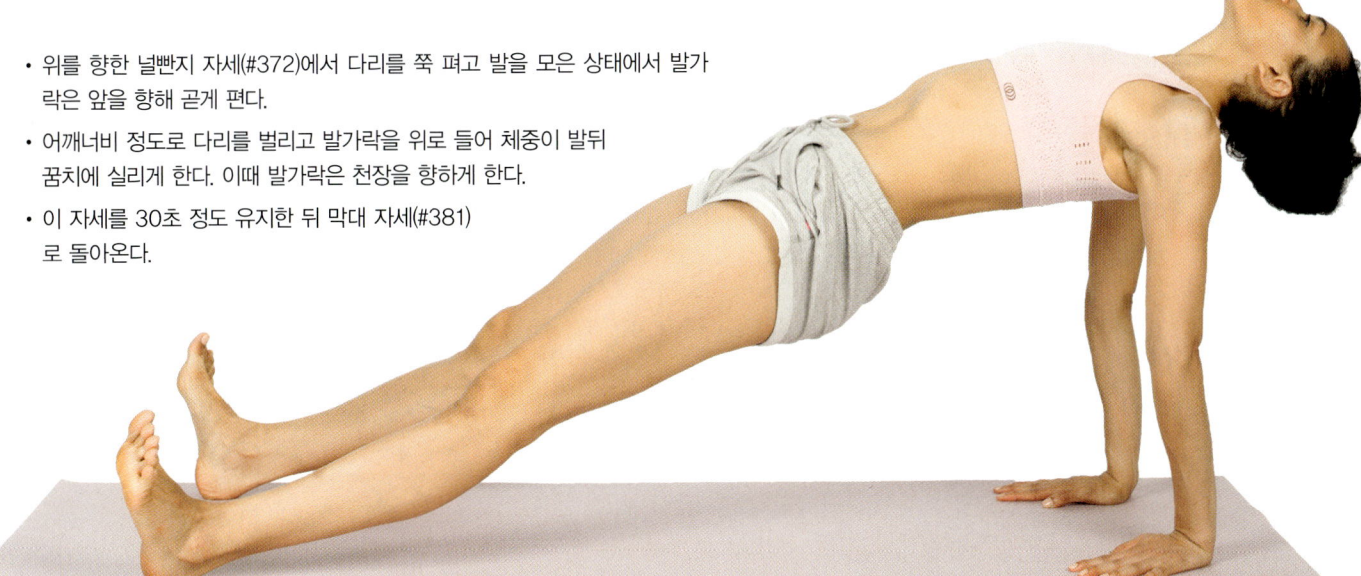

374 EASTERN INTENSE STRETCH POSE
강한 이스턴 스트레칭 자세

위를 향한 널빤지 자세(#372)를 취한 다음 몸을 아래로 내려 팔꿈치를 바닥에 댄다. 발가락은 위로 살짝 올리고 다리, 엉덩이, 척추, 어깨가 굴곡이 적은 아치를 이루게 한다.

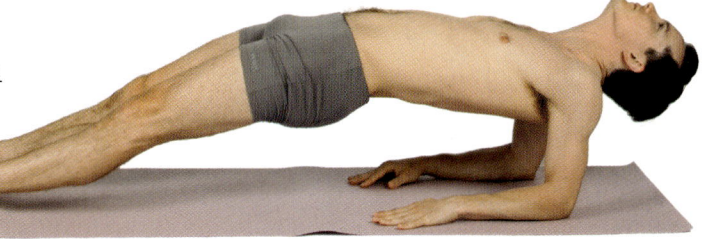

375 HALF EASTERN INTENSE STRETCH POSE
반 강한 이스턴 스트레칭 자세

팔다리를 쭉 뻗은 위를 향한 널빤지 자세(#372)를 취한 다음 무릎을 굽히고 엉덩이를 바닥을 향해 깊게 내린다. 이때 상체와 머리는 같은 자세를 유지하도록 하고 등은 살짝 위로 구부러지게 한다.

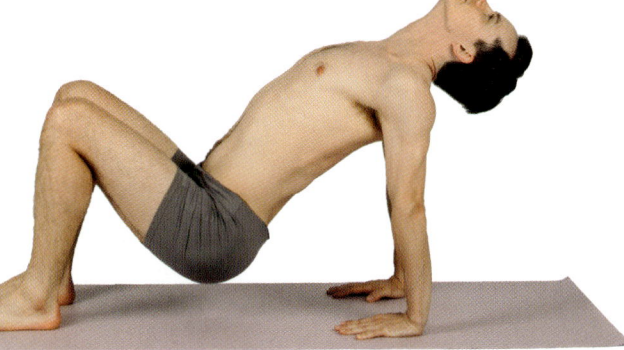

376 TIPTOE HALF EASTERN INTENSE STRETCH POSE
발끝을 든 반 강한 이스턴 스트레칭 자세

위를 향한 널빤지 자세의 변형 동작으로 손가락과 발가락 끝에 힘을 주고 버티는 동작이다. 안정성과 집중력, 균형감을 개선하는 데 유용한 자세다. 머리를 뒤로 기울일 때 턱을 위로 올리고 목은 길게 늘인다. 목이 어깨 쪽으로 떨어지지 않게 한다.

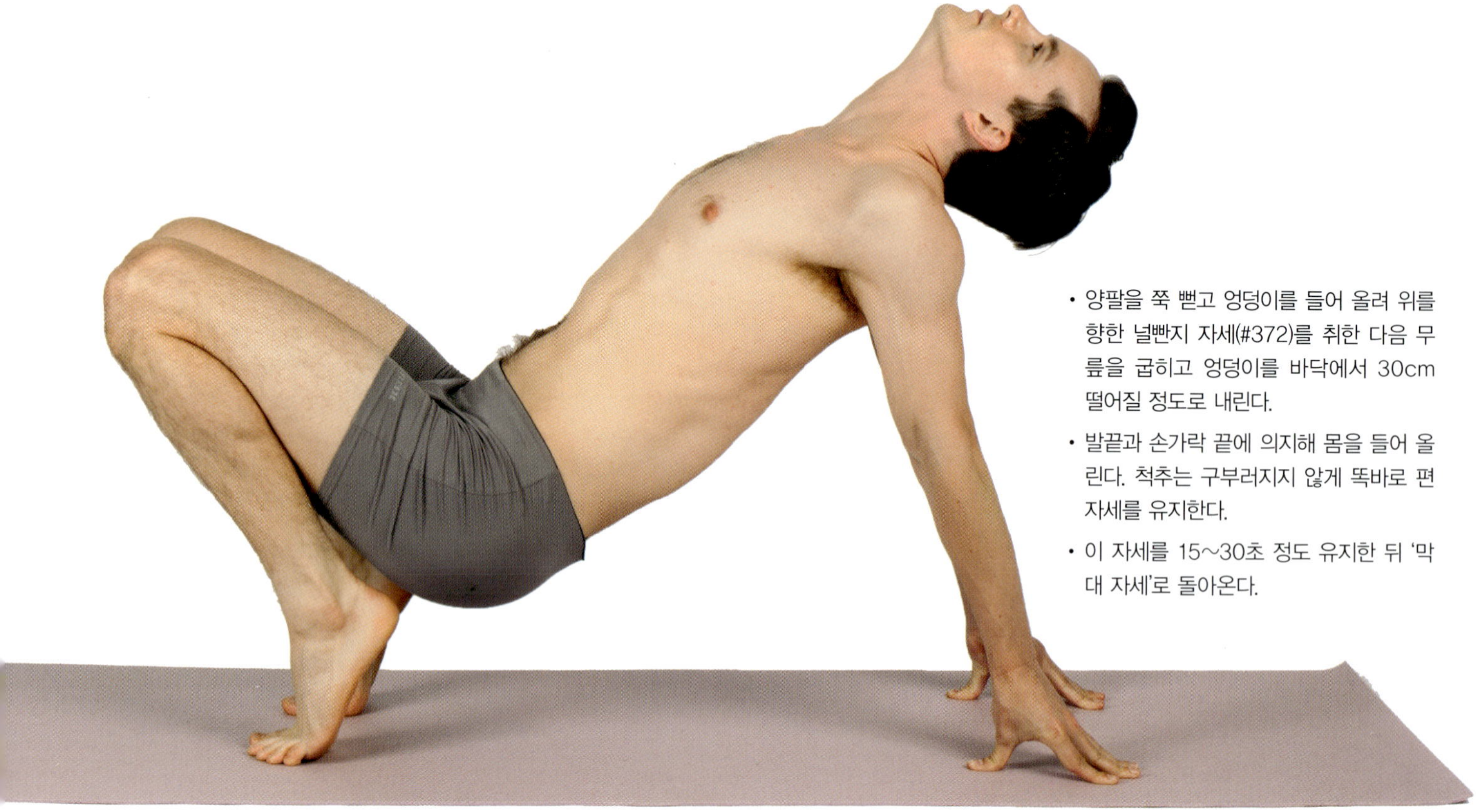

- 양팔을 쭉 뻗고 엉덩이를 들어 올려 위를 향한 널빤지 자세(#372)를 취한 다음 무릎을 굽히고 엉덩이를 바닥에서 30cm 떨어질 정도로 내린다.
- 발끝과 손가락 끝에 의지해 몸을 들어 올린다. 척추는 구부러지지 않게 똑바로 편 자세를 유지한다.
- 이 자세를 15~30초 정도 유지한 뒤 '막대 자세'로 돌아온다.

377 ONE LEGGED HALF EASTERN INTENSE STRETCH POSE 1
한 다리를 접은 반 강한 이스턴 스트레칭 자세 1

팔을 바깥쪽으로 쭉 펴고 손바닥을 바닥에 대고 반듯이 눕는다. 하체를 한쪽 엉덩이로 지탱하면서 왼발과 종아리를 오른쪽 무릎 밑에 밀어 넣는다. 이 자세를 30~60초 정도 유지한 뒤 다리를 바꿔 실시한다.

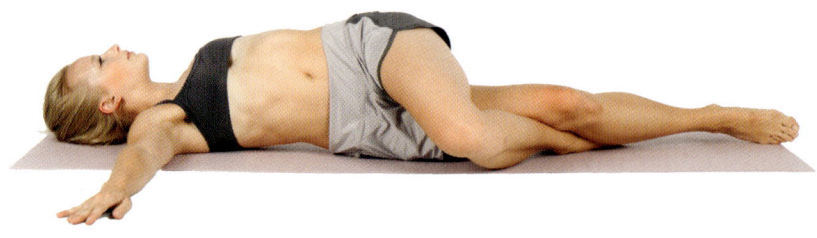

378 ONE LEGGED HALF EASTERN INTENSE STRETCH POSE 2
한 다리를 접은 반 강한 이스턴 스트레칭 자세 2

한 다리를 접은 반 강한 이스턴 스트레칭 자세 1(#377)에서 오른손을 왼쪽 무릎 위에 놓고 바닥에 대고 무릎을 가볍게 누른다.

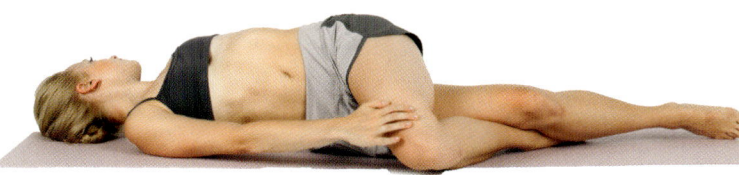

379 ONE LEGGED ON FOREARM
한 다리로 짚고 팔뚝으로 지탱한 자세

위를 향한 널빤지 자세(#372)를 취한 다음 왼쪽 무릎과 왼쪽 팔꿈치를 굽혀 왼쪽 팔뚝을 바닥에 대고 몸을 지탱한다. 오른쪽 다리를 들어 오른발을 왼쪽 무릎 위에 놓는다. 오른팔을 들어 손을 오른쪽 귀에 댄다.

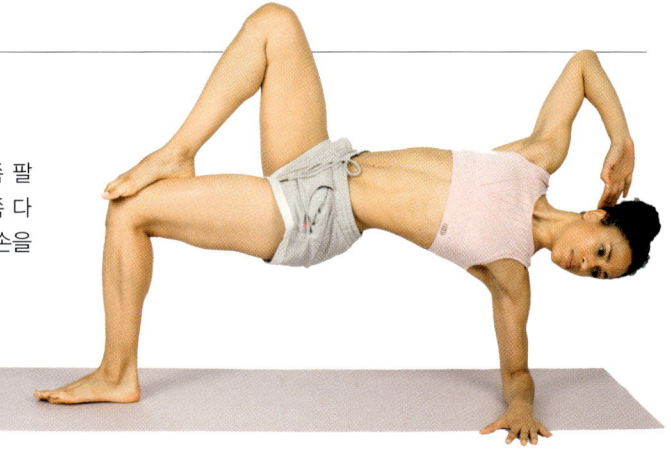

380 REVOLVED HAND TO FOOT POSE IN HALF EASTERN INTENSE STRETCH POSE
몸을 돌려 발을 잡는 반 강한 이스턴 스트레칭 자세

위를 향한 널빤지 자세의 또 다른 변형 동작으로 균형감, 제어력, 집중력을 개선하는 데 도움이 된다. 몸을 지탱하는 팔뚝과 발에 체중을 고루 싣고 목은 길게 뻗는다.

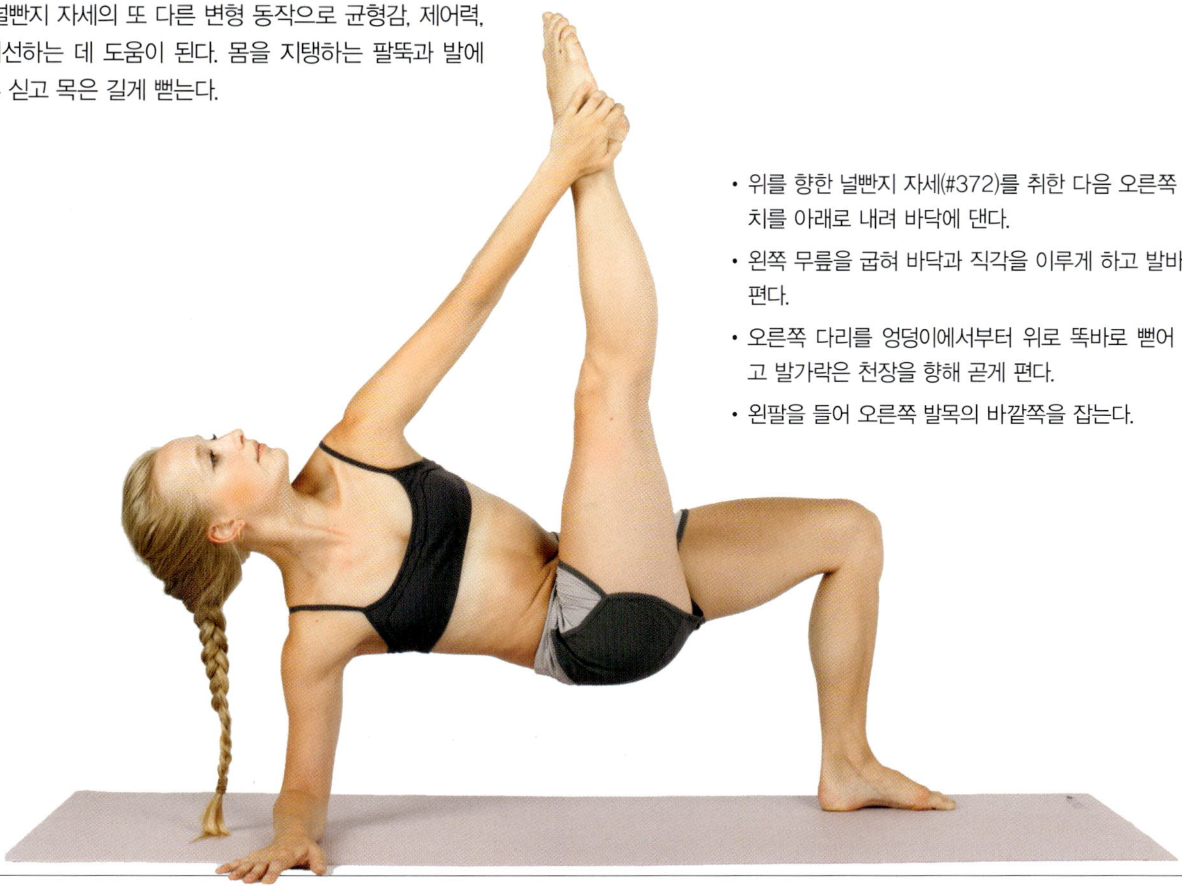

- 위를 향한 널빤지 자세(#372)를 취한 다음 오른쪽 팔꿈치를 아래로 내려 바닥에 댄다.
- 왼쪽 무릎을 굽혀 바닥과 직각을 이루게 하고 발바닥은 편다.
- 오른쪽 다리를 엉덩이에서부터 위로 똑바로 뻗어 올리고 발가락은 천장을 향해 곧게 편다.
- 왼팔을 들어 오른쪽 발목의 바깥쪽을 잡는다.

5장
Seated Poses & Twists
앉아서 하는 자세 및 비틀기

앉아서 하는 요가 동작(아사나)는 코어를 강화시키고 자세와 척추 유연성을 개선해준다. 앉아서 하는 아사나를 수련하면 척추를 따라 느껴지는 팽팽하게 당기는 느낌이 완화되어 몸이 이완되고 안정감을 느낄 수 있다. 앉아서 하는 아사나는 척추부터 정수리까지 이어지는 차크라의 정렬에 도움이 되므로 명상하기에 좋은 자세다.

앉아서 하는 비틀기 자세를 하려면 척추 부위를 큰 폭으로 움직여주어야 하므로 등과 관련된 통증이 완화된다. 비틀기 동작은 척추를 늘이고 등골 사이의 공간을 열어주어 몸에 활력을 불어 넣는다. 전굴 자세나 후굴 자세로 이뤄진 요가 순서에 비틀기 동작을 추가하여 수련해보자.

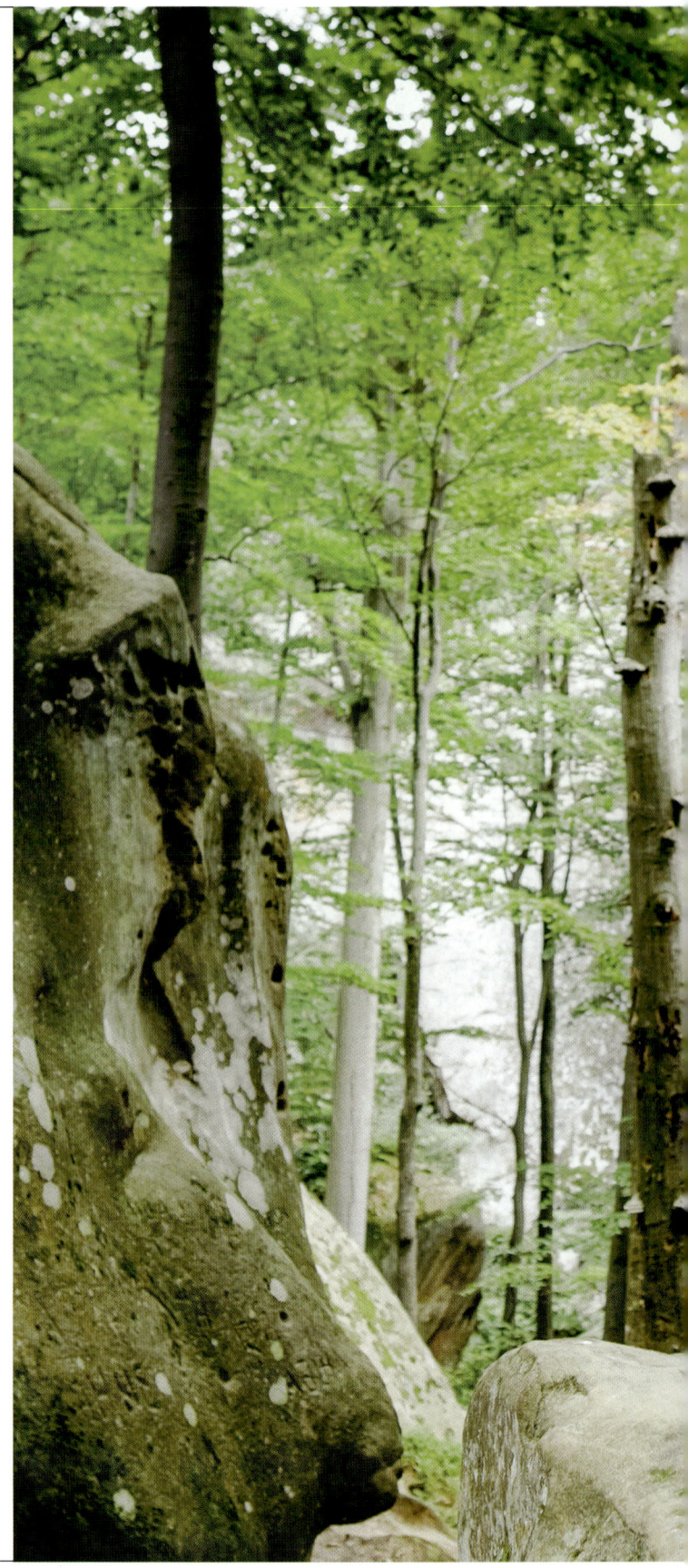

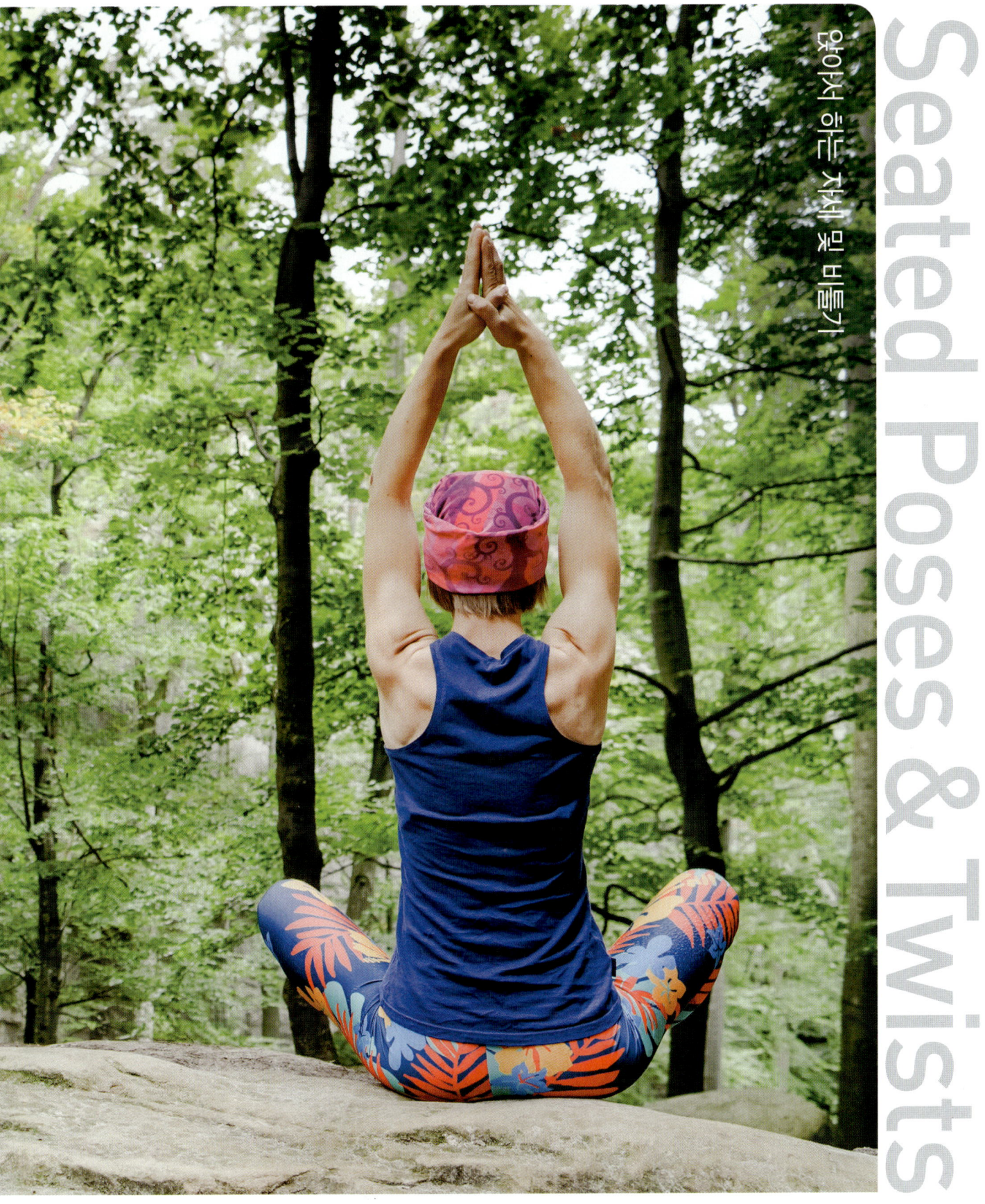

앉아서 하는 자세 및 비틀기

Seated Poses & Twists

381

STAFF POSE
막대 자세

단다사나(Dandasana)는 자세를 개선하는 데 도움이 되는 기본 자세다. 척추가 정수리부터 꼬리뼈를 연결해주는 하나의 '막대기'라고 마음속에 그려본다.

올바른 동작
허벅지를 살짝 안으로 돌리고 발은 힘을 주어 당기면서 뒤꿈치를 바깥으로 민다. 어깨뼈를 아래로 누른다.

잘못된 동작
등이 구부러지지 않게 한다. 필요하면 수건을 말아 엉덩이 아래에 받쳐 자세를 바로 세운다.

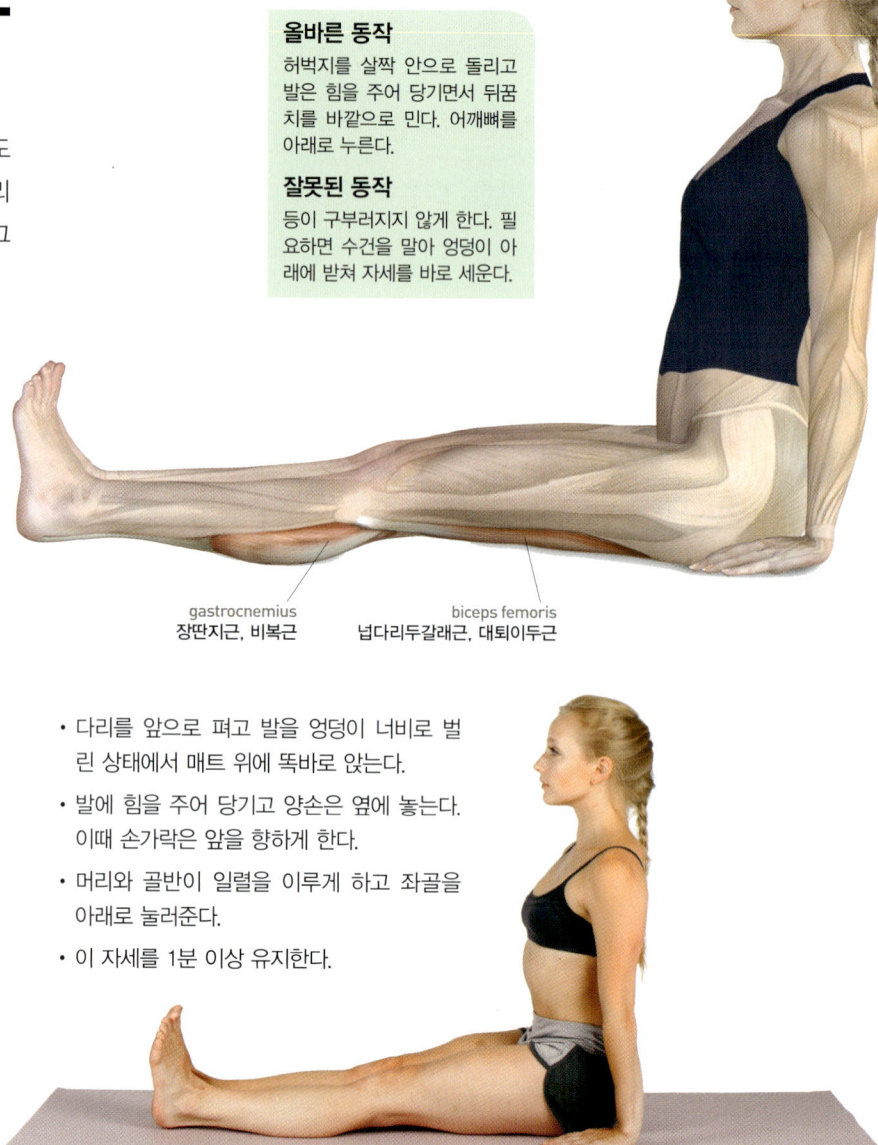

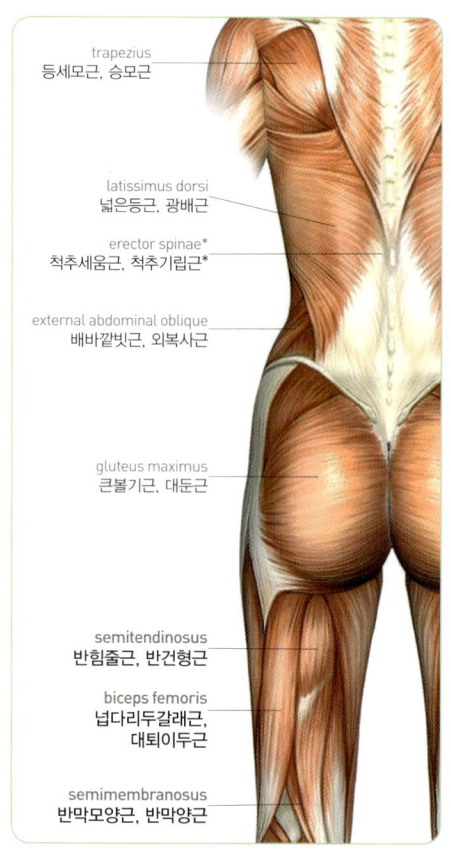

- 다리를 앞으로 펴고 발을 엉덩이 너비로 벌린 상태에서 매트 위에 똑바로 앉는다.
- 발에 힘을 주어 당기고 양손은 옆에 놓는다. 이때 손가락은 앞을 향하게 한다.
- 머리와 골반이 일렬을 이루게 하고 좌골을 아래로 눌러준다.
- 이 자세를 1분 이상 유지한다.

382 REVERSE PRAYER STAFF POSE
뒤로 기도하는 막대 자세

막대 자세에서 어깨를 뒤로 말면서 손을 등 뒤로 돌린다. 손바닥을 맞대 어깨뼈 사이에서 합장한다. 어깨를 아래로 끌어내리면서 팔꿈치는 뒤로 당긴다.

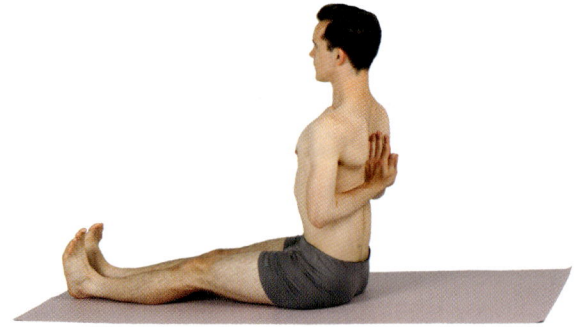

383 STAFF POSE HEART TO SKY 1
가슴이 하늘을 향한 막대 자세 1
막대 자세(#381)에서 손바닥을 펴서 매트 뒤를 짚고 손가락은 앞을 향하게 한다. 어깨를 뒤로 말아 가슴을 연다. 시선은 위를 향하고 이 자세를 1분 정도 유지한다.

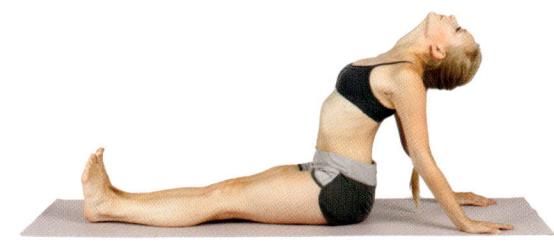

384 STAFF POSE HEART TO SKY 2
가슴이 하늘을 향한 막대 자세 2
막대 자세(#381)에서 손바닥을 펴서 매트 뒤를 짚고 손가락은 몸통과 반대 방향을 향하게 한다. 어깨를 뒤로 말면서 머리를 뒤로 기울이고 가슴을 연다. 시선은 위를 향한다.

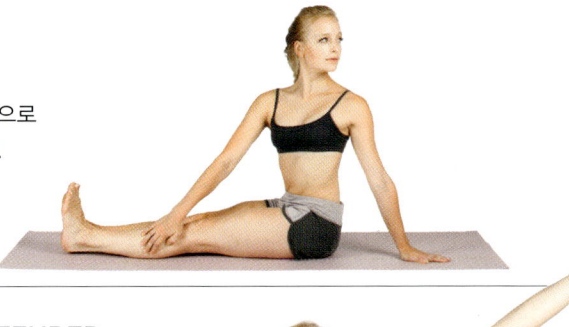

385 STAFF POSE REVOLVED
몸을 돌린 막대 자세
막대 자세(#381)에서 양팔을 머리 위로 든다. 몸통을 왼쪽으로 비튼다. 오른손으로 왼쪽 무릎을 누르고 왼손은 뒤에 놓는다. 시선은 어깨 너머를 바라본다.

386 STAFF POSE REVOLVED WITH ARM EXTENDED
몸을 돌려 팔을 뻗은 막대 자세

막대 자세에 비틀기 동작이 들어간 변형 동작으로, 어깨와 가슴을 열어준다. 엉덩이와 골반의 유연성을 키워줌과 동시에 몸의 측면을 스트레칭해준다.

- 막대 자세(#381)에서 양팔을 머리 위로 든다.
- 왼쪽으로 몸을 비틀어 오른손이 왼쪽 발목 바깥쪽에 닿게 한다.
- 왼팔을 뒤쪽 위로 쭉 뻗고 시선은 왼쪽 어깨 위로 돌린다.

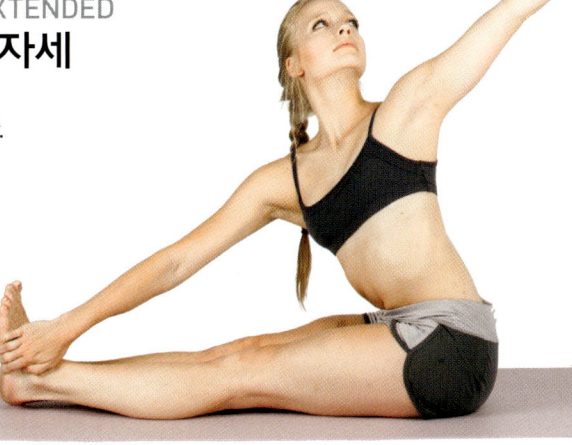

387 STAFF POSE REVOLVED, HAND TO ANKLE
몸을 돌려 발목을 잡은 막대 자세
막대 자세(#381)에서 몸통을 오른쪽으로 비틀어 오른손으로 뒤를 짚는다. 오른쪽 무릎을 구부려 왼손으로 오른쪽 발목을 잡은 다음 들어 올린 다리를 쭉 뻗는다.

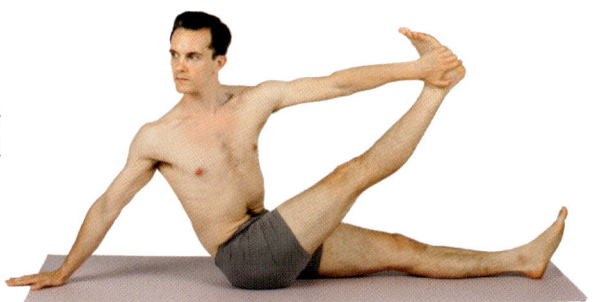

388
EASY POSE
편안한 자세

'수카사나(Sukhasana)' 또는 '즐거운 자세'는 명상을 위한 아사나로 알려져 있다. 마음을 진정시키는 동작으로 엉덩이가 당길 경우 연꽃 자세의 대안으로 수련할 수 있다. 편안한 자세는 엉덩이와 바깥쪽 허벅지를 여는 데 도움이 된다. 양다리를 느슨하게 교차시켜 내려다봤을 때 허벅지가 정강이와 삼각형을 이뤄야 한다.

올바른 동작
엉덩이가 너무 당길 경우 담요를 접어 엉덩이 밑에 받쳐준다.

잘못된 동작
같은 방향으로만 다리를 교차시키지 말고 다리의 위치를 바꿔준다. 정강이를 몸에 너무 가까이 붙이지 않도록 한다.

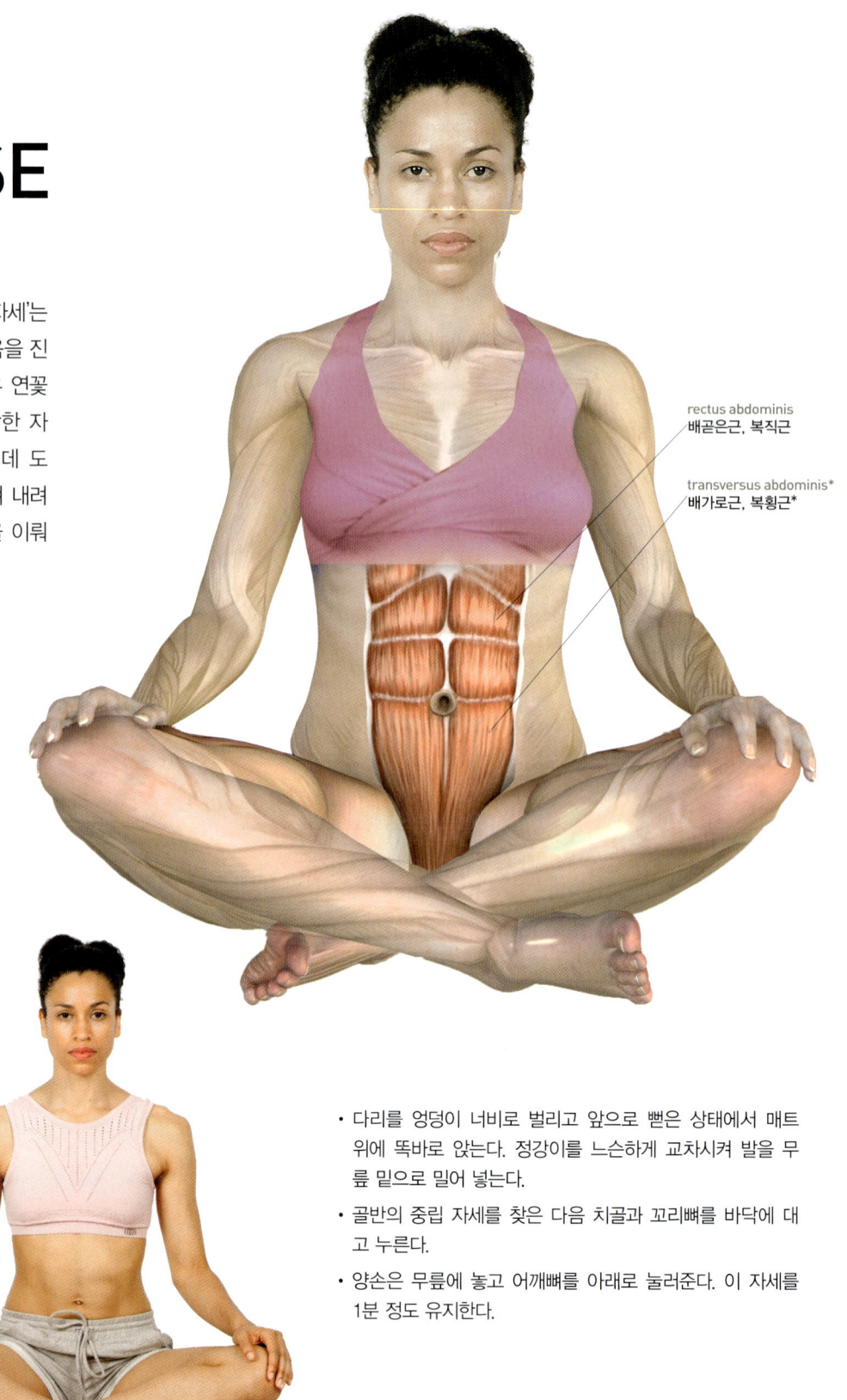

rectus abdominis
배곧은근, 복직근

transversus abdominis*
배가로근, 복횡근*

- 다리를 엉덩이 너비로 벌리고 앞으로 뻗은 상태에서 매트 위에 똑바로 앉는다. 정강이를 느슨하게 교차시켜 발을 무릎 밑으로 밀어 넣는다.
- 골반의 중립 자세를 찾은 다음 치골과 꼬리뼈를 바닥에 대고 누른다.
- 양손은 무릎에 놓고 어깨뼈를 아래로 눌러준다. 이 자세를 1분 정도 유지한다.

389 EASY POSE KNEES TO CHEST
가슴 쪽으로 무릎을 끌어당긴 편안한 자세
편안한 자세(#388)에서 양쪽 무릎을 가슴 쪽으로 끌어당긴다. 팔꿈치를 무릎 위에 대고 손바닥으로 얼굴을 감싼다.

390 EASY POSE ON BLOCK
요가블록을 이용한 편안한 자세
편안한 자세(#388)를 취한다. 단, 엉덩이를 요가블록으로 받쳐준다. 양손을 무릎에 올리고 손바닥은 위를 향하게 한다. 엄지손가락과 집게손가락을 붙여 기얀 무드라 자세, 즉 '자각의 손동작'을 취한다.

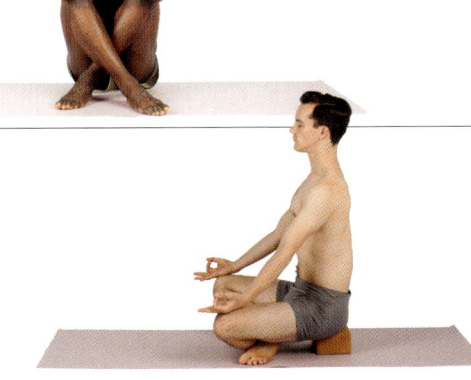

391 EASY POSE REVOLVED
몸을 돌린 편안한 자세
편안한 자세(#388)에서 오른손은 뒤를 짚고 왼손은 오른쪽 무릎 위에 놓는다. 오른쪽으로 몸을 비틀어 가슴이 열린 자세를 유지하고 머리가 척추, 꼬리뼈와 일렬을 이루게 한다.

392 SIDEWAYS EASY POSE
측면 편안한 자세
편안한 자세(#388)에서 왼팔을 머리 위로 올리고 손가락은 기얀 무드라 자세를 취한다. 오른쪽으로 기울여 오른쪽 팔뚝이 매트에 닿게 내린다. 가슴을 열고 시선은 위를 향한다.

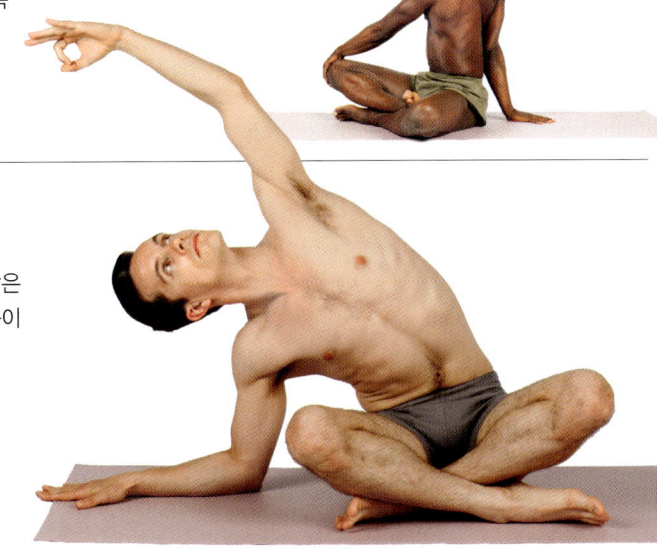

393 EASY POSE EMBRYO IN WOMB
자궁 속 태아 자세
편안한 자세(#388)에서 손으로 각각 반대편 발목을 감싼다. 좌골로 몸의 균형을 잡고 여러 차례 호흡하면서 자세를 유지한다.

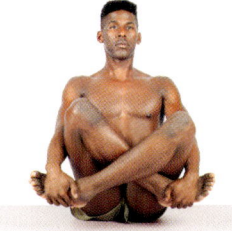

394 ACCOMPLISHED POSE
성취 자세
편안한 자세(#388)에서 한쪽 발을 반대편 허벅지와 종아리 사이에 밀어 넣는다. 양손은 무릎 위에 놓고 손가락은 기얀 무드라 자세를 취한다. 손바닥은 내면의 감정을 느끼기 위해 아래를 향하거나 신과 만나기 위해 위를 향하게 한다.

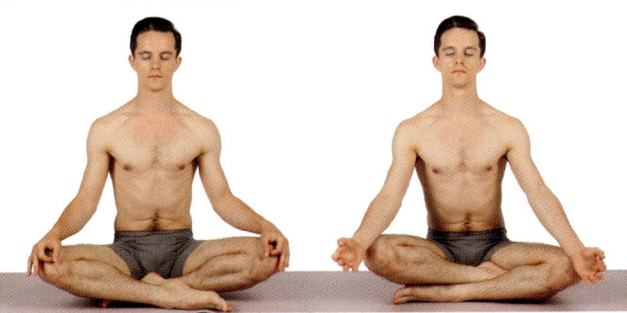

Seated Poses & Twists 앉아서 하는 자세 및 비틀기

395

HERO POSE
영웅 자세

마음을 진정시키는 영웅 자세 또는 비라사나 (Virasana)는 명상을 하기에 매우 적합한 동작이다. 간단해 보일지 모르나 무릎 쪽에 상당한 유연성이 필요한 자세다. 이 동작을 안전하게 수련하기 위해서는 요가 도구를 사용한다. 무릎이 불편할 때는 요가블록을 다리 사이에 넣어 지지하고 접은 담요를 한두 장 정강이 아래에 끼우면 발목 쪽에 불편함이 완화된다.

올바른 동작
허리를 펴고 앉아 등은 중립 자세를 취한다. 꼬리뼈를 요가 매트 쪽으로 잡아당겨 늘이는 느낌으로 어깨뼈를 아래로 민다. 허벅지는 서로 맞닿게 하고 살짝 안으로 돌린다. 발등은 바닥에 평평하게 댄다.

잘못된 동작
어깨를 구부리거나 흉곽이 튀어나오게 하지 않는다. 무릎이나 발목에 무리가 가게 해서는 안 된다.

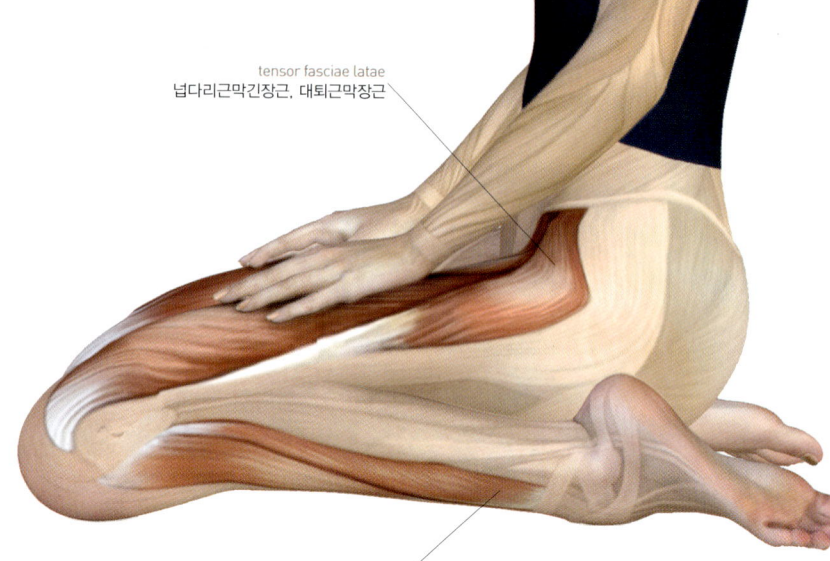

- 무릎을 가까이 붙이고 발은 엉덩이 너비보다 살짝 넓게 벌린 상태에서 매트 위에 무릎을 꿇고 앉는다.
- 발등은 바닥에 붙이고 발가락은 뒤를 향하게 한다.
- 엉덩이를 매트까지 내려 발뒤꿈치가 바깥쪽 엉덩이에 닿게 한다.
- 수 차례 깊게 호흡하면서 이 자세를 유지한다.

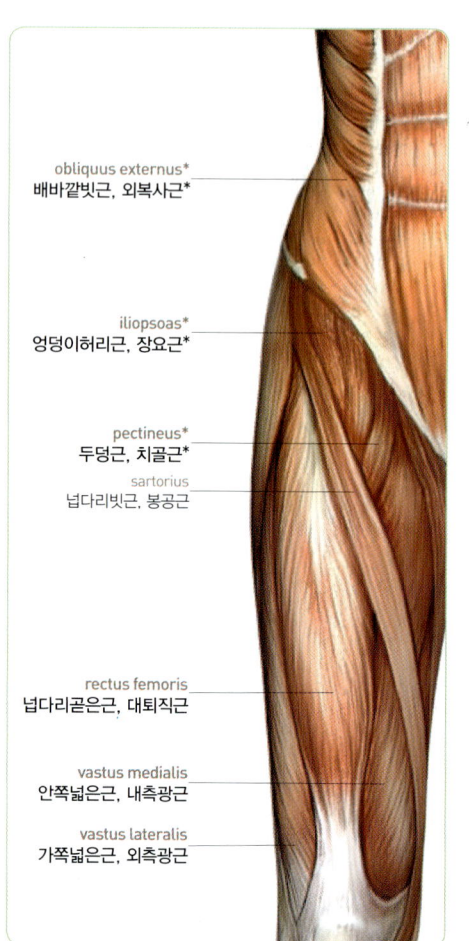

396 TIPTOE HERO POSE
발끝을 든 영웅 자세

무릎과 발을 모으고 매트에 무릎을 꿇고 앉는다. 엉덩이를 내려 발뒤꿈치에 붙인다. 척추를 길게 늘이면서 등은 중립 자세를 유지한다. 가슴 앞에서 손바닥을 맞대 안잘리 무드라(Anjali Mudra) 자세를 취한다. 시선은 앞을 향하고 이 자세를 1분 정도 유지한다.

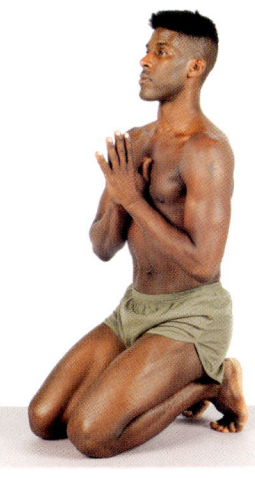

397 TIPTOE HERO ARMS EXTENDED
발끝을 들고 양팔을 뻗은 영웅 자세

발끝을 들고 양팔을 뻗은 영웅 자세는 코어를 강화해줌과 동시에 팔과 가슴을 스트레칭해준다. 양팔을 위로 뻗을 때 몸 안의 에너지가 손가락 끝으로 방출되는 것을 느껴본다.

- 무릎과 발을 엉덩이 너비로 벌리고 매트 위에 무릎을 꿇고 앉는다.
- 엉덩이를 내려 발뒤꿈치에 붙이면서 시선은 아래를 향한다.
- 양팔을 양옆으로 들어 올리면서 어깨를 아래로 내리는 느낌으로 어깨뼈를 모은다.
- 엄지손가락과 검지손가락을 맞대 기얀 무드라 자세를 취하고 이 자세를 1분 정도 유지한다.

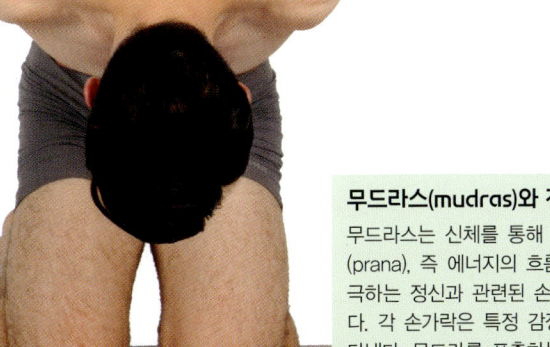

> **무드라스(mudras)와 정신**
> 무드라스는 신체를 통해 프라나(prana), 즉 에너지의 흐름을 자극하는 정신과 관련된 손동작이다. 각 손가락은 특정 감정을 나타낸다. 무드라를 표출하는 것은 몸과 마음이 하나로 연결되어 있다는 사실을 나타낸다.

398 HERO POSE CAT TILT FORWARD BEND
앞으로 구부리는 고양이 자세가 결합된 영웅 자세

양다리를 붙이고 매트나 접은 담요 위에 무릎을 꿇고 앉는다. 머리와 등을 둥그렇게 마는 느낌으로 허리를 앞으로 구부린다. 손은 무릎 위에 두고 이 자세를 1분 정도 유지한다.

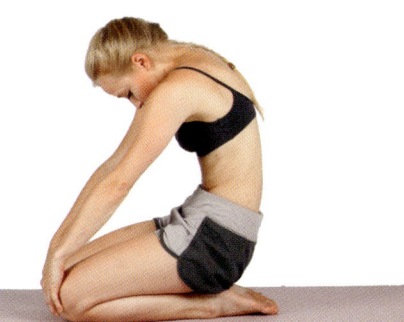

399 HERO POSE DOG TILT BACKBEND
뒤로 기울이는 개 자세가 결합된 영웅 자세

양다리를 붙이고 매트나 접은 담요 위에 무릎을 꿇고 앉는다. 양손은 무릎 위에 올려놓는다. 시선은 위를 향하면서 등을 뒤로 구부린다. 척추를 길게 늘이고 이 자세를 1분 정도 유지한다.

400 HERO POSE RAISED BOUND HANDS
손깍지를 들어 올리는 영웅 자세

양다리를 평행으로 놓고 매트나 접은 담요 위에 무릎을 꿇고 앉는다. 손은 깍지를 낀 다음 손바닥이 바깥쪽을 향하게 돌린다. 숨을 들이쉬면서 천장 쪽으로 팔을 쭉 뻗는다.

401 HERO SCALE POSE
저울 자세

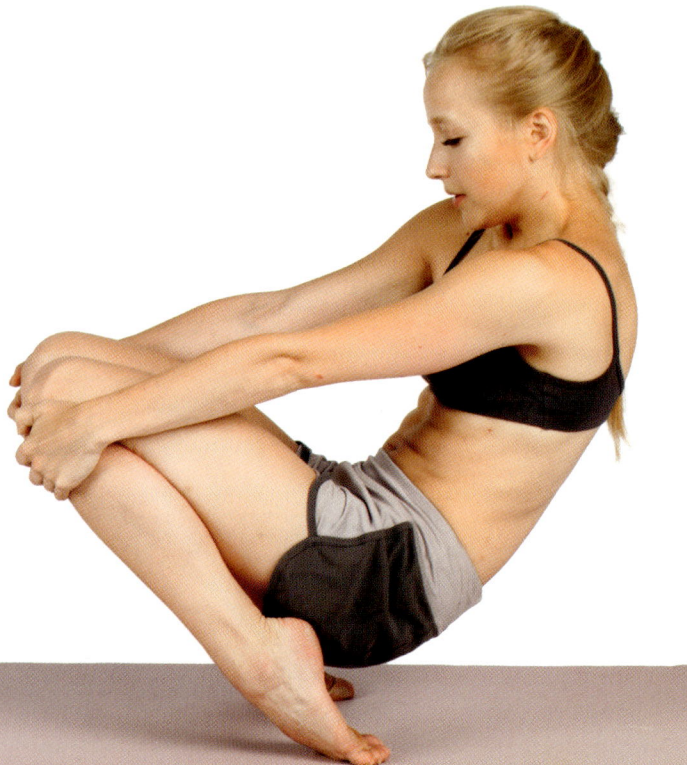

저울 자세는 발목과 발등을 스트레칭해주는 상급 스트레칭 동작이다. 발등과 발목을 매트 위에 붙이고 양손을 뒤쪽 바닥에 대고 하면 좀 더 간단하게 동작을 할 수 있다.

- 발을 엉덩이 너비로 벌리고 매트 위에 무릎을 꿇고 앉는다. 엉덩이를 내려 발뒤꿈치 위에 붙인다.
- 손은 등 뒤로 돌리고 무릎을 매트에서 들어 올린다.
- 복부에 힘을 주면서 손으로 무릎을 감싼다.
- 호흡을 몇 차례 하는 동안 이 자세를 유지한 뒤 부드럽게 자세를 푼다.

402　HERO POSE HEART OPENER
가슴을 여는 영웅 자세

영웅 자세(#395)를 취한 다음 팔을 등 뒤에서 교차시킨다. 어깨를 아래쪽으로 누르면서 얼굴은 위를 향하게 하고 이때 가슴과 목, 어깨를 스트레칭한다. 반대쪽 손으로 각각 발을 잡는다.

가슴을 여는 자세
가슴을 여는 자세는 가슴과 흉곽을 스트레칭해주고 몸에 기운을 불어넣어 마음을 편안하게 진정시키는 데 도움이 된다. 등을 펴는 동작을 할 때 가슴이 열리는 상상을 해본다.

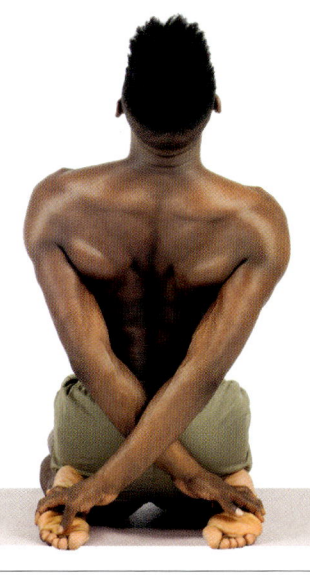
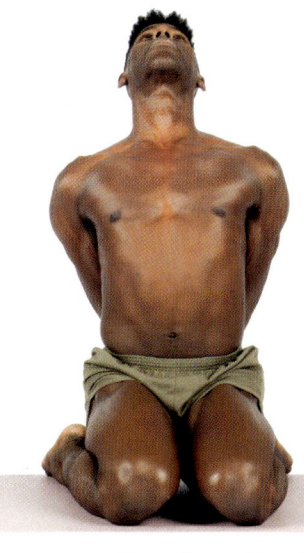

403　HERO POSE REVOLVED
몸을 돌린 영웅 자세

영웅 자세(#395)를 취한 다음 오른쪽으로 몸을 비튼다. 오른손은 등 뒤 매트 위를 짚고 왼손은 오른쪽 허벅지 옆에 놓는다. 시선은 오른쪽으로 돌리고 척추를 길게 늘인다. 이 자세를 1분 정도 유지한다.

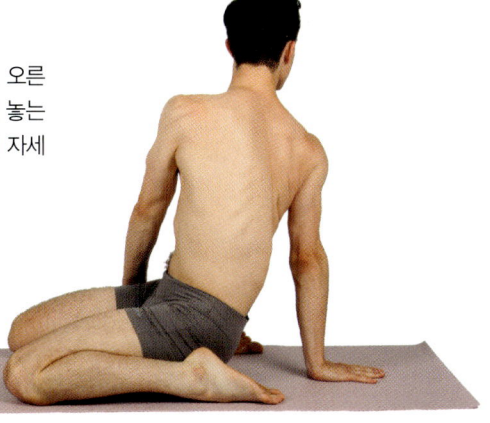

404　HERO POSE, KNEES WIDE
무릎을 벌린 영웅 자세

매트 위에 무릎을 꿇고 앉은 다음 무릎을 넓게 벌리면서 발가락을 한데 모은다. 엉덩이를 내려 발뒤꿈치에 붙인다. 척추를 길게 늘이고 허벅지 안쪽이 당겨지는 걸 느낀다.

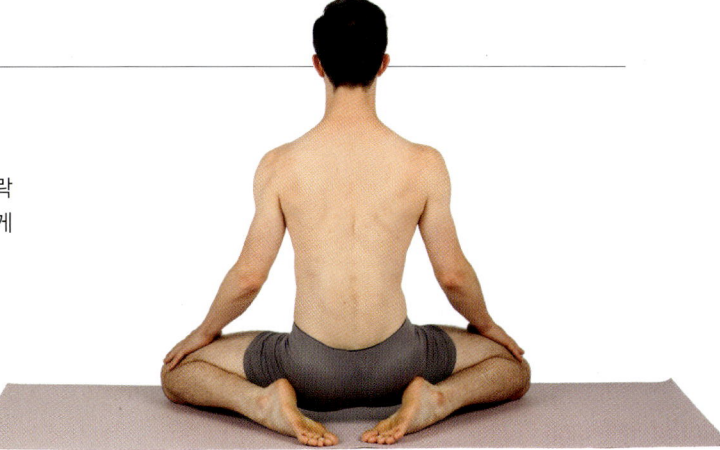

405

COW FACE POSE
소 얼굴 자세

고무카사나(Gomukhasana)는 어깨와 등을 깊게 스트레칭해주고 엉덩이굽힘근과 무릎을 열어주는 동작이다. 자세를 취한 모습이 소의 얼굴과 닮았다고 해서 '소 얼굴 자세'라고 한다. 다리가 소의 입, 몸통이 소의 코, 팔이 소의 귀라고 상상해보자.

올바른 동작
체중을 좌골에 고루 싣는다. 균형을 잘 잡기 위해서는 바닥에 붙인 무릎과 같은 쪽 팔꿈치를 들어 올리도록 한다.

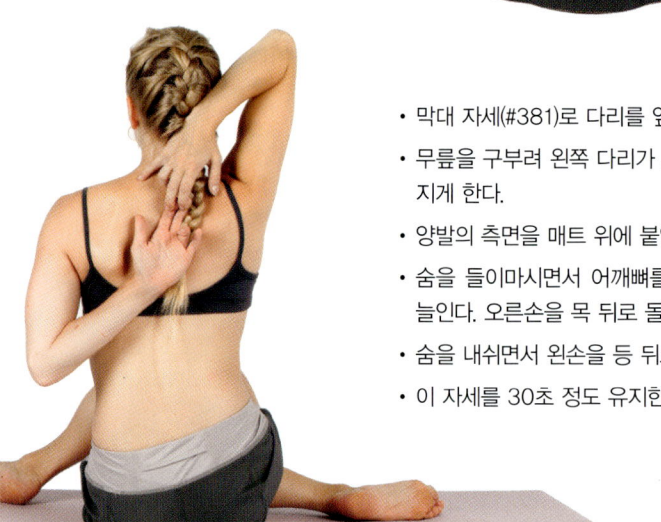

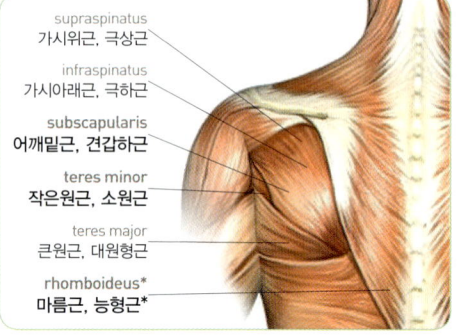

잘못된 동작
어깨를 앞으로 구부리거나 가슴이 접히지 않게 하고 가슴과 쇄골을 활짝 연다.

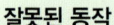

- 막대 자세(#381)로 다리를 앞을 향해 펴고 앉는다.
- 무릎을 구부려 왼쪽 다리가 오른쪽 위에 오게 교차시켜 무릎이 포개지게 한다.
- 양발의 측면을 매트 위에 붙인다.
- 숨을 들이마시면서 어깨뼈를 아래로 당기는 느낌으로 척추를 길게 늘인다. 오른손을 목 뒤로 돌린다.
- 숨을 내쉬면서 왼손을 등 뒤로 돌려 양손을 맞잡아본다.
- 이 자세를 30초 정도 유지한 뒤 방향을 바꿔 실시한다.

Seated Poses & Twists 앉아서 하는 자세 및 비틀기

406 COW FACE WITH GANESHA MUDRA
가네샤 무드라 자세를 취한 소 얼굴 자세

막대 자세(#381)를 취한다. 무릎을 구부려 왼쪽 다리가 오른쪽 위에 오게 교차시킨다. 양쪽 팔꿈치를 들어 양옆으로 뻗고 왼손을 가슴 앞에 오게 한다. 손을 맞잡아 가네샤 무드라 자세를 취해 사기를 충전시킨다.

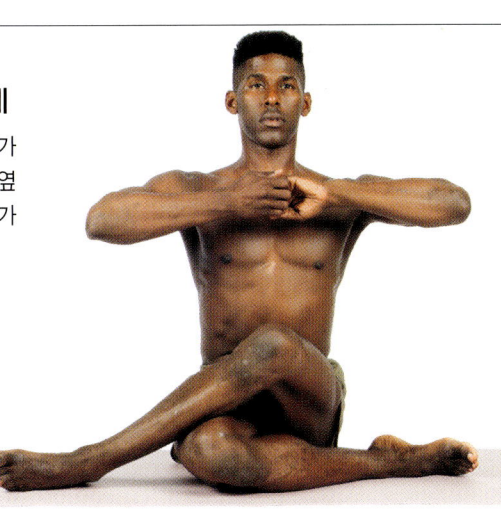

407 COW FACE HANDS TO FEET
양손으로 발을 잡는 소 얼굴 자세

막대 자세(#381)를 취한다. 무릎을 구부려 오른쪽 다리가 왼쪽 위에 오게 교차시키고 발을 엉덩이 아래로 밀어 넣는다. 가슴을 활짝 열고 양팔은 등 뒤에서 교차시켜 손이 반대편 발을 각각 잡도록 뻗는다.

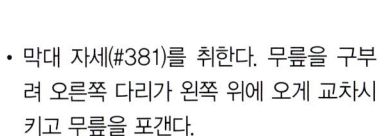

408 COW FACE ARMS OVERHEAD
팔을 머리 위에서 교차시킨 소 얼굴 자세

소 얼굴 자세를 하기가 너무 어렵다면 양팔을 머리 위로 올려 교차시키는 좀 더 쉬운 변형 동작을 시도해보자. 등 뒤에서 수건이나 끈을 잡고 하는 것도 소 얼굴 자세를 좀 더 쉽게 할 수 있는 방법이다.

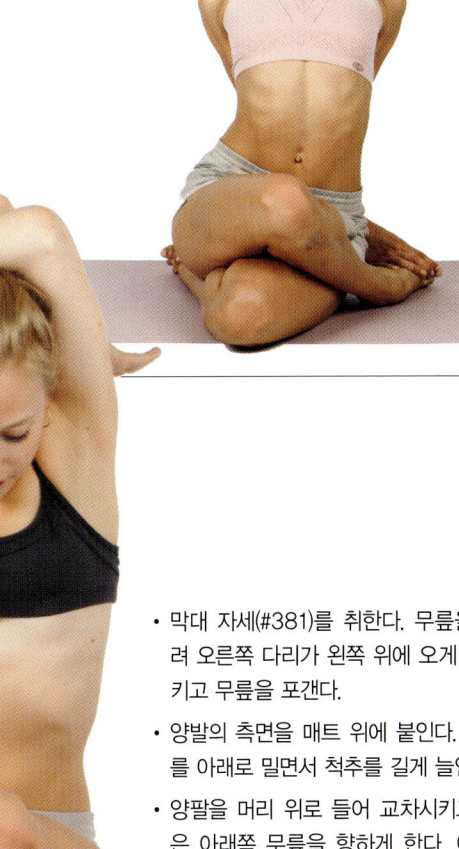

- 막대 자세(#381)를 취한다. 무릎을 구부려 오른쪽 다리가 왼쪽 위에 오게 교차시키고 무릎을 포갠다.
- 양발의 측면을 매트 위에 붙인다. 어깨뼈를 아래로 밀면서 척추를 길게 늘인다.
- 양팔을 머리 위로 들어 교차시키고 시선은 아래쪽 무릎을 향하게 한다. 이 자세를 1분 정도 유지한다.

409 COW FACE PRAYER HANDS
기도하는 소 얼굴 자세

다리를 앞으로 쭉 뻗어 막대 자세(#381)를 취한다. 무릎을 구부려 오른쪽 다리가 왼쪽 위에 오게 교차시키고 무릎을 포갠다. 양손을 가슴 근처에 모아 안잘리 무드라 자세를 취하고 고개를 숙인다.

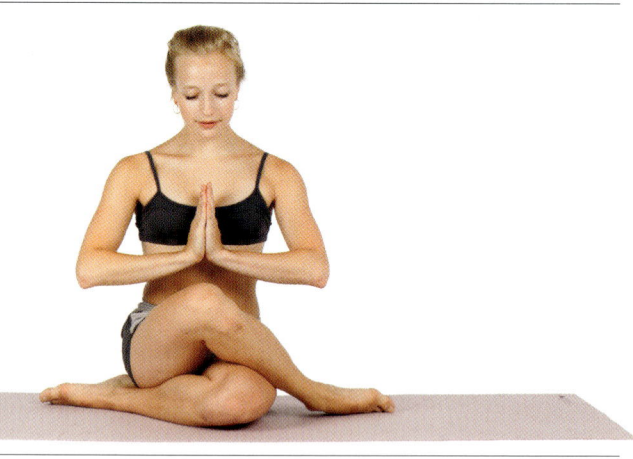

410 COW FACE FORWARD BEND
앞으로 구부린 소 얼굴 자세

엉덩이와 등 아랫부분을 깊게 스트레칭해주고 팔을 길게 늘여주는 소 얼굴 자세의 변형 동작이다. 이 자세와 같이 엉덩이를 열어주는 동작은 골반 부위의 음 기운을 방출시켜준다.

- 막대 자세(#381)를 취한다. 무릎을 구부려 오른쪽 다리가 왼쪽 위에 오게 교차시키고 무릎을 포갠다.
- 엉덩이를 앞쪽으로 당기면서 몸통을 허벅지 쪽으로 기울인다.
- 양팔은 옆으로 쭉 뻗어 손가락으로 바닥을 짚고 시선은 앞을 향한다.

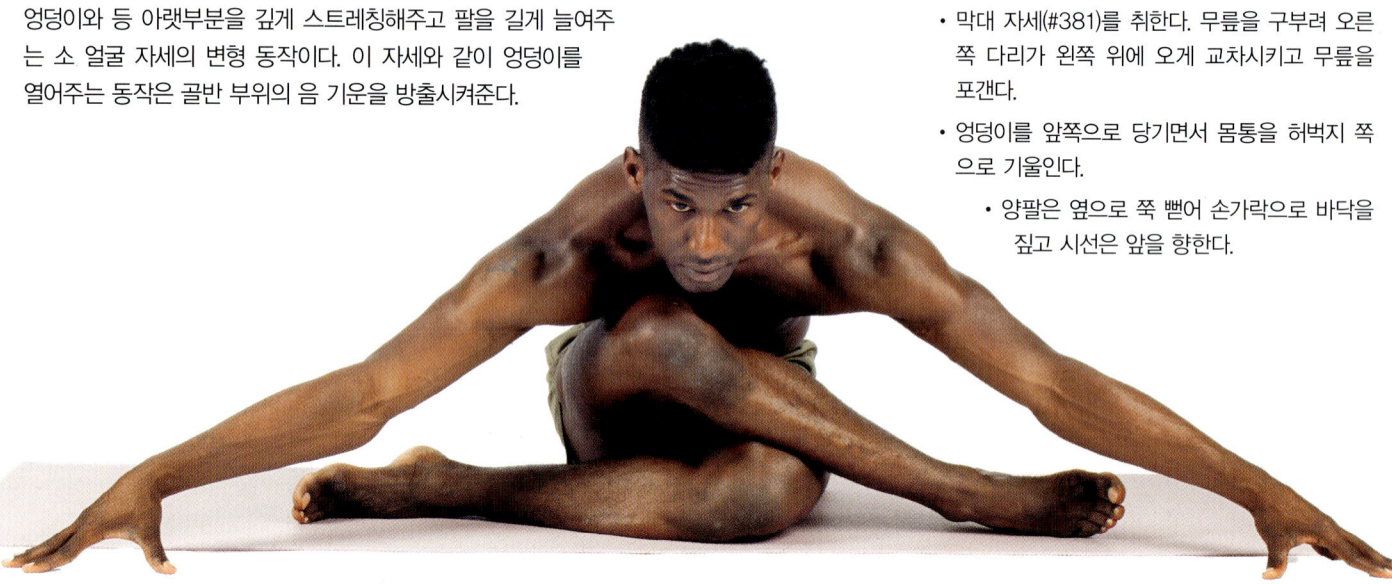

411 COW FACE SIDE BEND
옆으로 기울인 소 얼굴 자세

다리를 앞으로 쭉 뻗어 막대 자세(#381)를 취한다. 오른쪽 무릎을 왼쪽 무릎 위에 포갠다. 몸통을 오른쪽으로 기울여 오른손이 왼발에 닿게 한다. 왼팔은 머리 위로 뻗어 천장을 향하게 한다. 이 자세를 1분 정도 유지한 뒤 방향을 바꿔 실시한다.

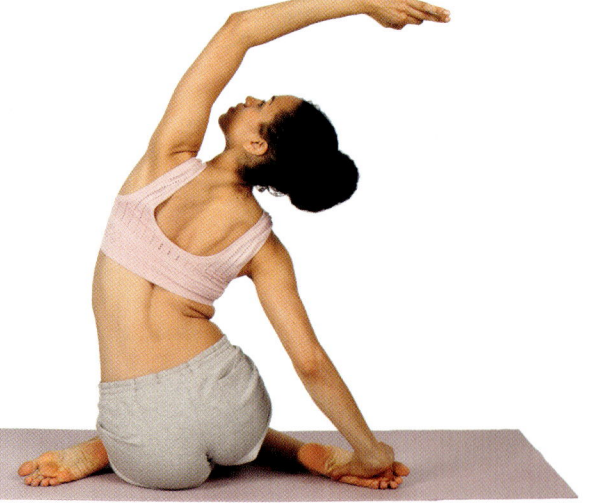

412 REVOLVED COW FACE SIDE BEND
몸을 돌려 옆으로 기울인 소 얼굴 자세

척추, 엉덩이, 어깨를 스트레칭해주는 자세로 장기를 자극해주는 효과가 있는 변형 동작이다. 가슴과 심장을 열어주기 위해 시선은 위를 향하고 손가락 끝에서 에너지가 방출되는 기운을 느껴본다.

- 막대 자세(#381)를 취하고 왼쪽 무릎을 오른쪽 무릎 위에 포갠다.
- 척추를 길게 늘이면서 어깨를 아래로 잡아당긴다. 오른팔은 왼쪽 허벅지와 교차시키면서 아래로 뻗는다.
- 왼팔은 머리 위로 올리고 시선은 천장을 향해 돌린다.
- 엄지손가락과 검지손가락을 맞붙여 기얀 무드라 자세를 취한다.

비틀기 자세
몸을 돌리거나 비트는 자세는 복부 근육과 장기를 마사지해주는 효과가 있다. 비틀기 동작은 소화와 몸의 순환을 개선해주고 독소를 배출해준다.

413 REVOLVED COW FACE POSE
몸을 돌린 소 얼굴 자세

막대 자세(#381)를 취하고 왼쪽 무릎을 오른쪽 무릎 위에 포갠다. 척추를 길게 늘이면서 왼쪽으로 몸을 비튼다. 오른팔은 몸을 가로질러 뒤로 돌려 허리를 감싼다. 왼손은 등 뒤로 쭉 뻗어 왼발에 닿게 한다.

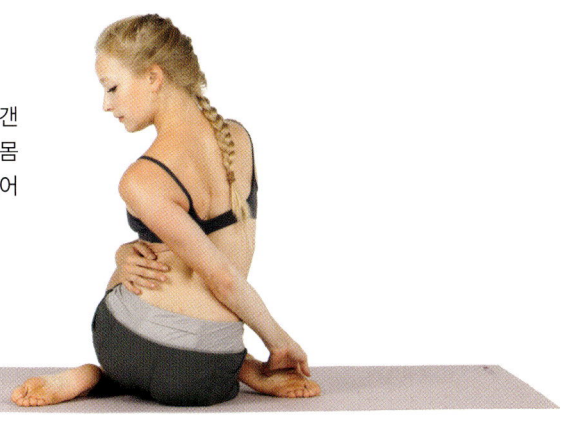

414 COW FACE BALANCE
균형을 잡는 소 얼굴 자세

막대 자세(#381)를 취하고 오른쪽 무릎을 왼쪽 무릎 위에 포갠다. 양손으로 발목을 감싸고 체중을 좌골 뒤에 실은 다음 다리를 매트에서 들어 올리고 팔꿈치를 옆으로 뻗는다.

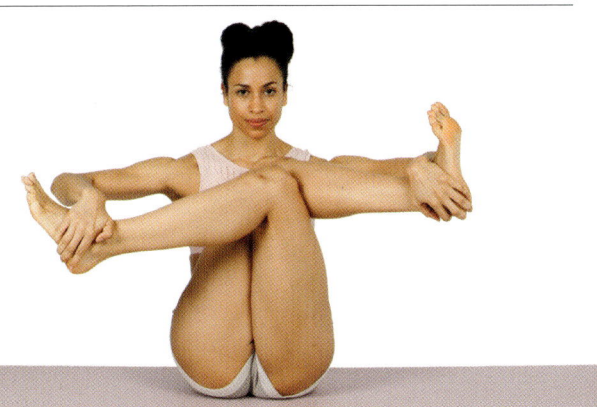

415
FULL LOTUS POSE
연꽃 자세

파드마사나(Padmasana)는 명상뿐 아니라 일반적인 요가를 수행하기에 탁월한 자세다. 연꽃 자세는 심리적 안정감을 느끼게 해주고 신체적으로는 엉덩이, 무릎, 발목에 상당한 수준의 유연성을 필요로 한다. 연꽃 자세를 준비하기 위해서는 먼저 반 연꽃 자세를 취한다. 여러 번 호흡하면서 반 연꽃 자세를 편안하게 유지할 수 있게 되면 연꽃 자세에 도전해보자.

올바른 동작
등을 똑바로 펴고 엉덩이는 한쪽으로 기울어지지 않게 매트를 골고루 눌러주는 느낌으로 앉는다. 좀 더 편안하게 자세를 취하기 위해서는 담요를 접어 엉덩이 아래에 받쳐 엉덩이를 무릎 높이 위로 높여준다. 교차한 다리의 위치를 바꿔주고 동일한 시간 동안 자세를 유지한다.

잘못된 동작
무릎에 압박을 가하거나 발목을 과도하게 뻗지 않는다.

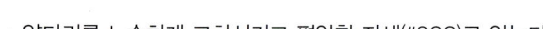

- 양다리를 느슨하게 교차시키고 편안한 자세(#388)로 앉는다.
- 오른쪽 정강이를 들어 오른발을 왼쪽 허벅지 위에 올리고 호흡을 한 번 하면서 이 자세를 유지한다.
- 왼쪽 정강이를 들어 왼발을 오른쪽 허벅지 위에 올린다.
- 발뒤꿈치를 몸통 가까이로 끌어당겨 발바닥이 위를 향하도록 발의 위치를 잡는다.

416 HALF LOTUS POSE
반 연꽃 자세

양다리를 느슨하게 교차시키고 편안한 자세(#388)로 앉는다. 왼쪽 정강이를 들어 왼발을 오른쪽 허벅지 위에 올린다. 발뒤꿈치를 몸통 가까이로 끌어당겨 발바닥은 위를 향하게 한다. 손은 엄지손가락과 검지손가락을 맞대 기안 무드라 자세를 취한다.

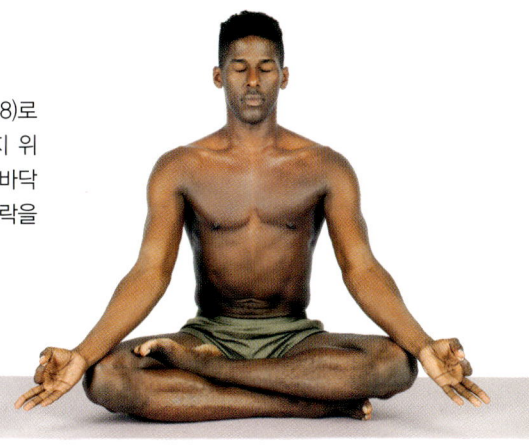

417 LOTUS POSE REVERSE PRAYER
뒤로 기도하는 연꽃 자세

연꽃 자세(#415)를 취한 다음 양손을 등 뒤로 돌리고 손바닥을 맞대 합장한다. 어깨를 아래로 내리고 어깨뼈를 눌러 모아준다.

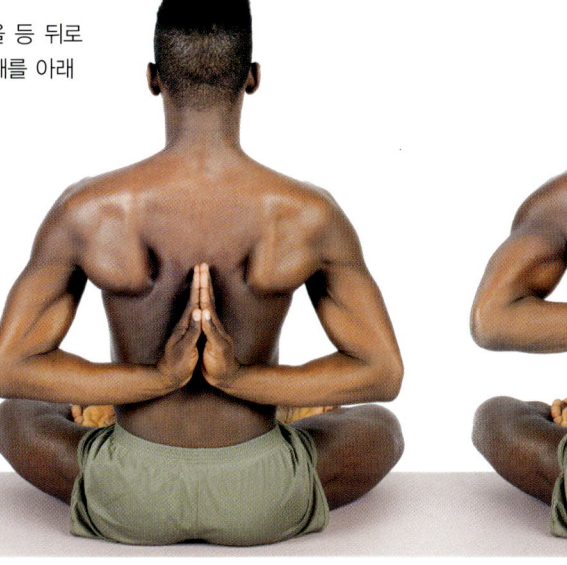 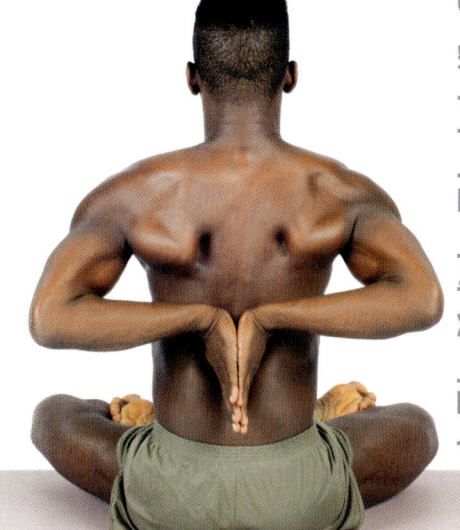

418 LOTUS POSE BOUND
팔을 감은 연꽃 자세

연꽃 자세(#415)를 취한 다음 어깨를 아래로 내리고 어깨뼈를 눌러 모아주는 자세를 유지하면서 양팔을 등 뒤에서 교차시킨다. 손이 반대편 허벅지에 각각 닿게 한다.

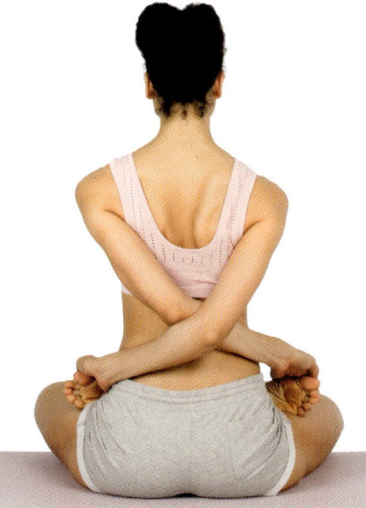

왜 연꽃일까?
연꽃에는 깨우침을 얻기 위해 자기 자신을 뿌리내린다는 상징적 의미가 있다. 연꽃은 진흙에 깊게 뿌리내리고 수면 위로 긴 가지가 자라 햇살을 받아 꽃을 피운다.

Seated Poses & Twists 앉아서 하는 자세 및 비틀기

419 LOTUS WITH BACKWARD-BOUND HANDS
뒤로 손깍지 낀 연꽃 자세

양다리를 느슨하게 교차시키고 편안한 자세(#388)로 앉는다. 오른쪽 정강이를 들어 오른발을 왼쪽 허벅지 위에 올린다. 왼쪽 정강이를 들어 왼발을 오른쪽 허벅지 위에 올린다. 발뒤꿈치를 밀어 넣고 발바닥이 위를 향하도록 발의 위치를 잡는다. 양팔을 뒤로 뻗어 손깍지를 낀다. 시선은 천장을 향해 든다.

> **일곱 번째 차크라 (사하스라라 차크라, Sahasrara chakra): 지혜**
>
> '1,000개의 꽃잎'이 핀 연꽃은 머리의 왕관에 일곱 번째 차크라(Sahasrara chakra, 대뇌신경총)를 상징한다. 일곱 번째 차크라는 더 높은 의식과 세상과의 영적인 연결을 나타낸다.

420 LOTUS WITH PALMS TO GROUND
손바닥으로 바닥을 짚은 연꽃 자세

연꽃 자세(#415)로 앉은 다음 양손을 등 뒤로 돌려 손바닥을 평평하게 펴서 바닥을 짚고 손가락은 엉덩이 쪽을 향하게 한다. 가슴을 열면서 어깨뼈를 모아 누르는 자세를 취한다. 시선은 천장을 향해 든다.

421 LOTUS WITH UPWARD-BOUND HANDS
위로 손깍지 낀 연꽃 자세

전신운동을 위해 연꽃 자세에 어깨 스트레칭을 결합한 동작이다. 척추를 길게 늘이고 가슴을 열면서 양손은 천장을 향하게 한다.

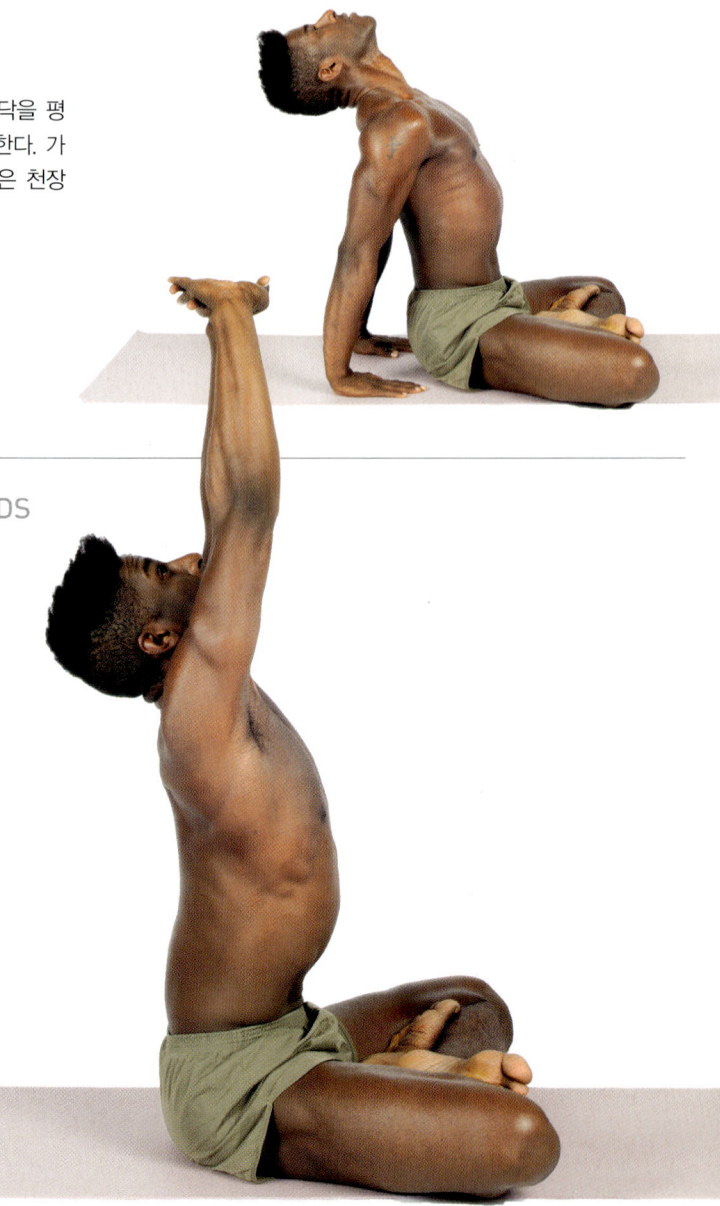

- 연꽃 자세(#415)로 앉는다.
- 손은 깍지를 끼고 손바닥이 바깥을 향하도록 돌린다.
- 천장 쪽으로 손을 들어 올려 쭉 뻗는다.
- 시선은 위로 들고 이 자세를 1분 정도 유지한다.

422   LOTUS FORWARD BEND
앞으로 구부린 연꽃 자세

연꽃 자세(#415)로 앉은 다음 손은 깍지를 낀다. 숨을 들이쉬면서 손바닥이 천장을 향하도록 돌리면서 팔을 들어 올린다. 엉덩이부터 몸을 앞으로 기울여 몸 앞쪽 바닥 위에 양팔을 쭉 뻗는다.

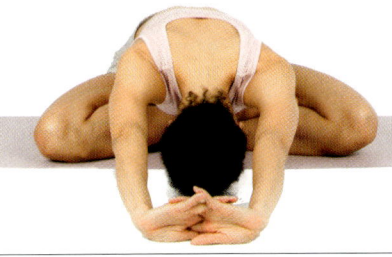

423   REVOLVED LOTUS POSE
몸을 돌린 연꽃 자세

연꽃 자세(#415)로 앉은 다음 손은 깍지를 낀다. 숨을 들이쉬면서 양손을 맞대 안잘리 무드라 자세를 취한다. 숨을 내쉬면서 왼쪽 팔꿈치가 오른쪽 무릎에 닿도록 몸통을 오른쪽으로 비튼다.

424   LOTUS THREAD THE NEEDLE
실을 바늘에 꿰는 자세

척추를 깊게 스트레칭해주고 등 통증을 완화해주는 동작이다. 상급 동작이 편안해지면 어깨의 유연성을 향상시키기 위해 들어 올린 팔로 원을 만들어본다.

- 연꽃 자세(#415)로 앉은 다음 양손을 앞쪽 바닥에 내려놓는다.
- 왼팔을 오른팔과 몸통 사이에 끼워 넣는다.
- 팔을 바닥에 붙여 몸통과 직각을 이루게 한다.
- 머리를 오른쪽으로 돌리고 오른팔은 머리 위로 쭉 뻗는다. 여러 번 호흡하면서 이 자세를 유지한다.

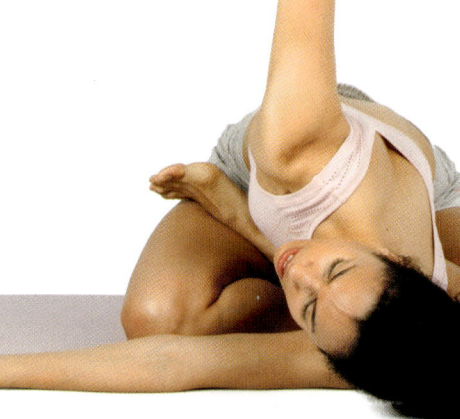

425   LOTUS BOUND HANDS FORWARD BEND
손깍지를 끼고 앞으로 구부린 연꽃 자세

연꽃 자세(#415)로 앉은 다음 손은 등 뒤에서 깍지를 끼고 엉덩이부터 몸을 앞으로 기울인다. 손깍지를 낀 팔을 천장을 향해 쭉 뻗는다.

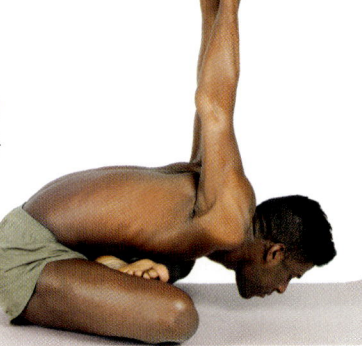

426

BOAT POSE
보트 자세

보트 자세는 좌골과 꼬리뼈로 이뤄진 삼각대에 의지해 몸의 균형을 잡기 위해 힘을 주어야 하는 자세다. 파리푸르나 나바사나(Paripurna Navasana)는 복부, 등 아랫부분, 엉덩이굽힘근을 중점적으로 단련시켜준다. 무릎을 펴기 힘들면 발바닥에 끈을 감아 몸을 지탱해본다.

올바른 동작
어깨뼈를 등 아래로 눌러준다. 좌골과 꼬리뼈 사이에서 몸의 균형을 찾는다. 허벅지 안쪽을 모아주면서 살짝 안으로 돌린다.

잘못된 동작
등을 구부리거나 흉곽이 튀어나오지 않게 한다. 목과 아래턱에 힘을 주지 말고 턱을 가슴 쪽으로 살짝 기울인다.

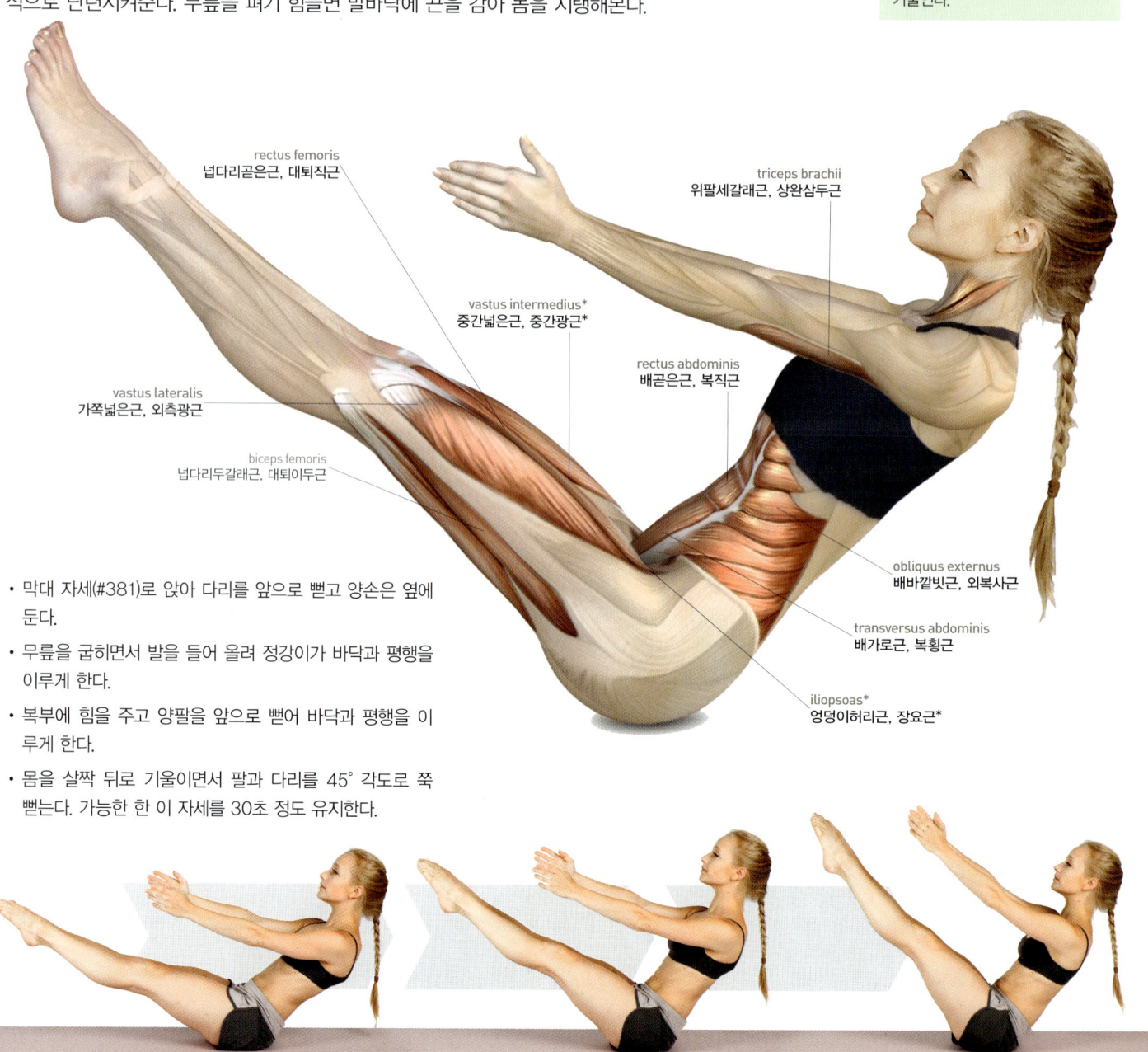

- 막대 자세(#381)로 앉아 다리를 앞으로 뻗고 양손은 옆에 둔다.
- 무릎을 굽히면서 발을 들어 올려 정강이가 바닥과 평행을 이루게 한다.
- 복부에 힘을 주고 양팔을 앞으로 뻗어 바닥과 평행을 이루게 한다.
- 몸을 살짝 뒤로 기울이면서 팔과 다리를 45° 각도로 쭉 뻗는다. 가능한 한 이 자세를 30초 정도 유지한다.

427 EASY BOAT POSE 1
편안한 보트 자세 1

막대 자세(#381)로 앉아 다리는 앞으로 뻗고 양손은 옆에 둔다. 무릎을 굽히면서 발을 들어 올려 정강이가 바닥과 평행을 이루게 한다. 양팔로 허벅지를 감싸고 몸을 뒤로 살짝 기울인다.

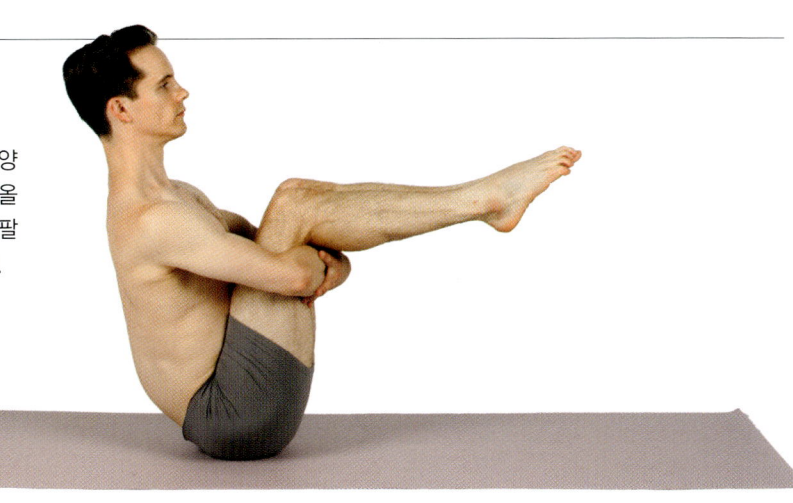

428 EASY BOAT POSE 2
편안한 보트 자세 2

막대 자세(#381)로 앉아 다리는 앞으로 뻗고 양손은 옆에 둔다. 무릎을 굽히면서 발을 들어 올려 정강이가 바닥과 평행을 이루게 한다. 복부에 힘을 주고 양손으로 발 바깥쪽을 잡는다. 몸을 뒤로 살짝 기울이고 이 자세를 30초 이상 유지한다.

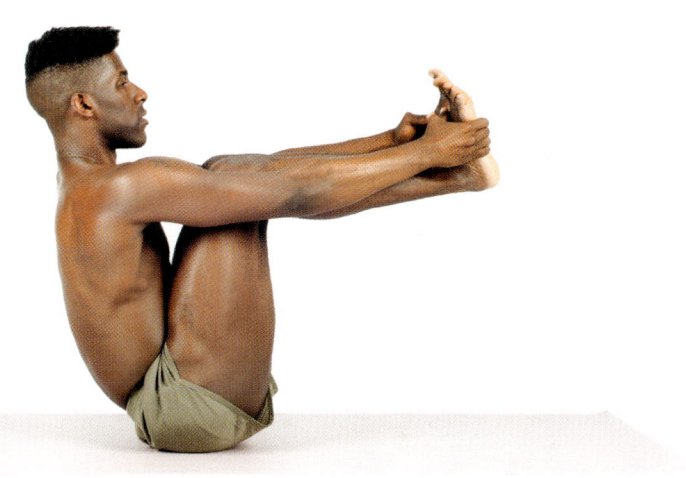

429 SUPPORTED BOAT POSE 1
몸을 지탱하는 보트 자세 1

보트 자세의 간단한 변형 동작으로 다리를 쭉 펼 수 있는 유연성은 있지만, 보트 자세를 유지할 힘이 부족한 사람들에게 적합한 자세다.

- 다리를 앞으로 뻗고 막대 자세(#381)로 앉는다.
- 양손으로 등 뒤를 짚고 손가락은 앞을 향해 곧게 편다.
- 무릎을 굽히면서 발을 들어 올려 정강이가 바닥과 평행을 이루게 한다.
- 몸을 살짝 뒤로 기울이면서 팔꿈치를 구부린다. 다리를 45° 각도로 쭉 편다.

430　SUPPORTED BOAT POSE 2
몸을 지탱하는 보트 자세 2

막대 자세(#381)로 앉아 다리는 앞으로 뻗고 양손은 옆에 둔다. 무릎을 굽히면서 발을 들어 올려 정강이가 바닥과 평행을 이루게 한다. 손을 허벅지 뒤로 돌려 깍지를 낀다. 몸을 살짝 뒤로 기울이고 이 자세를 30초 이상 유지한다.

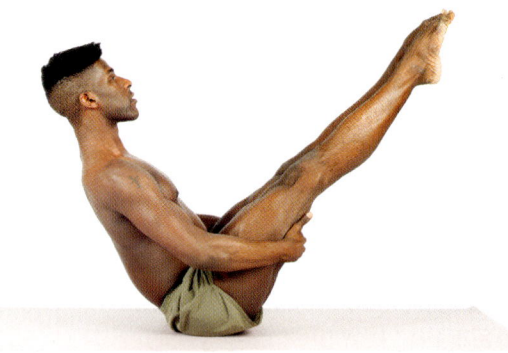

431　HALF BOAT POSE
반 요트 자세

무릎을 구부린 상태에서 바닥에 눕는다. 손은 머리 뒤에서 깍지를 낀다. 다리를 45° 각도로 쭉 펴고 위쪽 등을 매트에서 들어 둥글게 말듯이 구부린다. 이 자세를 30초 정도 유지한다.

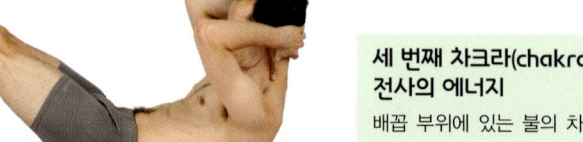

> **세 번째 차크라(chakra): 전사의 에너지**
>
> 배꼽 부위에 있는 불의 차크라 마니푸라(manipura)는 자신감과 전사의 기운이 머무는 곳이다.

432　REVOLVED BOAT POSE WITH PRAYER HANDS
몸을 돌려 기도하는 요트 자세

안잘리 무드라 손동작을 취한 보트 자세는 평화와 화합이 더해진 동작이다. 손바닥을 한데 모으는 동작은 좌뇌와 우뇌를 통합해주고, 엄지손가락을 가슴에 대는 동작은 가슴을 열어준다.

- 막대 자세(#381)로 앉아 다리는 앞으로 뻗고 양손은 옆에 둔다.
- 무릎을 굽히면서 발을 들어 올려 정강이가 바닥과 평행을 이루게 한다.
- 몸을 살짝 뒤로 기울이고 합장한 손을 가슴에 댄다.
- 몸통을 왼쪽으로 비틀면서 시선은 위를 향한다.

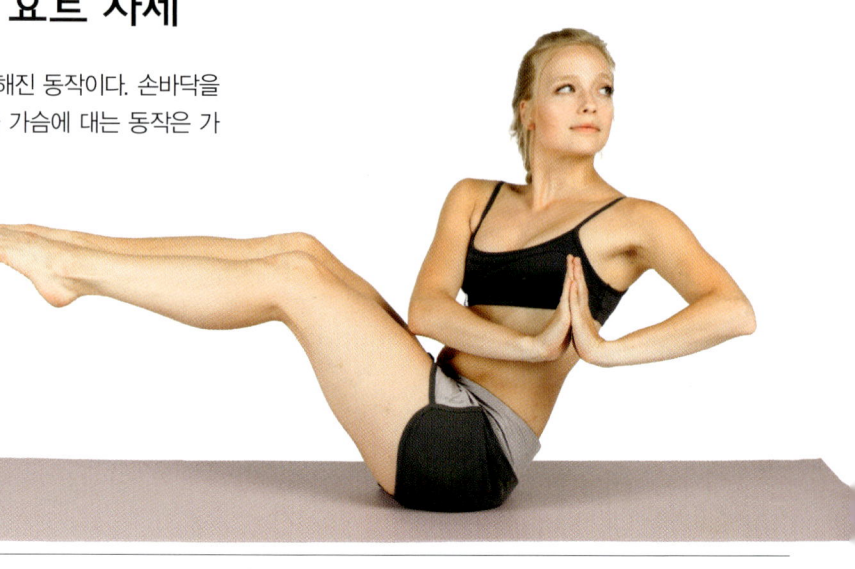

433　REVOLVED BOAT POSE SUPPORTED
몸을 돌려 지탱하는 보트 자세

막대 자세(#381)로 앉는다. 무릎을 구부려 오른발이 왼발 위에 오도록 교차시킨다. 오른손을 발목에 대고 다리를 들어 45° 각도로 쭉 편다. 몸을 뒤로 기울인 다음 왼쪽으로 비틀면서 왼손은 등 뒤를 짚는다.

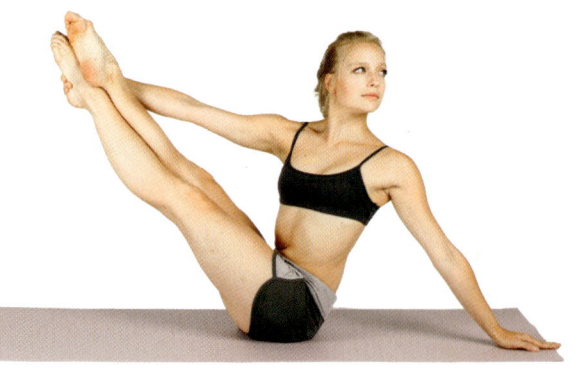

434 REVOLVED BOAT POSE
몸을 돌린 보트 자세

막대 자세(#381)로 앉는다. 무릎을 구부려 오른발이 왼발 위에 오도록 교차시킨다. 다리를 들어 45° 각도로 쭉 편다. 손은 양옆 바닥에 내려놓는다.

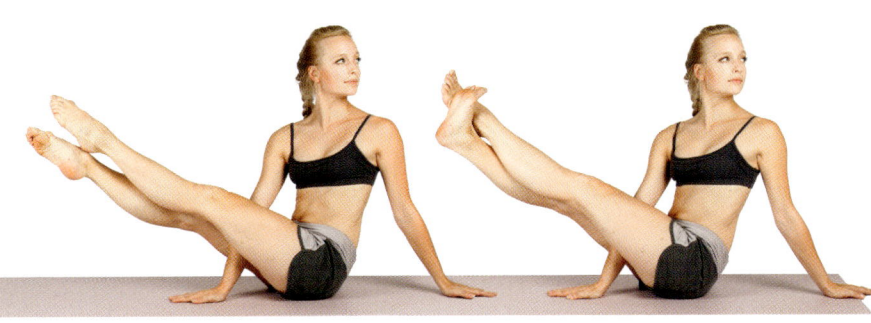

435 DOUBLE COMPASS POSE
이중 나침반 자세

엄청난 균형감과 유연성, 몸의 조화가 이뤄져야 할 수 있는 어려운 상급 동작이다. 허벅지 뒤쪽과 척추를 스트레칭해주고 장기를 자극해준다.

- 무릎을 굽히면서 발을 매트에서 들어 올려 정강이가 바닥과 평행을 이루도록 앉는다.
- 팔은 앞으로 쭉 뻗고 왼손이 오른손 위에 오도록 교차시킨다.
- 반대편 손으로 발목을 각각 잡는다.
- 오른팔과 왼쪽 다리를 쭉 편다.
- 왼쪽 팔꿈치를 뒤로 끌어당기면서 오른쪽 다리를 쭉 펴 오른쪽 무릎이 오른쪽 어깨에 닿게 한다.

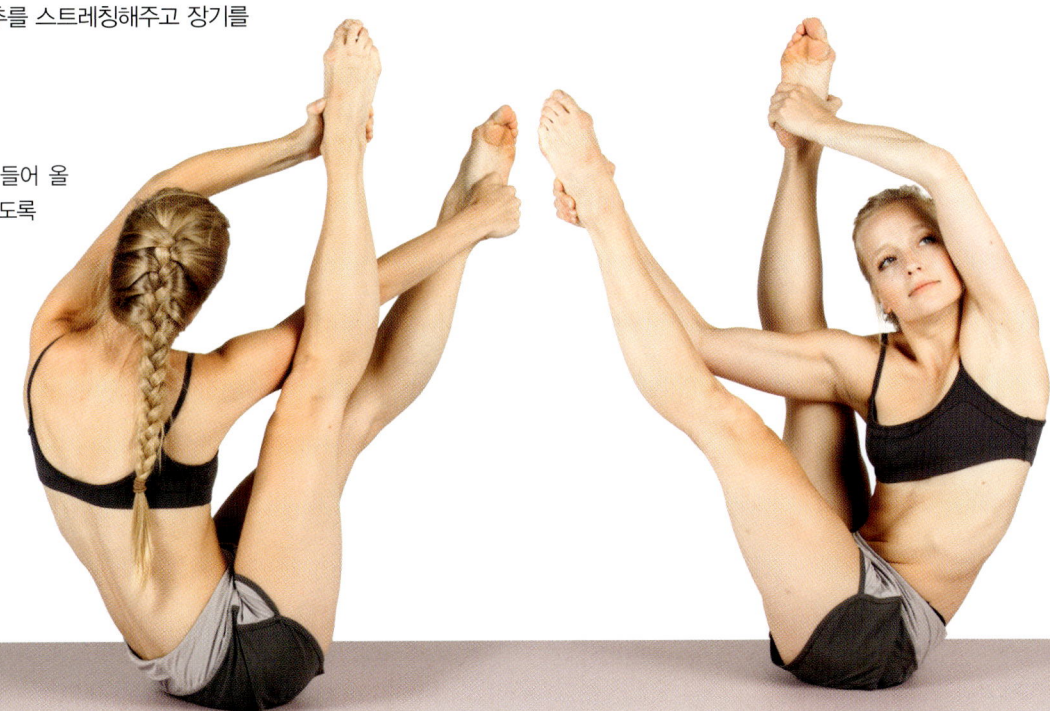

436 BIG TOES POSE
엄지발가락을 잡는 자세

무릎을 구부린 상태로 앉는다. 몸을 뒤로 살짝 기울이면서 다리를 들어 정강이가 바닥과 평행을 이루도록 한다. 팔을 양다리 사이로 뻗어 양손으로 엄지발가락을 하나씩 잡는다. 균형을 찾은 다음 다리를 쭉 뻗는다.

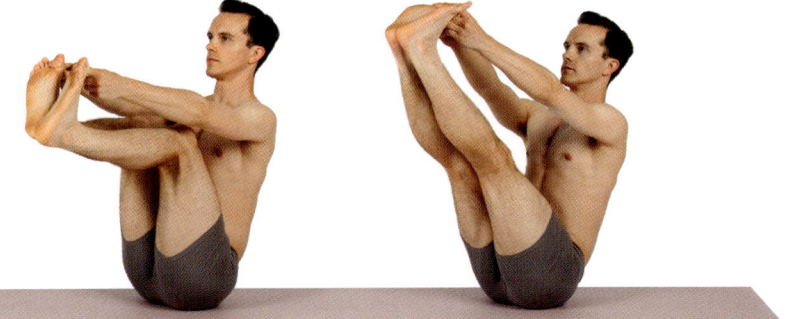

437

SAGE MARICHI'S POSE 1
현자 마리치 자세 1

힌두교 신화에서 현자 마리치는 태양신의 할아버지로, 산스크리트어로는 '한 줄기 빛'을 뜻한다. 마리챠사나(Marichyasana)는 몸에 활력을 불어넣는 비틀기 동작으로 척추를 스트레칭해주고 마음과 정신을 진정시키는 효과가 있다.

올바른 동작
뻗은 다리와 세운 다리의 발뒤꿈치를 바닥에 대고 누르면 비틀기를 좀 더 수월하게 할 수 있다. 척추를 길게 늘인다. 균형을 잡고 좌골에 몸을 고루 싣는다.

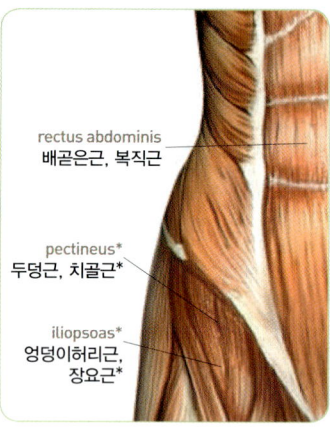

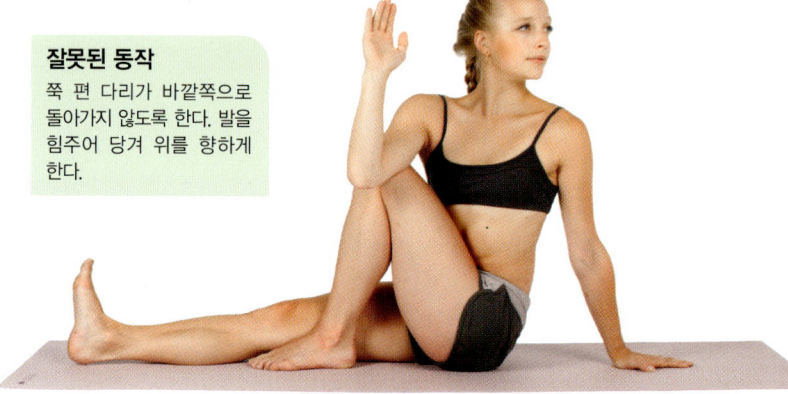

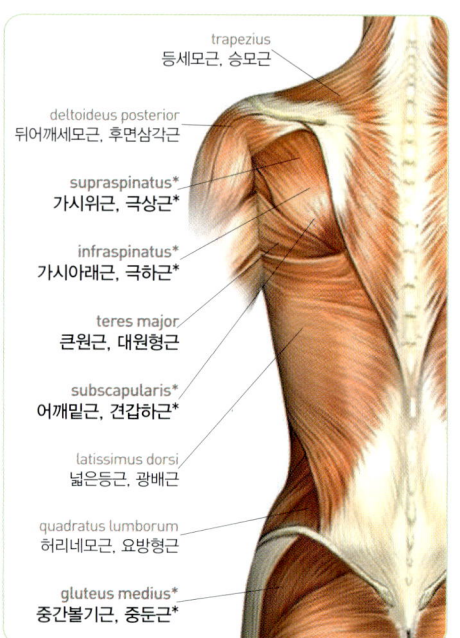

잘못된 동작
쭉 편 다리가 바깥쪽으로 돌아가지 않도록 한다. 발을 힘주어 당겨 위를 향하게 한다.

- 다리를 앞으로 뻗고 매트 위에 앉는다. 왼쪽 무릎을 구부려 발뒤꿈치를 몸통 가까이로 끌어온다.
- 오른쪽 다리를 매트에 대고 누르면서 살짝 안쪽으로 돌린다.
- 왼손은 등 뒤를 짚고 손가락은 바깥쪽으로 곧게 편다.
- 몸통을 왼쪽으로 돌려 오른쪽 팔꿈치를 왼쪽 무릎 바깥쪽에 댄다.
- 시선은 왼쪽으로 돌린다. 자세를 바꿔 반복한다.

438
SAGE MARICHI PREPARATION 1
현자 마리치 자세 준비 1
다리를 앞으로 뻗고 매트 위에 앉는다. 오른쪽 무릎을 구부려 발뒤꿈치를 몸통 가까이 붙인다. 앞으로 기울이면서 양손으로 쭉 편 다리의 발을 감싼다.

439
SAGE MARICHI PREPARATION 2
현자 마리치 자세 준비 2
다리를 앞으로 뻗고 매트 위에 앉는다. 발은 힘을 주어 당긴다. 왼쪽 무릎을 구부려 발뒤꿈치를 몸통 가까이 붙인다. 양팔을 앞으로 뻗어 바닥과 평행을 이루게 한다.

440
SAGE MARICHI'S POSE 2
현자 마리치 자세 2
현자 마리치 자세 1(#437)로 준비한다. 몸을 오른쪽으로 비틀어 왼쪽 팔꿈치로 오른쪽 허벅지를 감싼다. 오른팔을 등 뒤로 돌려 손은 깍지를 낀다.

441
SAGE MARICHI SUPPORTED HAND TO ANKLE
발목을 잡고 몸을 지탱하는 현자 마리치 자세
무릎을 구부리고 매트 위에 앉는다. 몸을 뒤로 기울여 오른쪽 팔뚝을 바닥에 대고 왼손으로 오른쪽 발목의 바깥 부분을 잡는다. 오른쪽 다리를 쭉 뻗는다.

442
HALF LORD OF THE FISHES MARICHI TWIST
반 물고기 신 자세가 결합된 현자 마리치 자세
다리를 앞으로 뻗고 매트 위에 앉는다. 왼쪽 무릎을 구부려 왼발을 오른쪽 허벅지 위로 교차시킨다. 오른손은 옆을 짚고 왼손은 오른쪽 발목에 댄다.

443
HALF LORD OF THE FISHES MARICHI TWIST SUPPORTED
반 물고기 신 자세가 결합된 몸을 지탱하는 현자 마리치 자세
다리를 앞으로 뻗고 매트 위에 앉는다. 왼쪽 무릎을 구부려 왼발을 오른쪽 허벅지 위로 교차시킨다. 오른쪽 팔뚝으로 옆을 짚고 왼손은 오른쪽 발목에 댄다.

444
SPINAL TWIST
척추 비틀기 자세
다리를 앞으로 뻗고 매트 위에 앉는다. 오른쪽 무릎을 구부려 오른발을 왼쪽 허벅지 위로 교차시킨다. 왼손은 옆을 짚고 오른손은 왼쪽 무릎에 댄다.

445
BOUND HALF SPINAL TWIST
팔을 감은 반 척추 비틀기 자세
다리를 앞으로 뻗고 매트 위에 앉는다. 오른쪽 무릎을 구부려 오른발을 왼쪽 허벅지 위로 교차시키고 오른발이 왼쪽 무릎 옆 바닥에 닿게 놓는다. 몸을 오른쪽으로 비틀면서 왼손을 오른쪽 무릎 아래로 끼워 넣는다. 양손을 맞대 합장한다.

Seated Poses & Twists 앉아서 하는 자세 및 비틀기

446
MONKEY POSE
원숭이 자세

하누만아사나(Hanumanasana)는 엉덩이굽힘근과 허벅지 뒤쪽의 유연성이 필요한 상급 요가 동작이다. '하누만아사나'라는 이름은 왕을 돕기 위해 인도 전역을 용감하게 누볐다는 신화 속 원숭이 신 '하누만'에서 유래했다. 이 전설은 권력은 헌신에서 나온다는 메시지를 담고 있다.

올바른 동작
발뒤꿈치와 발등을 바닥에 대고 누른다. 요가블록으로 손과 허벅지를 받쳐 몸을 지탱할 수 있다.

잘못된 동작
과도하게 스트레칭하지 말 것. 편안한 수준에서 스트레칭을 멈추고 몸이 쭉 펴지는 느낌을 느낀다. 엉덩이나 다리가 옆으로 돌아가지 않도록 한다.

pectineus 두덩근, 치골근
adductor longus 긴모음근, 장내전근
vastus intermedius* 중간넓은근, 중간광근*
rectus femoris 넙다리곧은근, 대퇴직근
vastus medialis 안쪽넓은근, 내측광근
iliopsoas 엉덩이허리근, 장요근
tensor fasciae latae 넙다리근막긴장근, 대퇴근막장근
gluteus maximus 큰볼기근, 대둔근
semitendinosus 반힘줄근, 반건형근
biceps femoris 넙다리두갈래근, 대퇴이두근
vastus lateralis 가쪽넓은근, 외측광근

- 바닥에 무릎을 꿇는다. 오른발로 한 발 앞을 짚어 낮은 런지(lunge) 자세를 취한다.
- 몸을 앞으로 살짝 기울이고 손가락 끝은 양옆 바닥에 대고 균형을 잡는다. 호흡을 몇 번 하면서 이 자세를 유지한다.
- 오른쪽 발을 앞으로 천천히 밀면서 다리를 쭉 편다. 편안한 수준에서 최대한 멀리 내려간다. 양손을 머리 위로 올리고 자세를 유지한다.
- 자세를 풀 때는 양손을 바닥에 내려놓고 오른쪽 다리를 바깥쪽으로 구부린 다음 발뒤꿈치를 몸 쪽으로 끌어온다.

447 KING PIGEON POSE PREPARATION
왕비둘기 자세 준비
바닥에 무릎을 꿇는다. 엉덩이를 아래로 내리면서 오른쪽 다리를 뒤로 밀면서 편다. 양손은 엉덩이 위쪽에 대고 어깨를 뒤로 젖힌다. 가슴은 하늘을 향해 연다.

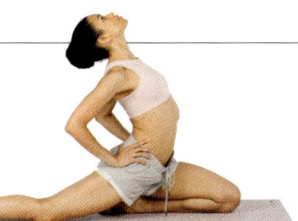

448 MONKEY POSE PRAYER HANDS
기도하는 원숭이 자세
손바닥을 맞대 안잘리 무드라 자세를 취한다는 점을 제외하면 원숭이 자세(#446)와 동일하다. 엄지손가락을 가슴에 대고 몇 차례 호흡하면서 이 자세를 유지한다.

449 HANUMANASANA BACKBEND
뒤로 기울이는 하누만아사나 자세
원숭이 자세(#446)를 취한 다음 손바닥을 맞대고 머리 위로 쭉 뻗어 올려 뒤로 넘긴다. 가슴은 하늘을 향해 연다.

450 HANUMANASANA FORWARD BEND
앞으로 구부리는 하누만아사나 자세
원숭이 자세(#446)를 취한 다음 등 뒤에서 깍지를 끼고 몸을 앞으로 숙여 턱을 정강이에 붙인다. 양팔을 천장을 향해 쭉 뻗는다.

451 REVOLVED HANUMANASANA
몸을 돌린 하누만아사나 자세
원숭이 자세(#446)를 취한 다음 몸통을 오른쪽으로 비튼다. 양손은 반대편 허벅지 위에 놓고 몇 차례 호흡하면서 이 자세를 유지한다.

452 REVOLVED HANUMANASANA SIDE BEND
몸을 돌려 옆으로 기울인 하누만아사나 자세
원숭이 자세(#446)를 취한 다음 몸통을 왼쪽으로 비틀어 오른쪽 어깨가 오른쪽 무릎에 닿도록 한다. 오른팔은 옆구리를 따라 쭉 뻗는다. 왼손을 머리 위로 넘겨 오른쪽 발가락에 댄다.

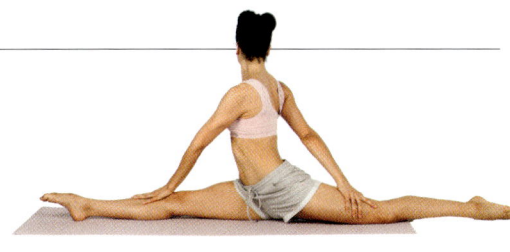

453 REVOLVED KING PIGEON PREPARATION
몸을 돌린 왕비둘기 자세 준비
원숭이 자세(#446)를 취한 다음 몸통을 오른쪽으로 비틀어 오른손으로 오른발을 잡고 오른발을 들어 몸통 쪽으로 구부린다. 다리를 바꿔 반복한다.

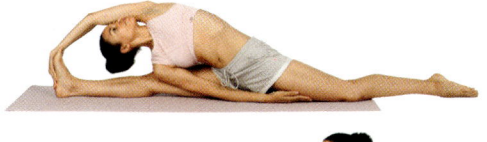

454 ONE KNEE BENT KING PIGEON POSE
한쪽 무릎을 구부린 왕비둘기 자세
원숭이 자세(#446)를 취한 다음 왼쪽 무릎을 구부린다. 왼손을 머리 위로 넘겨 등 뒤에서 들어 올린 발가락을 잡는다. 오른팔은 천장을 향해 쭉 뻗고 손은 기얀 무드라 자세를 취한다.

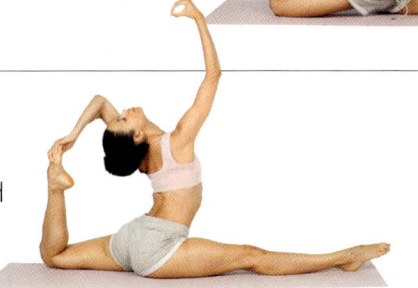

Seated Poses & Twists 앉아서 하는 자세 및 비틀기

455

REVOLVED HEAD TO KNEE POSE
활 당기기 자세

올바른 동작
구부린 다리의 허벅지를 바닥에 대고 눌러 몸을 바닥에 고정시킨다. 비틀기 동작을 수월하게 하기 위해 양쪽 팔꿈치를 서로 반대편 방향으로 눌러준다.

잘못된 동작
자세를 풀 때 몸을 돌린 자세에서 똑바로 몸을 일으키지 말고 처음에 비튼 방향과 반대로 몸을 돌린 다음 똑바로 일으켜 세운다.

이 자세는 비틀기 자세와 전굴 자세를 혼합한 동작이다. 파리브르타 자누 시르사사나(Parivrtta Janu Sirsasana)는 옆구리, 횡격막, 늑간 부위를 스트레칭해준다. 처음에 자세를 취하기가 너무 어렵다고 느껴지면 발 대신에 정강이까지만 스트레칭하는 것으로 시작해본다.

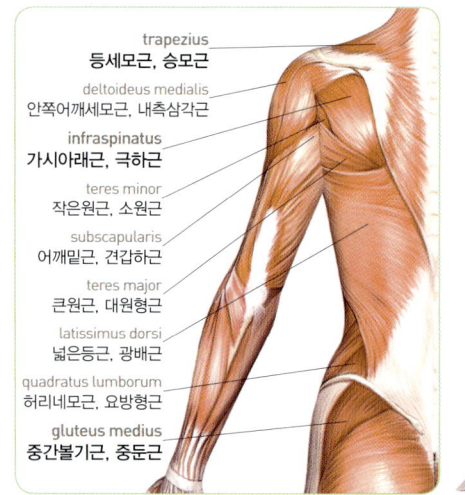

- 다리를 앞으로 뻗고 앉는다. 왼쪽 무릎을 구부린 다음 무릎을 내려 바닥에 대고 엉덩이를 돌려 연다.
- 왼쪽 발뒤꿈치를 안으로 민다. 몸을 앞으로 기울이면서 왼쪽으로 비튼다.
- 오른손으로 오른쪽 엄지발가락을 잡고 왼손은 머리 위로 넘겨 오른발에 댄다.
- 가슴을 비틀어 열고 시선은 위를 향한다.

456 SEATED HALF BOUND HALF HERO POSE
앉아서 몸을 반 감는 반 영웅 자세

발을 앞으로 뻗고 앉는다. 왼쪽 무릎을 뒤로 접어 왼발을 엉덩이 가까이 붙인다. 몸통을 왼쪽으로 비틀어 오른손을 왼쪽 무릎에 댄다. 왼손은 등 뒤로 돌려 오른쪽 엉덩이에 댄다. 몸통을 좀 더 비틀고 시선은 어깨 너머를 향한다.

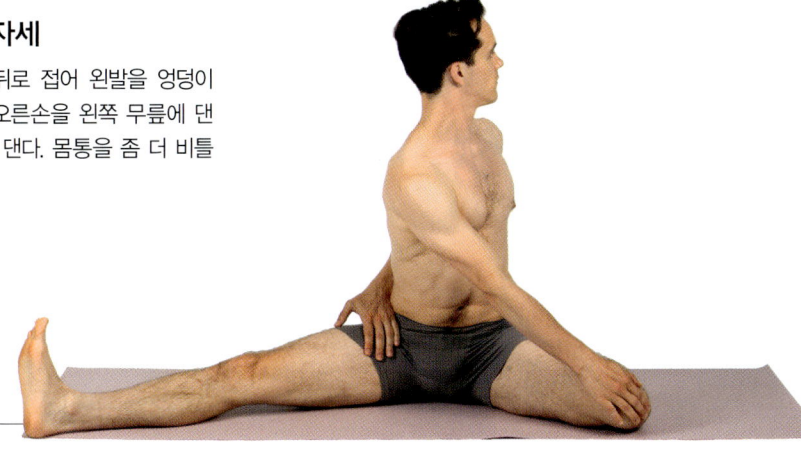

457 SEATED GATE POSE
앉아서 하는 빗장 자세

파리가사나(Parighasana)는 가슴과 어깨를 열어주고 척추와 엉덩이굽힘근을 스트레칭해주며 목과 어깨의 긴장을 풀어준다.

- 활 당기기 자세(#455)를 취한다. 단, 오른손을 오른쪽 발목 옆 바닥에 댄다.
- 오른발은 힘을 주어 당긴다.
- 몸통을 열어 왼쪽으로 비틀고 왼팔은 머리 위로 넘긴다.
- 엄지손가락과 검지손가락을 맞대 기얀 무드라 자세를 취한다.

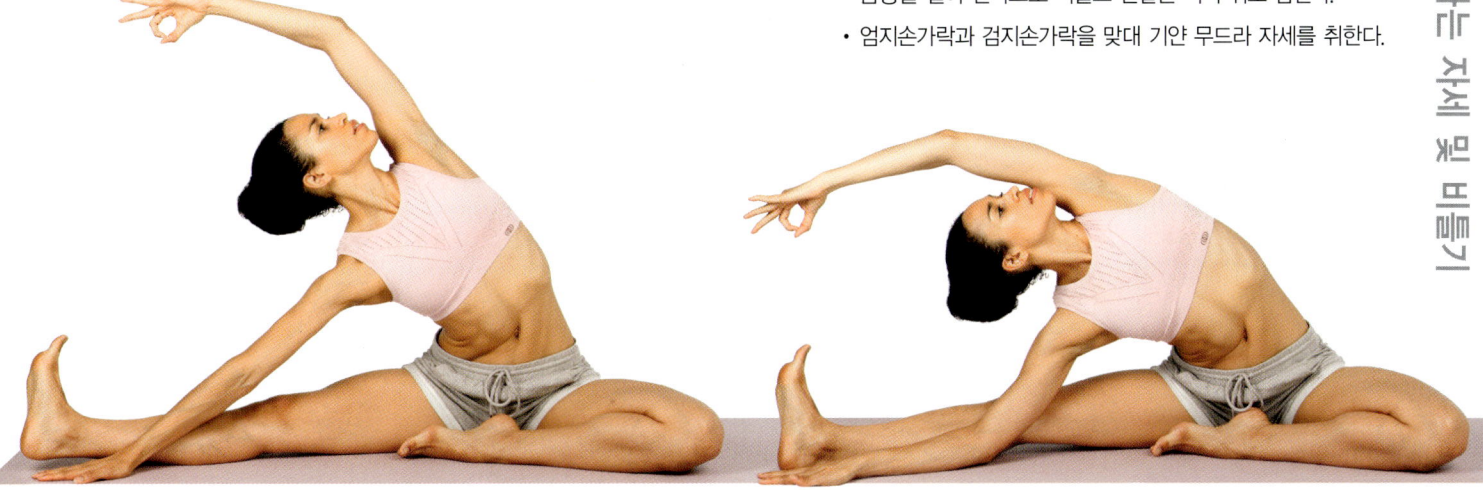

458 HEAD TO KNEE GATE PREPARATION 1
머리를 무릎에 대는 빗장 자세 준비 1

다리를 앞으로 뻗고 앉는다. 오른쪽 무릎을 구부린 다음 무릎을 내려 바닥에 대고 엉덩이를 돌려 연다. 오른쪽 발뒤꿈치를 왼쪽 허벅지 쪽으로 밀어 넣고 왼발은 힘을 주어 당긴다. 몸을 앞으로 기울이면서 양손으로 왼쪽 발목을 잡는다. 시선은 앞을 향하고 이 자세를 1분 정도 유지한다.

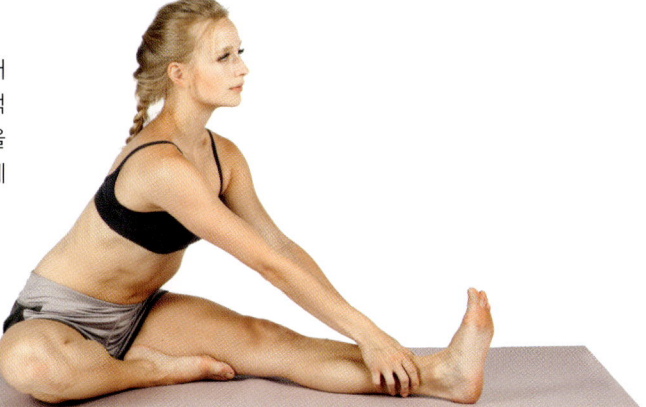

459
HEAD TO KNEE GATE PREPARATION 2
머리를 무릎에 대는 빗장 자세 준비 2

다리를 앞으로 뻗고 앉는다. 오른쪽 무릎을 구부린 다음 무릎을 내려 바닥에 대고 엉덩이를 돌려 연다. 오른쪽 발뒤꿈치를 왼쪽 허벅지 쪽으로 밀어 넣는다. 몸을 앞으로 기울이면서 양손으로 왼발을 잡는다.

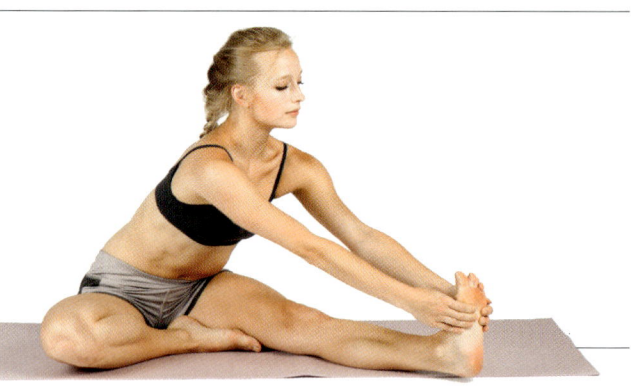

460
HEAD TO KNEE POSE
머리를 무릎에 대는 자세

자누 시르사사나(Janu Sirsasana)는 몸에 활력을 불어 넣는 동작으로 척추, 허벅지 뒤쪽, 어깨의 유연성을 키워준다. 긴장과 불안감을 해소하는 데도 도움이 된다.

- 다리를 앞으로 뻗고 앉는다.
- 왼쪽 무릎을 구부린 다음 무릎을 내려 바닥에 대고 엉덩이를 돌려 연다.
- 왼쪽 발뒤꿈치를 오른쪽 허벅지 쪽으로 밀어 넣는다.
  - 몸을 앞으로 기울이면서 양손으로 오른쪽 발목을 감싼다.
  - 이마를 무릎까지 내린다. 이 자세를 1분 정도 유지한 뒤 다리를 바꿔 실시한다.

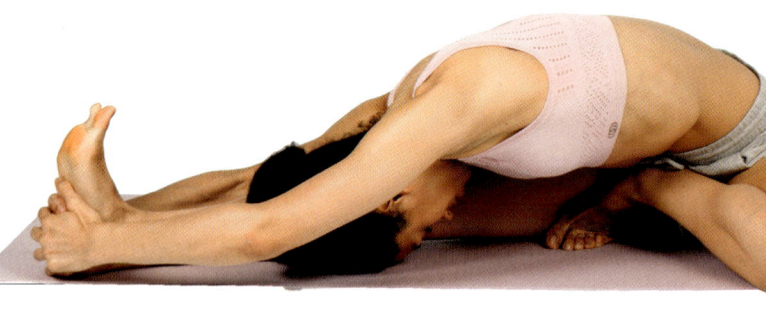

461
SEATED HALF BOUND TWIST
앉아서 몸을 반 감는 비틀기 자세

다리를 앞으로 뻗고 앉는다. 왼쪽 무릎을 구부린 다음 무릎을 내려 바닥에 대고 엉덩이를 돌려 연다. 왼쪽 발뒤꿈치를 오른쪽 허벅지 쪽으로 밀어 넣는다. 몸을 왼쪽으로 비틀어 오른손을 왼쪽 무릎에 댄다. 왼손은 등 뒤로 돌려 오른쪽 엉덩이에 댄다.

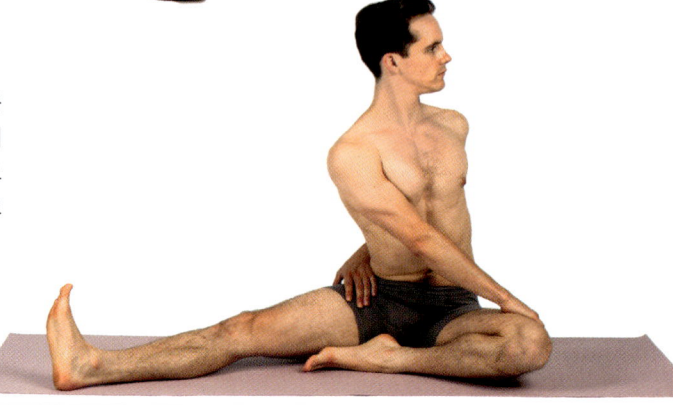

462
REVOLVED HEAD TO KNEE PREPARATION
활 당기기 자세 준비

다리를 앞으로 뻗고 앉는다. 왼쪽 무릎을 구부린 다음 무릎을 내려 바닥에 대고 엉덩이를 돌려 연다. 왼쪽 발뒤꿈치를 오른쪽 허벅지 쪽으로 밀어 넣는다. 오른쪽으로 몸을 기울여 오른손이 오른쪽 발가락에 닿을 때까지 쭉 뻗는다.

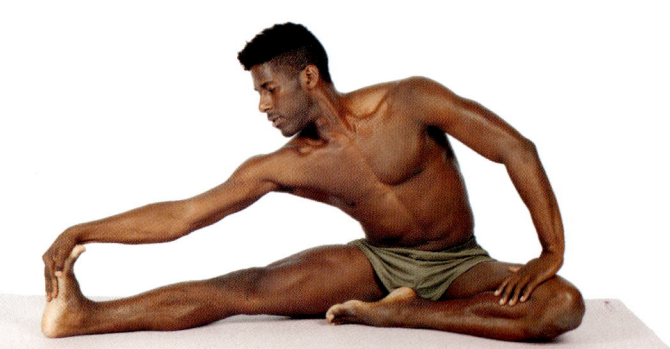

463 REVOLVED POSE
몸을 감는 자세

활 당기기 자세 준비(#462)를 취한다. 오른쪽으로 몸을 기울여 오른손이 오른쪽 발가락에 닿을 때까지 쭉 뻗는다. 왼손은 머리 위로 쭉 뻗는다. 시선은 위를 향하고 이 자세를 1분 정도 유지한다.

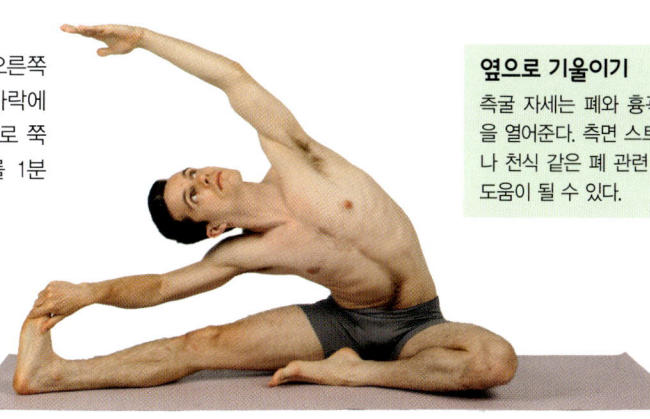

옆으로 기울이기
측굴 자세는 폐와 흉곽 주위의 늑간 근육을 열어준다. 측면 스트레칭 자세들은 감기나 천식 같은 폐 관련 질환을 완화하는 데 도움이 될 수 있다.

464 SEATED GATE STRETCH
앉아서 하는 빗장 자세가 결합된 스트레칭 자세

다리를 앞으로 뻗고 앉는다. 왼쪽 무릎을 구부린 다음 무릎을 내려 바닥에 대고 엉덩이를 돌려 연다. 왼쪽 발뒤꿈치를 오른쪽 허벅지 쪽으로 밀어 넣는다. 오른쪽 팔뚝을 오른쪽 안쪽을 따라 바닥에 내려놓는다. 왼손은 등 뒤로 돌리고 시선은 위를 향한다.

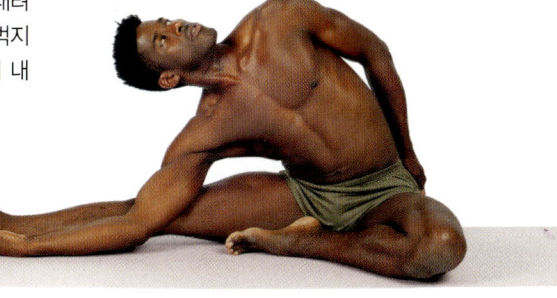

465 SEATED GATE POSE WITH BENT ELBOWS
팔꿈치를 구부린 앉아서 하는 빗장 자세

복부에 힘이 들어가는 이 동작은 어깨와 엉덩이, 허벅지 뒤쪽을 스트레칭해준다. 허리가 아니라 엉덩이부터 몸을 구부려본다.

- 다리를 앞으로 뻗고 앉는다.
- 왼쪽 무릎을 구부린 다음 무릎을 내려 바닥에 댄다. 왼쪽 발뒤꿈치를 오른쪽 허벅지 쪽으로 밀어 넣는다.
- 양손은 머리 뒤에서 깍지를 끼고 몸통을 오른쪽으로 구부린다.
- 오른쪽 팔꿈치가 오른쪽 무릎에 닿도록 기울여본다.
- 이 자세를 1분 정도 유지한 뒤 다리를 바꿔 실시한다.

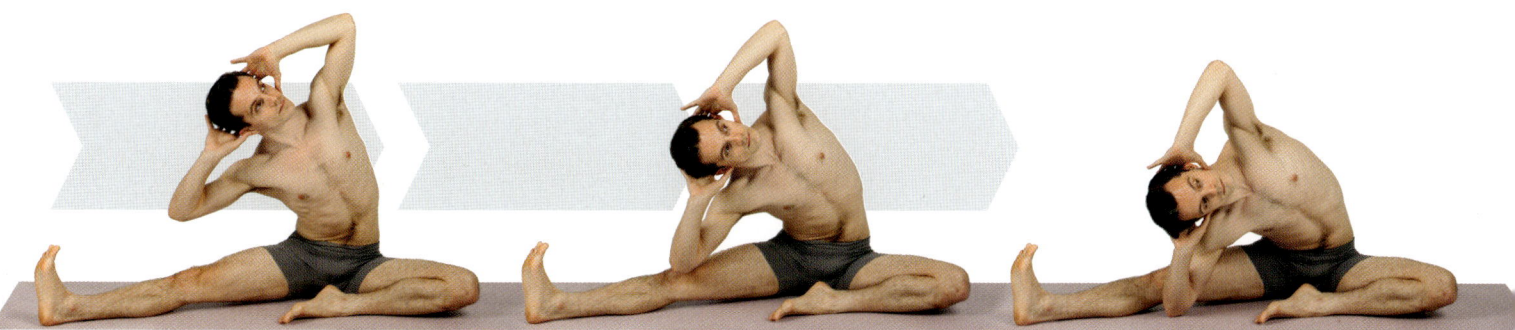

6장
Reclining Poses
누워서 하는 자세

누워서 하는 자세를 하는 데는 여러 가지 목적이 있다. 누워서 하는 동작은 엉덩이와 등을 바닥에 대고 지탱하여 다리와 복부 근육을 단련시킬 수 있는 안전한 운동 방법으로 부상의 위험을 줄여준다.

누워서 하는 자세에는 근육을 깨워 심장 박동수를 높이고 긴장을 완화해주는 준비 자세, 심장 박동수를 낮춰주고 근육을 이완시키며 힘든 수련 후에 긴장을 풀어주는 마무리 자세가 있다. 후굴 자세와 대비되는 동작인 무릎을 가슴까지 끌어당기는 자세와 송장 자세가 마무리 자세 중 하나다.

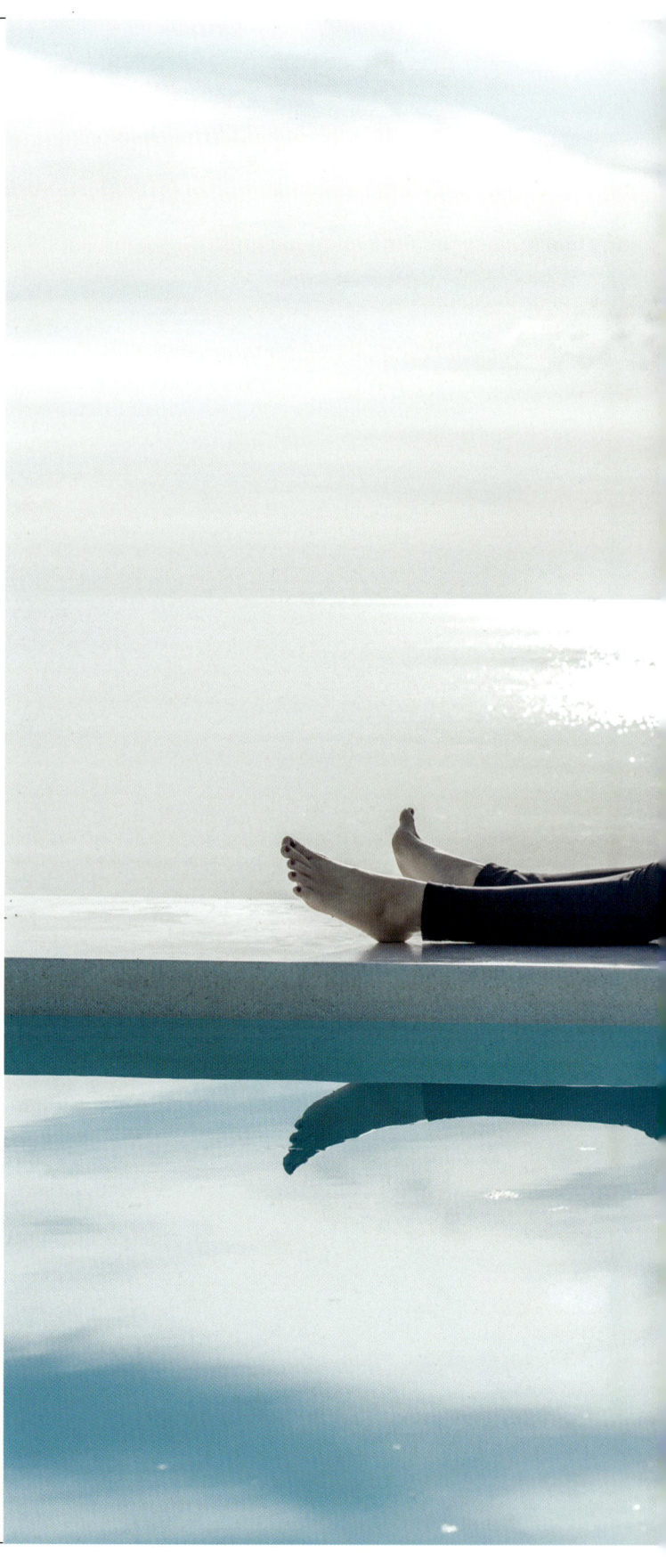

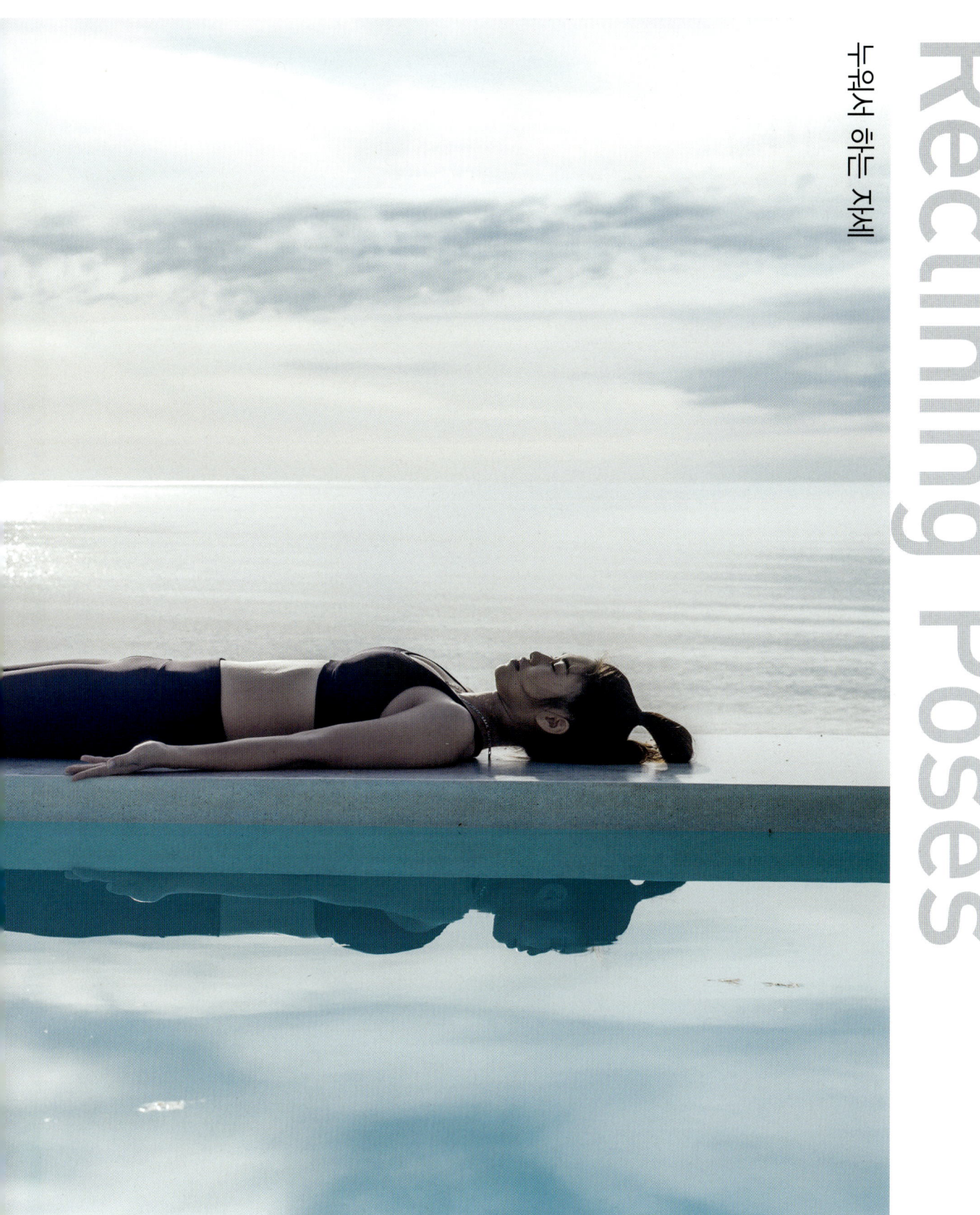

누워서 하는 자세

Reclining Poses

466
RECLINING TWIST
누워서 비틀기 자세

척추의 긴장을 풀어주고 엉덩이를 이완시켜 주며 복부 근육을 탄탄하게 만들어주는 초급 동작이다. 목은 중립 자세에 두고 동작을 시작한다. 어깨에 문제가 있으면 하지 않도록 한다.

올바른 동작
편안하게 스트레칭 동작을 취한다. 가슴은 열고 척추를 길게 늘인다. 자극을 바꿔주기 위해 머리를 양쪽으로 번갈아 돌린다.

잘못된 동작
어깨에 힘을 주어 귀 있는 데까지 올리거나 어깨뼈가 바닥에서 들리지 않도록 한다.

- rectus abdominis 배곧은근, 복직근
- serratus anterior 앞톱니근, 전거근
- pectoralis major 큰가슴근, 대흉근
- pectoralis minor* 작은가슴근, 소흉근*
- scalenus* 목갈비근, 사각근*
- levator scapulae* 어깨올림근, 견갑거근*
- sternocleidomastoideus 목빗근, 흉쇄유돌근
- splenius* 널판근, 판상근
- latissimus dorsi 넓은등근, 광배근
- obliquus externus 배바깥빗근, 외복사근
- obliquus internus* 배속빗근, 내복사근*
- quadratus lumborum* 허리네모근, 요방형근*
- erector spinae* 척추세움근, 척추기립근*
- gluteus maximus 큰볼기근, 대둔근
- gluteus medius* 중간볼기근, 중둔근*

- 송장 자세(#495)를 취한 다음 무릎을 구부린다. 양팔은 양옆으로 뻗고 손바닥은 위를 향하게 한다. 숨을 들이쉬면서 발뒤꿈치가 엉덩이에 가까워지도록 오므린다.
- 무릎을 모은 채로 다리를 바닥에서 든다. 숨을 내쉬면서 무릎을 왼쪽으로 기울이고 엉덩이와 척추를 비튼다. 왼쪽 허벅지를 바닥에 내리고 시선은 오른쪽을 향한다.
- 이 자세를 30초~3분 정도 유지한 뒤 자세를 바꿔 반복한다.

467
REVOLVED UNIVERSAL ALL-ENCOMPASSING DIAMOND POSE
몸을 돌린 만물을 아우르는 다이아몬드 자세

왼쪽으로 돌린 누워서 비틀기 자세(#466)에서 왼쪽 허벅지를 바닥에 대고 오른쪽 무릎을 왼손까지 끌어올린다. 왼발은 뒤로 구부려 오른손에 닿게 한다. 오른쪽 발바닥을 왼쪽 무릎에 댄다. 어깨는 바닥에 붙인 자세를 유지한다. 이 자세를 30초~1분 정도 유지한 뒤 다리를 바꿔 실시한다.

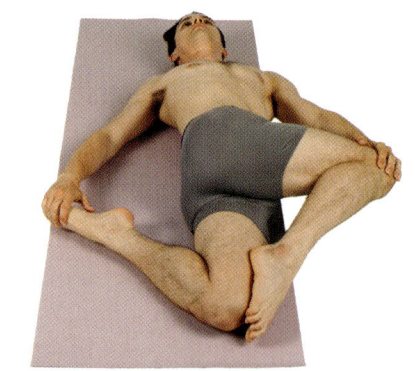

468 REVOLVED RECLINING HAND TO FOOT POSE
몸을 돌려 누워서 발을 잡는 자세

오른쪽으로 돌린 누워서 비틀기 자세(#466)에서 시선은 위를 향하고 두 다리는 쭉 뻗는다. 왼쪽의 발등이 오른손에 닿을 수 있도록 왼쪽 다리를 오른쪽으로 돌려 오른손으로 발 안쪽을 잡는다.

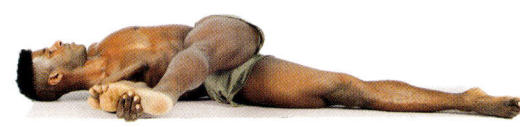

469 RECLINING LORD OF THE FISHES POSE 1
누워서 하는 물고기 신 자세 1

왼쪽으로 돌린 누워서 비틀기 자세(#466)에서 왼쪽 허벅지를 바닥에 대고 왼쪽 다리를 쭉 편다. 오른쪽 무릎을 바닥에 붙이고 발가락은 쭉 편다. 오른쪽 무릎을 왼손으로 잡는다.

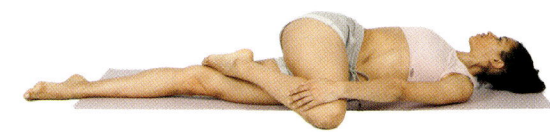

470 RECLINING LORD OF THE FISHES POSE 2
누워서 하는 물고기 신 자세 2

누워서 하는 물고기 신 자세 1(#469)을 조금 변형한 동작으로 손을 무릎 가까이의 허벅지에 대고 다리를 끌어당겨 왼쪽 정강이가 오른쪽 허벅지와 평행을 이루게 한다.

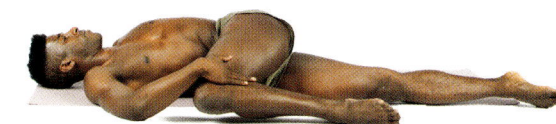

471 RECLINING WAIST POSE
누워서 허리 비틀기 자세

왼쪽으로 돌린 누워서 비틀기 자세(#466)에서 왼쪽 허벅지를 바닥에 대고 양다리가 옆으로 쭉 편 왼손 가까이까지 올라오도록 조금씩 다리를 펴면서 이동시킨다. 이때 발은 힘을 주어 당긴다. 이 자세를 15~30초 정도 유지한 뒤 방향을 바꿔 반복한다.

472 SIDEWAYS RECLINING ANGLE POSE
누워서 다리를 옆으로 벌린 자세

오른쪽으로 돌린 누워서 허리 비틀기 자세(#471)에서 오른쪽 엄지발가락을 잡은 다음 왼쪽 다리를 엉덩이부터 들어 위로 똑바로 올린다. 발가락은 천장을 향해 곧게 편다. 스트레칭을 더 하려면 머리를 왼쪽으로 돌린다.

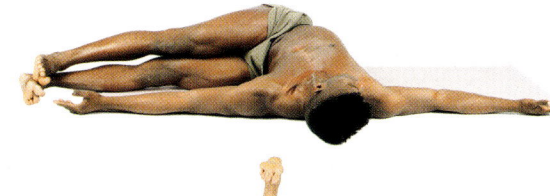

473 RECLINING LEG POSITION OF THE HALF COW FACE
누워서 하는 반 소 얼굴 자세의 다리 동작

오른쪽으로 돌린 누워서 비틀기 자세(#466)에서 왼쪽 다리를 오른쪽 무릎 위로 넘기고 발바닥으로 바닥을 짚는다. 오른손은 왼쪽 무릎 위에서 기얀 무드라 자세를 취하고 왼손은 이마에 올린다. 오른쪽 어깨 쪽으로 몸을 돌리고 오른쪽 다리를 앞으로 쭉 편다. 왼발은 힘을 주어 올리고 양팔로 목을 감싼다. 뒤로 누운 다음 다리를 다시 교차시키고 양발의 발등을 손으로 잡는다.

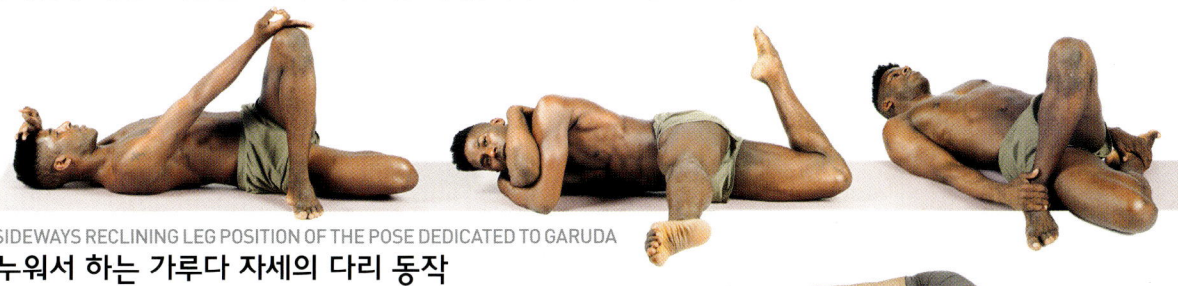

474 SIDEWAYS RECLINING LEG POSITION OF THE POSE DEDICATED TO GARUDA
누워서 하는 가루다 자세의 다리 동작

오른쪽으로 돌린 누워서 비틀기 자세(#466)에서 오른쪽 다리를 뻗되 무릎까지 펴지는 않는다. 왼쪽 다리를 오른쪽 위에 걸친 다음 오른쪽 무릎 아래로 왼쪽 종아리를 집어 넣어 내린다. 이 자세를 30초~1분 정도 유지한 뒤 방향을 바꿔 실시한다.

475
KNEES TO CHEST POSE
무릎을 가슴까지 끌어당기는 자세

아파나사나(Apanasana)는 등 아랫부분과 엉덩이 스트레칭에 도움이 되는 초급 동작이다. 소화를 촉진하는 데도 유용한 자세다. 임신 중이거나 무릎 수술을 한 경우에는 하지 않는다.

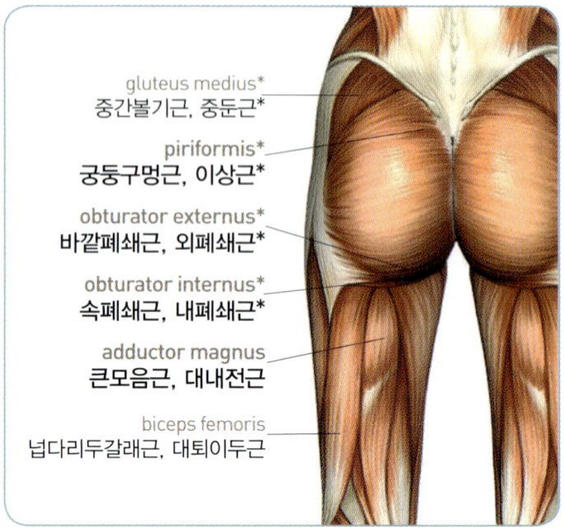

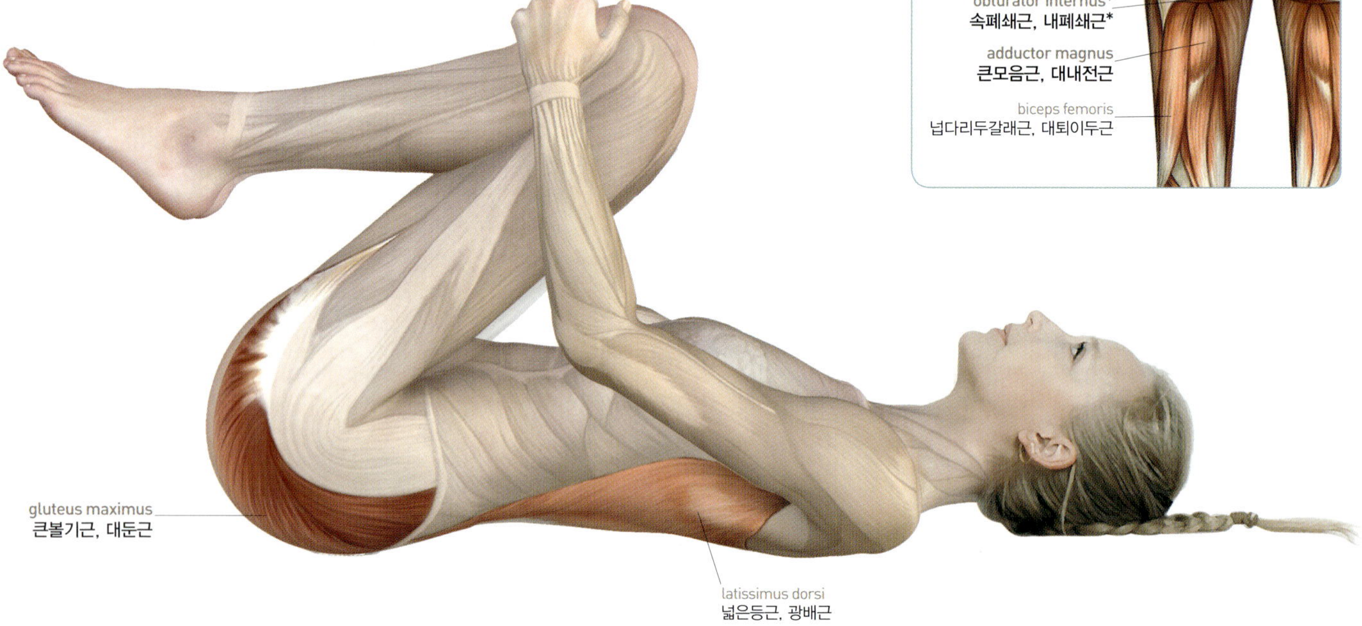

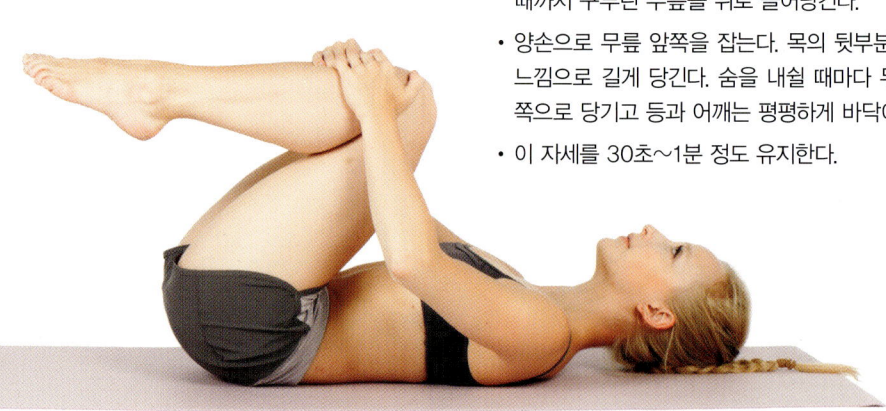

- 바닥에 등을 대고 반듯이 눕는다. 정강이가 바닥과 평행을 이룰 때까지 구부린 무릎을 위로 끌어당긴다.
- 양손으로 무릎 앞쪽을 잡는다. 목의 뒷부분을 어깨에서 쭉 빼는 느낌으로 길게 당긴다. 숨을 내쉴 때마다 무릎을 부드럽게 가슴 쪽으로 당기고 등과 어깨는 평평하게 바닥에 댄다.
- 이 자세를 30초~1분 정도 유지한다.

올바른 동작
목은 중립 자세를 유지한다. 좀 더 어려운 변형 동작을 하려면 양팔로 무릎을 감싸고 반대편 손으로 팔꿈치를 잡는다.

잘못된 동작
이 자세를 취하는 동안 등이나 다리 근육에 힘을 주지 않는다.

Reclining Poses 누워서 하는 자세

476 — WIND RELIEVING POSE
바람 빼기 자세

무릎을 가슴까지 끌어당기는 자세(#475)를 취한 다음 양손을 정강이까지 내리고 구부린 무릎을 가슴 가까이 끌어오면서 엉덩이가 바닥에서 떨어지도록 몸을 만다. 이 자세는 위경련이나 장내가스로 인한 통증을 완화하는 데 효과적이다.

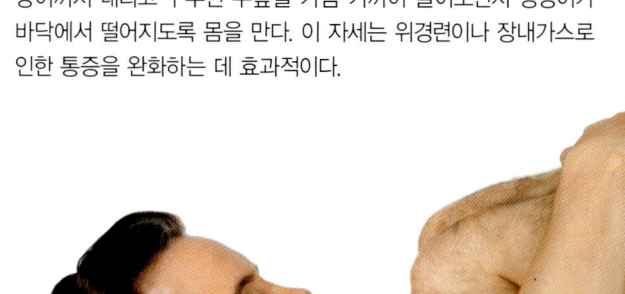

477 — RECLINING WAIST POSE PREPARATION
누워서 허리 비틀기 자세 준비

무릎을 가슴까지 끌어당기는 자세(#475)를 취한 다음 팔을 양옆으로 넓게 벌리고 두 무릎은 모은 상태를 유지한 채 왼쪽 허벅지가 바닥에 닿게 한다. 이때 허벅지와 몸통이 직각을 이뤄야 한다. 이 자세를 30초~1분 정도 유지한 뒤 방향을 바꿔 실시한다.

478 — ONE LEGGED WIND RELIEVING POSE
한 다리를 든 바람 빼기 자세

무릎을 가슴까지 끌어당기는 자세(#475)를 취한 다음 왼쪽 다리는 아래로 내리고 발가락은 곧게 편다. 다리를 쭉 뻗으면서 구부린 오른쪽 다리는 가슴 쪽으로 더 바짝 당긴다. 이 자세도 내장가스로 인한 통증과 위경련을 완화하는 데 도움이 된다.

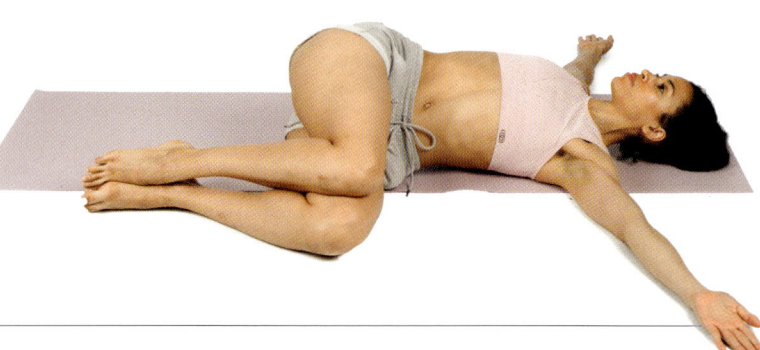

479 RECLINING TREE POSE
누워서 하는 나무 자세

무릎을 가슴까지 끌어당기는 자세(#475)를 취한 다음 왼쪽 다리는 아래로 뻗고 오른쪽 무릎은 바닥에 내린다. 오른손을 오른쪽 무릎 위에 내려놓고 무릎이 바닥에 닿도록 부드럽게 눌러준다.

> **관절 열기**
> 오른쪽 무릎이 매트에 닿으려면 엉덩이와 다리 근육이 확장되어야 한다. 강제로 자세를 취하려고 하지 말고 동작에 집중하면서 유연성을 키우도록 한다.

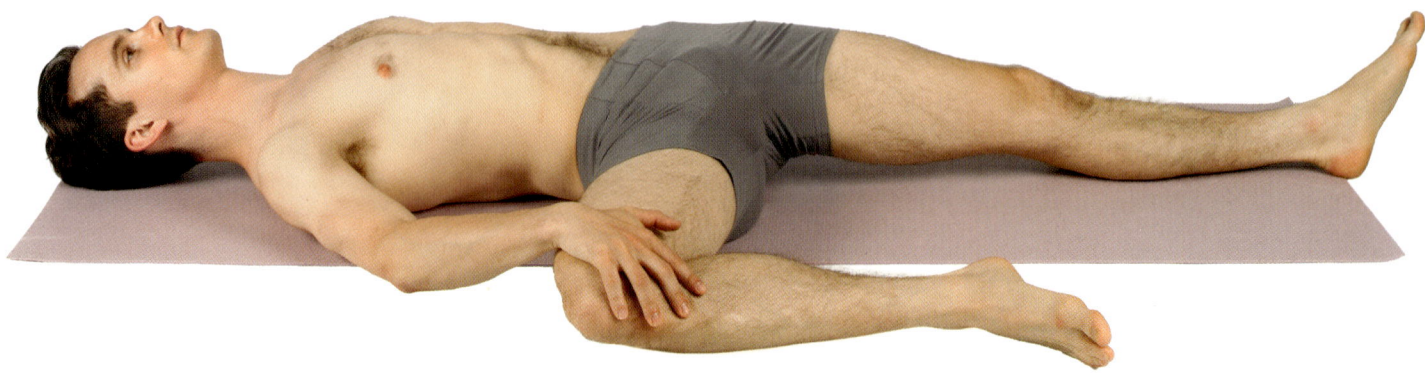

480 RECLINING ONE HAND TO FOOT POSE
누워서 발을 잡는 자세

무릎을 가슴까지 끌어당기는 자세(#475)를 취한 다음 왼쪽 다리는 쭉 펴서 내리고 발은 힘을 주어 당겨 발가락이 천장을 향하게 한다. 오른쪽 무릎을 오른팔 바깥으로 오도록 옮긴 다음 위로 들어 양손으로 발뒤꿈치를 잡는다.

> **위로 올리기**
> 오른쪽 다리를 위로 올릴 때 오른쪽 엉덩이가 매트에서 떨어지지 않게 하려면 왼쪽 무릎이 살짝 구부러질 수 있다. 강제로 무릎을 바닥에 붙이려고 하지 않는다.

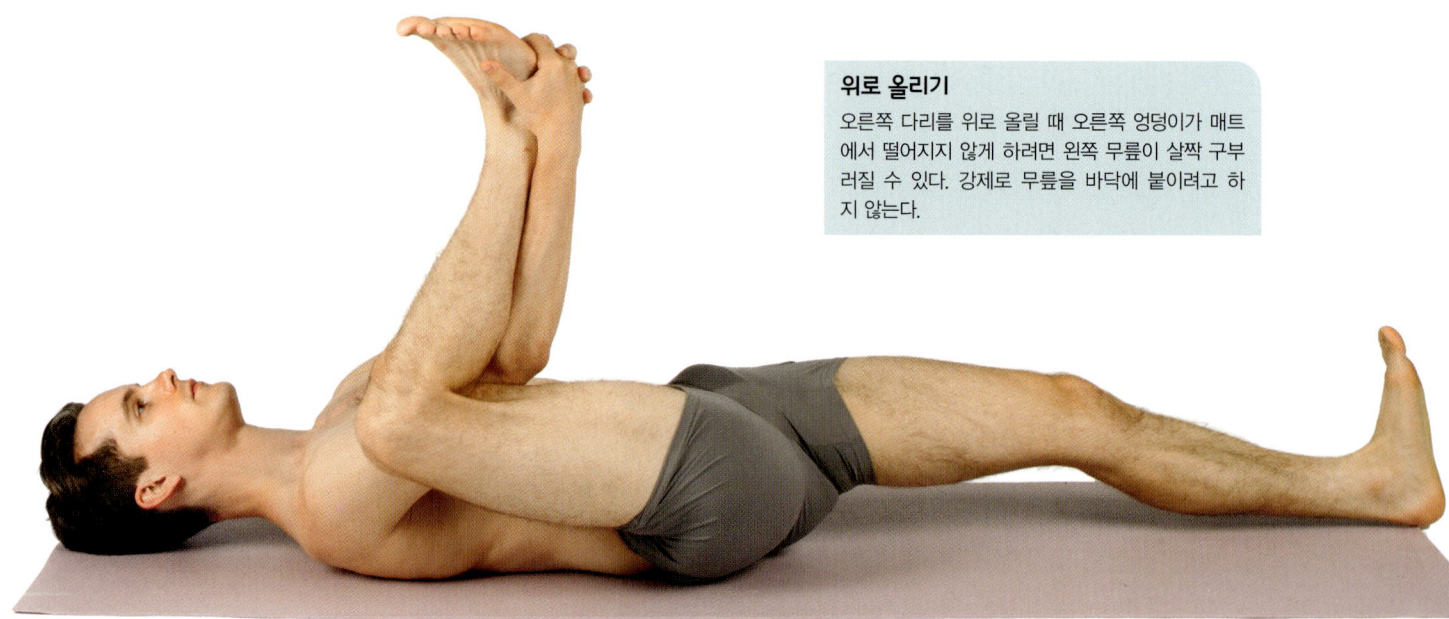

481 HAPPY BABY POSE
행복한 아기 자세

아난다 발라사나(Ananda Balasana)는 엉덩이, 사타구니 안쪽, 등 아래쪽을 부드럽게 스트레칭해준다. 또 척추를 곧게 세워 길게 늘여주고 팔과 어깨를 강화시킨다.

- 등을 대고 눕는다. 무릎을 가슴까지 끌어당긴 다음 무릎과 다리를 넓게 벌리고 손으로 엄지발가락을 하나씩 잡는다.
- 발목이 무릎 위로 오게 들고 무릎을 부드럽게 겨드랑이 가까이 끌어당긴다.
- 꼬리뼈를 길게 늘이고 어깨를 등 쪽으로 끌어당기면서 등 아래쪽이 자연스럽게 구부러지게 한다. 이 자세를 15초~1분 정도 유지한다.

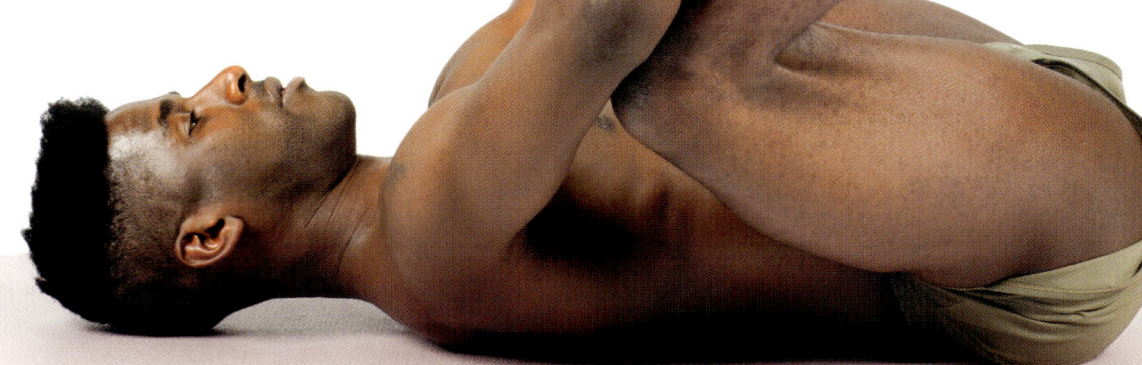

482 RECLINED STAR POSE
누워서 하는 별 자세

무릎을 가슴까지 끌어당기는 자세(#475)를 취한 다음 발바닥을 한데 모아 붙이고 양쪽 발을 양손으로 잡아 발가락이 이마에 닿도록 부드럽게 끌어당긴다. 엉덩이 부분과 등 아랫부분을 바닥에서 들어 올리면서 척추가 둥그렇게 구부러지는 것을 느낀다.

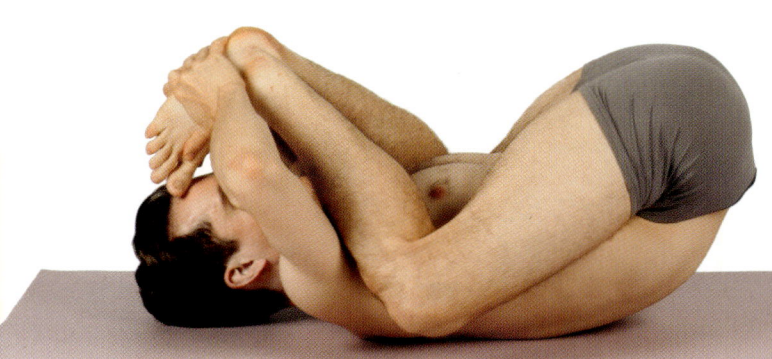

이완시키기
등, 엉덩이, 다리의 유연성이 필요한 이 동작을 하기 위해서는 시간이 필요할 수 있다. 이 자세는 후굴 자세와 대비되는 반대 동작으로 등 근육을 이완시키는 효과가 있다.

483
RECLINING BIG TOE POSE 1
누워서 엄지발가락을 잡는 자세 1

숩타 파단구스타사나(Supta Padangusthasana)는 쉬운 요가 동작 중 하나로 전 세계에서 수련하는 자세다. 무릎을 강화시키고 엉덩이, 허벅지, 허벅지 뒤쪽, 사타구니를 스트레칭해준다. 최근 무릎이나 엉덩이 수술을 한 사람은 하지 않는다.

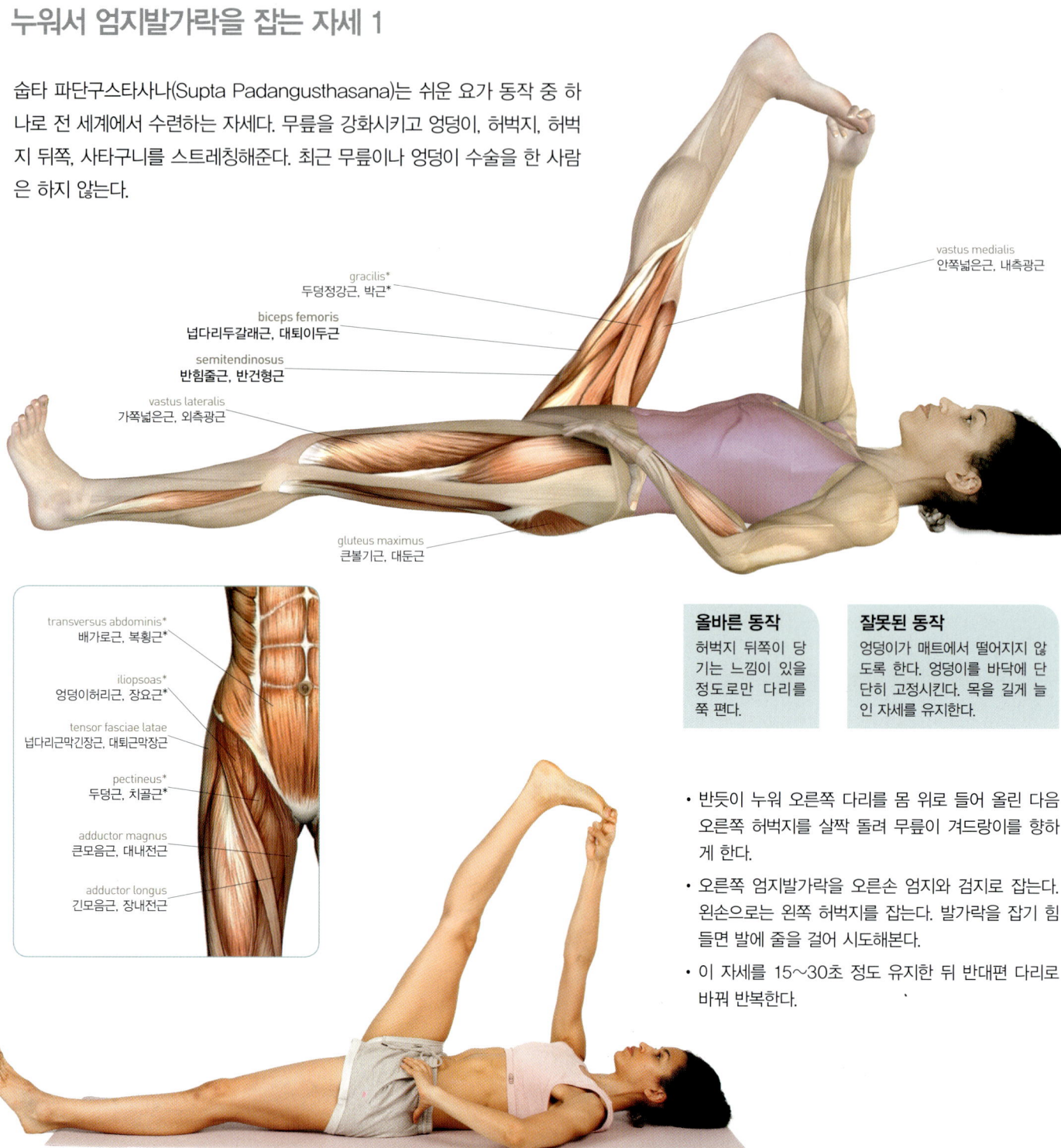

올바른 동작
허벅지 뒤쪽이 당기는 느낌이 있을 정도로만 다리를 쭉 편다.

잘못된 동작
엉덩이가 매트에서 떨어지지 않도록 한다. 엉덩이를 바닥에 단단히 고정시킨다. 목을 길게 늘인 자세를 유지한다.

- 반듯이 누워 오른쪽 다리를 몸 위로 들어 올린 다음 오른쪽 허벅지를 살짝 돌려 무릎이 겨드랑이를 향하게 한다.
- 오른쪽 엄지발가락을 오른손 엄지와 검지로 잡는다. 왼손으로는 왼쪽 허벅지를 잡는다. 발가락을 잡기 힘들면 발에 줄을 걸어 시도해본다.
- 이 자세를 15~30초 정도 유지한 뒤 반대편 다리로 바꿔 반복한다.

484 RECLINING BIG TOE POSE 2
누워서 엄지발가락을 잡는 자세 2

무릎을 가슴까지 끌어당기는 자세(#475)를 취한 다음 왼쪽 다리를 쭉 펴고 오른쪽 다리는 옆으로 뻗어 몸통과 45° 각도를 만든다. 오른손을 내려 쭉 뻗은 오른쪽 엄지발가락을 잡는다.

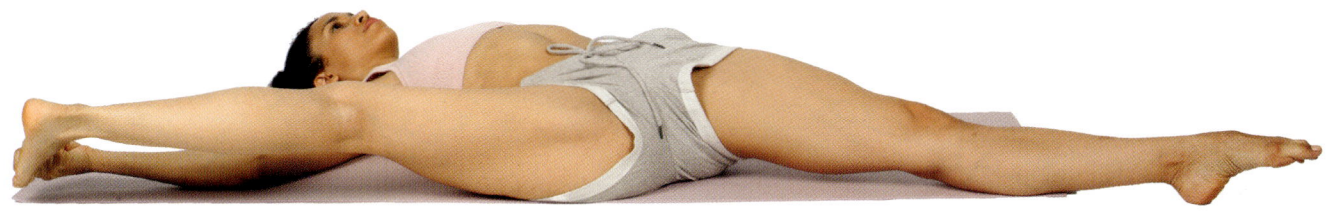

485 RECLINED ONE LEGGED THUNDERBOLT POSE
누워서 한 다리를 든 번개 자세

누워서 엄지발가락을 잡는 자세 1(#483)의 변형 동작으로 저항밴드나 긴 타월을 이용해 더 강한 스트레칭을 할 수 있다.

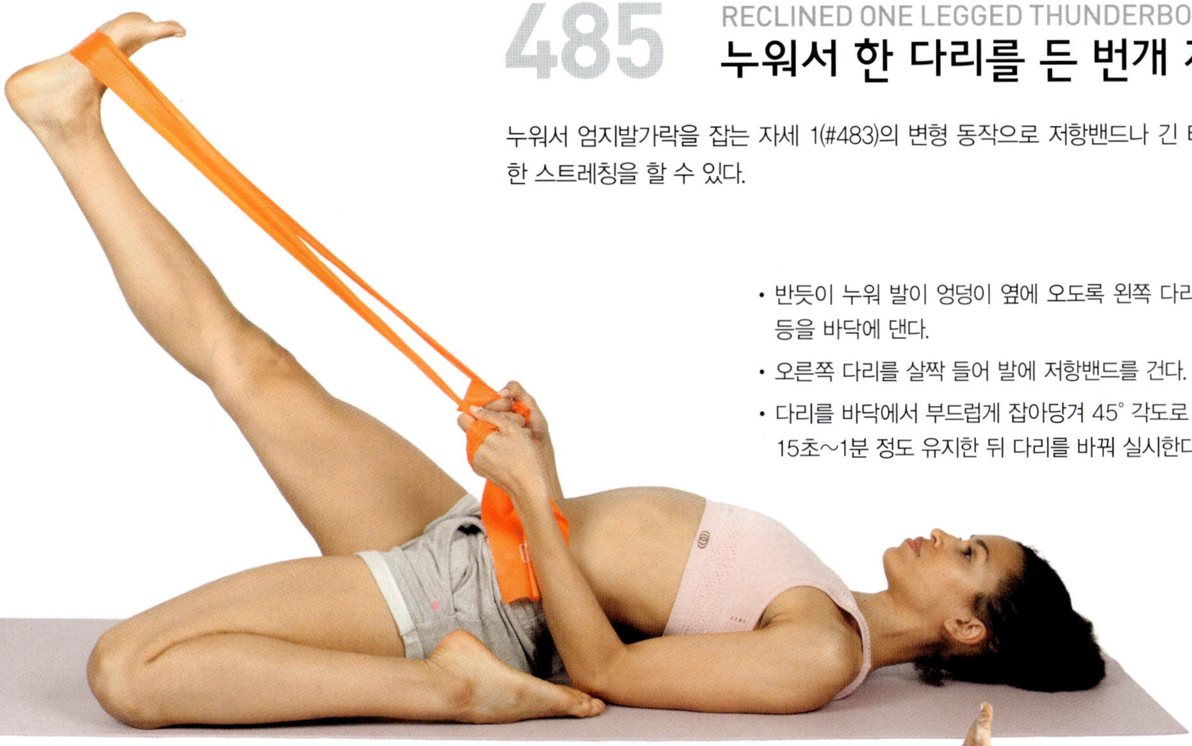

- 반듯이 누워 발이 엉덩이 옆에 오도록 왼쪽 다리를 접어 끌어당겨 발등을 바닥에 댄다.
- 오른쪽 다리를 살짝 들어 발에 저항밴드를 건다.
- 다리를 바닥에서 부드럽게 잡아당겨 45° 각도로 올린다. 이 자세를 15초~1분 정도 유지한 뒤 다리를 바꿔 실시한다.

486 RECLINING HANDS TO LEG POSE 1
누워서 양손으로 다리를 잡는 자세 1

반듯이 누워 무릎을 구부리고 발바닥을 바닥에 댄다. 오른쪽 허벅지 뒤쪽을 양손으로 감싼 다음 다리를 들어 올려 구부린 무릎이 가슴 위에 오게 한다. 이때 발은 아치형으로 구부리고 발가락은 천장을 향해 곧게 편다.

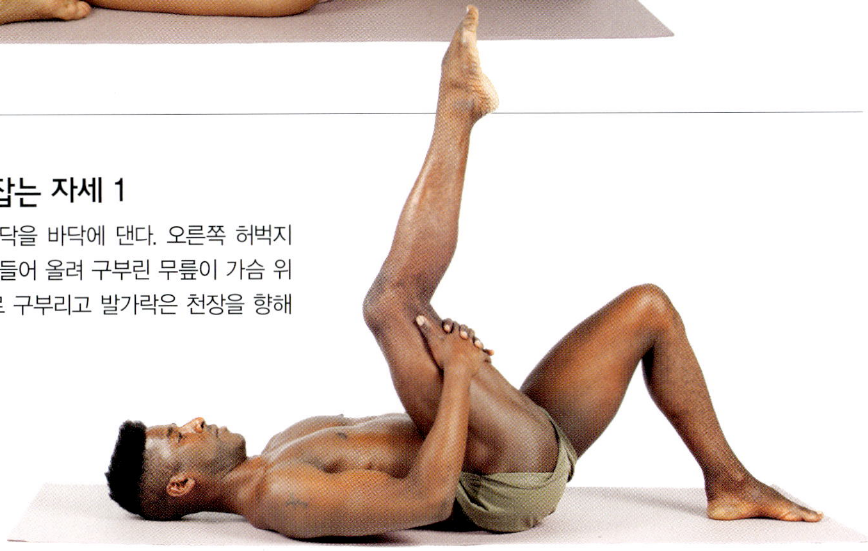

487
RECLINING HALF ONE LEG EXTENDED POSE
누워서 한 다리는 뻗고 한 다리는 접은 자세
바닥에 반듯이 누워 양손은 편하게 옆에 놓는다. 발뒤꿈치는 엉덩이 가까이로 끌어당긴다. 손바닥으로 바닥을 누르면서 오른쪽 다리를 들어 위로 쭉 편다. 발가락은 천장을 향하게 한다. 다리를 바꿔 반복한다.

488
RECLINING HANDS TO LEG POSE 2
누워서 양손으로 다리를 잡는 자세 2
바닥에 반듯이 누워 무릎을 구부리고 발바닥은 바닥에 댄다. 왼쪽 다리를 몸 위로 뻗어 발가락을 쭉 펴고 머리 위까지 오게 끌어당긴다. 양손으로 오른쪽 발목을 잡는다. 이 자세를 15~30초 정도 유지한 뒤 다리를 바꿔 실시한다.

489
RECLINING HANDS TO LEG POSE 3
누워서 양손으로 다리를 잡는 자세 3
누워서 양손으로 다리를 잡는 자세 2(#488)에서 다리를 좀 더 똑바로 들고 손을 아래로 내려 종아리를 잡는다. 손을 뻗을 때 어깨가 바닥에서 떨어져 둥글게 말리지 않도록 한다.

> **근육이 타는 느낌을 느껴보자**
> 이 변형 동작을 할 때 다리 뒤쪽이 당기는 느낌이 있을 것이다. 최대한의 효과를 얻기 위해서는 무릎을 가능한 한 똑바로 편 자세를 유지한다.

490
RECLINING ONE LEG EXTENDED POSE 1
누워서 한 다리를 뻗은 자세 1
누워서 엄지발가락을 잡는 자세 1(#483)을 취한 다음 양팔은 편안하게 옆에 내려놓고 오른쪽 다리를 위로 똑바로 들어 쭉 펴고 발가락은 천장을 향하게 곧게 뻗는다. 왼쪽 다리는 바닥에 쭉 뻗고 발가락이 위를 향하게 한다.

491 RECLINING BIG TOE POSE 3
누워서 엄지발가락을 잡는 자세 3

누워서 엄지발가락을 잡는 자세 1(#483)을 취한 다음 오른쪽 엉덩이를 위쪽으로 굴려 다리를 치켜들고 머리와 어깨가 바닥에서 떨어지게 들어 올린다. 이마를 오른쪽 정강이에 대면서 오른손으로 오른쪽 발가락을 잡는다.

492 RECLINING HANDS TO LEG POSE 4
누워서 양손으로 다리를 잡는 자세 4

왼쪽 다리를 들어 올리고 오른쪽 다리는 쭉 펴 누워서 엄지발가락을 잡는 자세 3(#491)을 취한다. 이때 오른쪽 발가락은 앞을 향해 곧게 편다. 들어 올린 왼발은 쭉 펴고 발가락을 곧게 뻗은 상태에서 왼쪽 발목을 양손으로 잡는다.

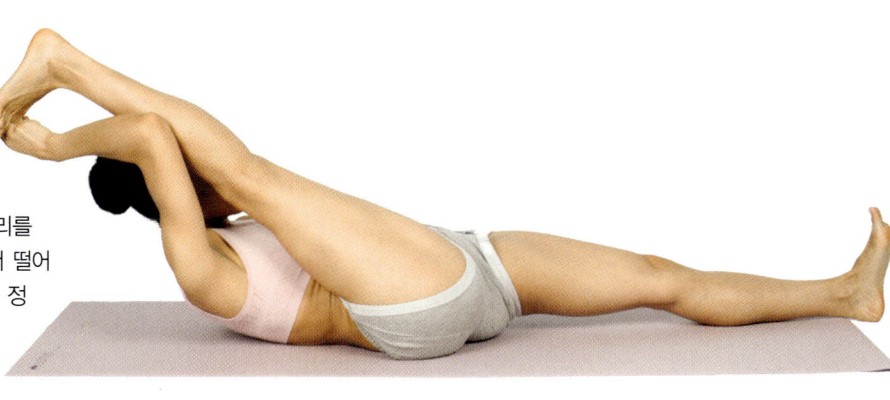

493 RECLINING ONE HAND TO LEG POSE
누워서 한 손으로 다리를 잡는 자세

누워서 엄지발가락을 잡는 자세 1(#483)을 취한 다음 오른쪽 다리를 바닥에 대고 발에 힘을 주어 당긴 상태에서 오른팔을 위로 들어 오른손으로 왼쪽 발목을 바깥쪽에서 잡고 왼쪽 정강이를 이마까지 끌어당긴다.

바닥에 댄 왼팔을 이용해 균형을 잡고 몸을 지탱한다. 이때 왼손바닥은 평평하게 펴 바닥에 댄다.

494 RECLINING ONE LEG EXTENDED POSE 2
누워서 한 다리를 뻗은 자세 2

누워서 한 손으로 다리를 잡는 자세(#493)를 취한 다음 왼쪽 다리를 바닥에 대고 발에 힘을 주어 당긴다. 힘을 주고 있는 오른발을 쭉 뻗으면서 들어 올린 오른쪽 무릎이 이마에 닿게 붙인다. 양팔을 엉덩이 옆에 붙이고 손바닥은 편다.

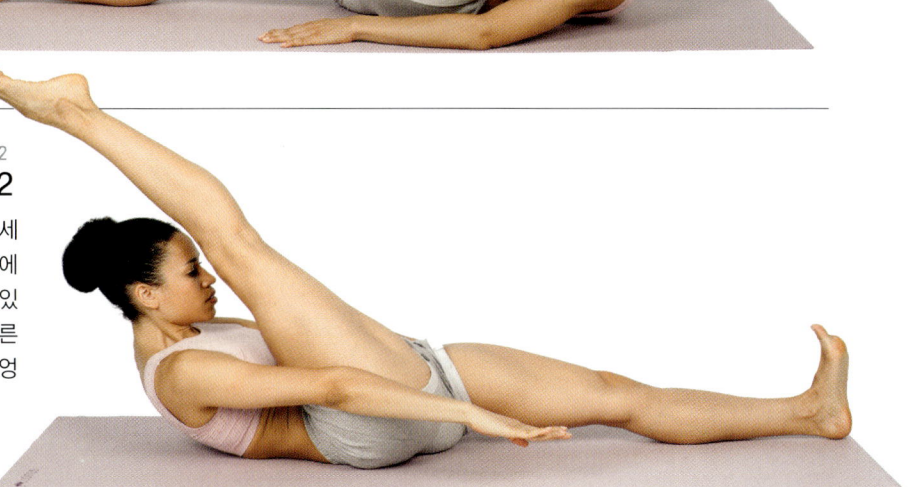

Reclining Poses 누워서 하는 자세

495

CORPSE POSE
송장 자세

올바른 동작
머리가 정렬을 이루도록 주의한다. 어깨에서 멀어지는 방향으로 머리를 당기고 머리가 기울어지면 안 된다. 무릎을 구부리고 발바닥을 바닥에 댄 상태에서 이 동작을 수련해 본다.

잘못된 동작
몸이 정렬되고 나면 움직이지 않는다. 근육에 힘을 주지 않는다.

사바사나(Savasana)는 머리를 안정시키고 스트레스를 완화시키며 몸을 이완시켜 주는 초급 동작이다. 강한 자세를 수련한 뒤 몸과 마음을 차분하게 가라앉혀줄 수 있는 이상적인 자세다. 송장 자세는 수련 후 회복 이완 자세이므로 특별한 외상이나 질환 상태가 아니라면 충분히 실시할 수 있는 휴식 단계다.

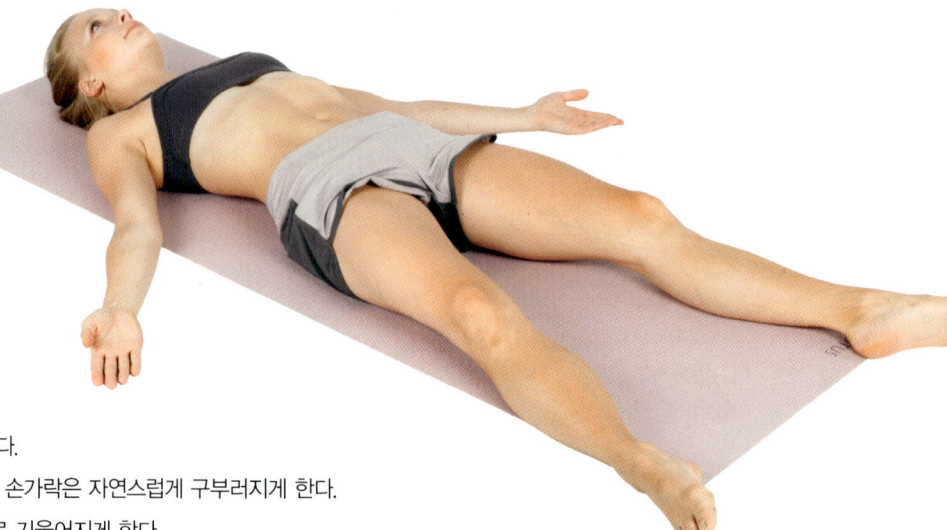

- 팔을 몸에서 조금 떨어지게 벌리고 반듯이 눕는다.
- 어깨와 쇄골을 펼쳐 손바닥이 위를 향하게 하고 손가락은 자연스럽게 구부러지게 한다.
- 발은 편안한 넓이로 벌리고 발가락은 바깥쪽으로 기울어지게 한다.
- 눈을 감고 신체 정렬과 고른 호흡에 집중하면서 몸을 편안하게 이완시킨다.

496 RECLINING LOTUS POSE
누워서 하는 연꽃 자세

송장 자세(#495)에서 왼발을 오른쪽 허벅지 위에 올리고 오른발을 왼쪽 무릎의 구부러진 부분에 끼워 넣어 연꽃 자세를 취한다. 등을 살짝 아치형으로 구부리면서 팔을 머리 위로 쭉 뻗는다. 이때 손바닥은 천장을 향하게 한다.

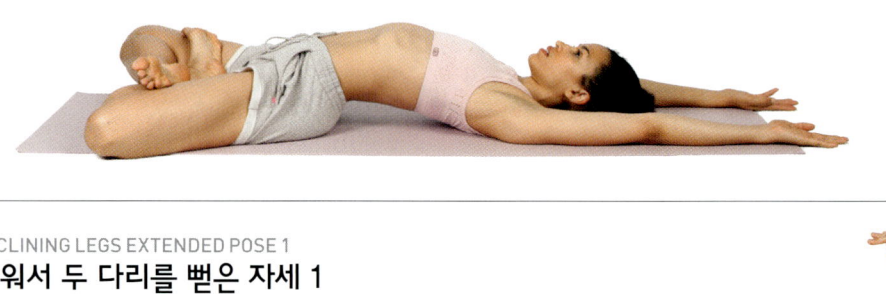

497 RECLINING LEGS EXTENDED POSE 1
누워서 두 다리를 뻗은 자세 1

송장 자세(#495)를 취한 다음 양다리를 엉덩이에서부터 들어 올려 위로 쭉 뻗는다. 발가락은 천장을 향하게 곧게 편다. 팔을 가슴 위에서 교차시키고 손목이 무릎과 동일한 선에 오도록 든다. 양손으로 기얀 무드라 자세를 취한다.

498 RECLINING LEGS EXTENDED POSE 2
누워서 두 다리를 뻗은 자세 2

송장 자세(#495)를 취한 다음 양다리를 위로 똑바로 들어 올리고 발목을 모은다. 이때 등이 구부러져 바닥에서 떨어지지 않게 하고 몸통은 천장을 향해 곧게 편 상태를 유지한다. 양팔을 위로 똑바로 뻗고 손가락은 천장을 향해 곧게 편다. 정확한 자세는 몸이 U자 형태가 된다.

499 HALF UPWARD FACING INTENSE STRETCH
다리를 반 접어 위를 향해 뻗은 강한 스트레칭 자세

송장 자세(#495)를 취한 다음 양다리를 들어 올리고 몸통 위로 기울여 발이 머리 위에 오게 한다. 양손으로 종아리 위쪽 뒤를 잡는다. 이 자세를 30초~1분 정도 유지한다.

500 UPWARD FACING WESTERN INTENSE STRETCH
위를 향한 강한 웨스턴 스트레칭 자세

다리를 반 접어 위를 향해 뻗은 강한 스트레칭 자세(#499)를 취한 다음 엉덩이를 바닥에서 들어 위로 굴려 등 아래쪽이 둥글게 구부러지게 한다. 동시에 양손을 발까지 내려 발등을 잡아 천천히 정강이를 얼굴 쪽으로 잡아 내린다.

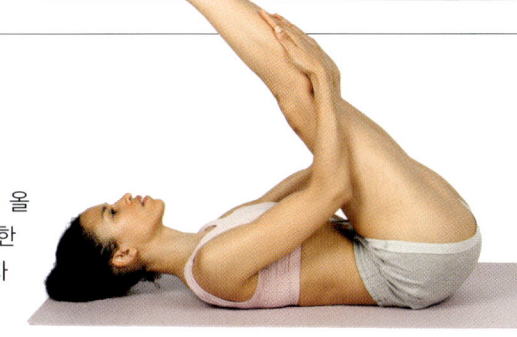
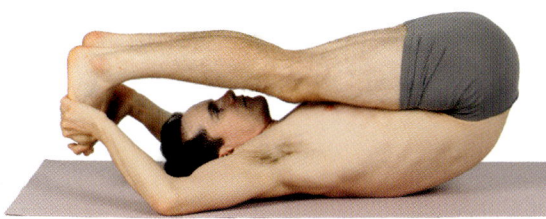

501 RECLINED HERO POSE
누워서 하는 영웅 자세

숩타 비라사나(Supta Virasana)는 엉덩이를 활짝 열어주고 무릎, 허벅지, 발목, 복부 근육을 스트레칭하기에 특히 좋은 동작이다.

- 무릎을 꿇고 종아리를 허벅지 바깥쪽 옆에 붙이고 발바닥은 위를 향하게 하여 앉는다.
- 몸통을 뒤로 천천히 기울이고 척추가 위를 향해 아치형으로 구부러지도록 한다.
- 어깨가 바닥에 닿으면 양팔을 위로 뻗고 손바닥은 하늘을 향하게 한다.
- 이 자세를 30초~1분 정도 유지한다.

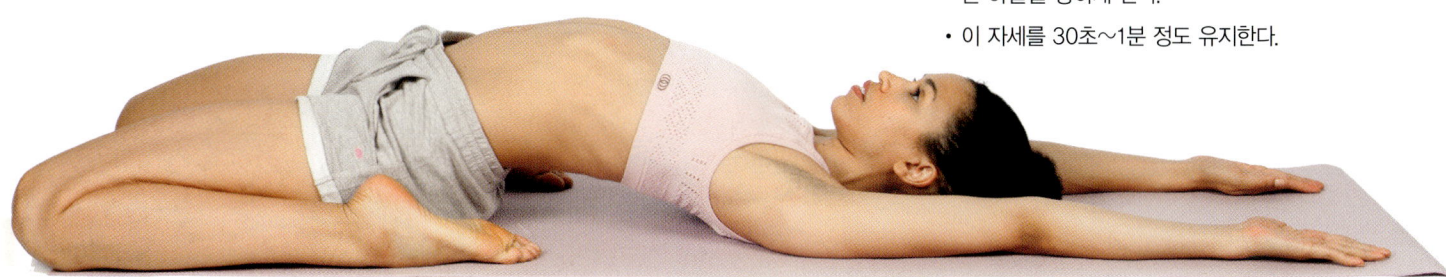

Reclining Poses 누워서 하는 자세

찾아보기

- 굵은 글씨: 주요 동작
- 숫자는 동작 번호가 아니라 쪽수입니다.

A

Accomplished One Pose 성취 자세의 변형 70
Accomplished Pose 성취 자세 149
Alternating Four Limbed Staff Pose
사지 막대 자세에서 교차하기 122
Angle Variation 1 몸을 기울이는 변형 자세 1 37
Angle Variation 2 몸을 기울이는 변형 자세 2 37
Ankles Crossed Extended 발목을 교차시켜 뒤로 뻗는 자세 81
Arms at Sides 팔을 옆에 붙인 자세 33
Arms Crossed 팔을 교차시키는 자세 52
Arms Raised 양팔을 들어 올리는 자세 19

B

Bed Pose 침대 자세 103
Bed Pose Arms Crossed 팔을 교차시킨 침대 자세 103
Big Toe Seated Angle Pose 엄지발가락을 잡는 박쥐 자세 73
Big Toes Pose 엄지발가락을 잡는 자세 165
Bird of Paradise 천국의 새 자세 21
Boat Pose 보트 자세 162
Both Arms Variation 양팔을 위로 뻗는 변형 자세 37
Both Hands to Foot Revolved 양손으로 발을 잡는 평각 자세 73
Both Hands to Legs Bound Revolved Child's Pose
양손으로 다리를 돌려 감은 아이 자세 63
Bound Angle Pose 나비 자세 66
Bound Angle Pose, Arms Extended Forward Bend
팔을 뻗어 몸을 앞으로 구부린 나비 자세 68
Bound Angle Pose, Bending Forward
앞으로 구부리는 나비 자세 67
Bound Angle Pose, Chin to Floor 턱을 바닥에 대는 나비 자세 69
Bound Angle Pose, Palms Together Overhead
손을 머리 위로 모은 나비 자세 69
Bound Angle Pose Reverse Prayer 뒤로 기도하는 나비 자세 68
Bound Angle Pose with Cow Face Hand Position
소 얼굴 자세 손을 한 나비 자세 68
Bound Angle Pose with Hands in Prayer
기도하는 나비 자세 67
Bound Extended Triangle 팔을 감은 삼각 자세 25
Bound Extended Variation 팔을 감은 변형 자세 38
Bound Half Moon 팔을 감은 반달 자세 27
Bound Half Spinal Twist 팔을 감은 반 척추 비틀기 167
Bound Hands Bound Angle Pose 팔을 감은 나비 자세 67
Bound Lord of the Dance Pose 팔을 감은 춤의 신 자세 117
Bound Revolved Extended Feet Spread
한 팔을 돌려 감고 다리를 벌린 자세 23
Bound Revolved Side Angle Pose
팔을 돌려 감고 옆으로 기울인 자세 39
Bound Revolved Son of Anjani
팔을 돌려 감은 안자니의 아들 자세 30
Bound Warrior 팔을 감은 전사 자세 28
Bow Pose 활 자세 88
Bow Pose Big Toe 1 양손으로 엄지발가락을 잡는 활 자세 1 90
Bow Pose Big Toe 2 양손으로 엄지발가락을 잡는 활 자세 2 91
Bow Pose Hand to Big Toe 한 손으로 엄지발가락을 잡는 활 자세 91
Bow Pose Hands to Foot Pose 양손으로 한 발을 잡는 활 자세 91
Bow Pose One Legged Raised 한 다리를 든 활 자세 89
Bow Pose Pointed Toes 발을 곧게 편 활 자세 89
Bow Pose Toes to Elbows 두 발을 팔꿈치에 대는 활 자세 90
Bow Pose with Underhand Grip 안쪽으로 잡는 활 자세 89
Bowing Deep Lunge 깊게 머리 숙인 자세 29
Bowing Reverse Prayer Warrior
머리를 숙이고 뒤로 기도하는 전사 자세 29
Bowing Warrior II 머리 숙인 전사 II 자세 31
Bowing Warrior II with Raised Bound Hands
손깍지를 들어 올리고 머리 숙인 전사 II 자세 31
Bowing with Respect Bird of Paradise
머리 숙여 인사하는 천국의 새 자세 35
Bowing with Respect Bird of Paradise Pose Preparation
머리 숙여 인사하는 천국의 새 자세 준비 35
Bowing with Respect Pose 1 머리 숙여 인사 자세 1 34
Bowing with Respect Pose 2 머리 숙여 인사 자세 2 35
Bridge Arms Overhead 양팔을 머리 위로 뻗는 다리 자세 93
Bridge Hands Bound Below 손깍지를 아래에 둔 다리 자세 93
Bridge Hands to Ankles 양손으로 발목을 잡는 다리 자세 94
Bridge Hands to Back 양손으로 등을 받치는 다리 자세 93
Bridge Pose 다리 자세 92
Bridge Pose Preparation 다리 자세 준비 93

C

Camel Extended Hands to Floor
양손으로 바닥을 짚는 낙타 자세 103
Camel Pose 낙타 자세 100
Camel Pose Preparation 낙타 자세 준비 101
Camel Raised Bound Hands
깍지 낀 손을 위로 들어 올린 낙타 자세 101
Chair Pose 의자 자세 17
Chaturanga 차투랑가 자세 124
Child's Pose 아이 자세 62
Child's Pose Hands to the Side 양손을 한쪽으로 뻗은 아이 자세 62
Child's Pose Palms Together 손바닥을 맞댄 아이 자세 63
Child's Pose Sideways 측면 아이 자세 63
Child's Pose with Extended Arms 양팔을 뻗은 아이 자세 62
Churning Pose 휘돌리기 자세 61
Cobra Pose 코브라 자세 82
Cobra Pose Hands to Knees 양손을 무릎에 댄 코브라 자세 82
Cobra Pose Legs Bound 1 다리를 감은 코브라 자세 1 83
Cobra Pose Legs Bound 2 다리를 감은 코브라 자세 2 83
Cobra Pose Legs Bound 3 다리를 감은 코브라 자세 3 83
Cobra Pose One Leg Up 한 다리를 든 코브라 자세 83
Cobra Pose Unsupported 몸을 지탱하지 않는 코브라 자세 83
Corpse Pose 송장 자세 186
Cow Face Arms Overhead
팔을 머리 위에서 교차시킨 소 얼굴 자세 155
Cow Face Balance 균형을 잡는 소 얼굴 자세 157
Cow Face Forward Bend 앞으로 구부린 소 얼굴 자세 156
Cow Face Hands to Feet 양손으로 발을 잡는 소 얼굴 자세 155
Cow Face Pose 소 얼굴 자세 154
Cow Face Prayer Hands 기도하는 소 얼굴 자세 156
Cow Face Side Bend 옆으로 기울인 소 얼굴 자세 156
Cow Face with Ganesha Mudra
가네샤 무드라 자세를 취한 소 얼굴 자세 155
Crane Pose 크레인 자세 139
Crane Pose Knees off Triceps
삼두근으로 무릎을 들어 올리는 기중기 자세 131
Crane Pose One Leg Extended 한 다리를 편 크레인 자세 139
Crow Pose 까마귀 자세 130

D

Double Compass Pose 이중 나침반 자세 165
Downward Dog Forehead to Ground
이마를 바닥에 댄 고개 숙인 개 자세 133
Downward Dog Hands Bound 손깍지 낀 고개 숙인 개 자세 133
Downward Dog Leg Extension
다리를 위로 뻗은 고개 숙인 개 자세 133
Downward Dog Supported 몸을 지탱하는 고개 숙인 개 자세 133
Downward Dog Tiptoes 발끝을 든 고개 숙인 개 자세 132
Downward Dog Wide Feet 다리를 넓게 벌린 고개 숙인 개 자세 132
Downward Dog with Bent Knee 무릎을 구부린 고개 숙인 개 자세 133
Downward Facing Dog 고개 숙인 개 자세 132

E

Ear Pressure Pose 귀 누르기 자세 133
Eastern Intense Stretch Pose 강한 이스턴 스트레칭 자세 141
Easy Boat Pose 1 편안한 보트 자세 1 163
Easy Boat Pose 2 편안한 보트 자세 2 163
Easy One Legged King Pigeon Pose
편안한 외발왕 비둘기 111
Easy Pose 편안한 자세 148
Easy Pose Embryo in Womb 자궁 속 태아 자세 149
Easy Pose Knees to Chest
가슴 쪽으로 무릎을 끌어당긴 편안한 자세 149
Easy Pose on Block 요가블록을 이용한 편안한 자세 149
Easy Pose Revolved 몸을 돌린 편안한 자세 149
Eight Angle Pose 팔각 자세 131
Eight Limbs Pose 팔지 자세 65
Equal Angle Pose 평각 자세 73
Equal Angle Pose Sideways 측면 평각 자세 73
Equilibrium Bound Angle 1 균형 잡힌 나비 자세 1 69
Extended Hand to Big Toe in Camel Pose
발을 잡는 낙타 자세 102
Extended Hand to Foot Pose 발 잡고 서기 자세 20
Extended Hand To Toe Pose In Shoulder Stand
발 잡고 서기 자세가 결합된 어깨로 서기 자세 137
Extended One Foot Pose 한 발 앞으로 들고 균형잡기 자세 21
Extended Puppy Pose 강아지 자세 64
Extended Side Angle Pose 옆으로 뻗는 자세 36
Extended Side Pose Preparation 옆으로 뻗는 자세 준비 36
Extended Side Triangle 측면 삼각 자세 23

F

Feet Spread Wide in Inverted Locust Pose
다리를 넓게 벌린 역 메뚜기 자세 65

Feet Wide Eastern Intense Stretch
발을 벌린 강한 이스턴 스트레칭 자세 141
Fierce Pose 1 맹수 자세 1   41
Fierce Pose 2 맹수 자세 2   41
Fighting Warrior II 전투하는 전사 II 자세 31
Fire Log Pose 장작 자세 70
Fire Log Pose Fingertips to Ground 손끝을 바닥에 댄 장작 자세 71
Fire Log Pose, Palms Together Overhead
손을 머리 위로 모은 장작 자세 71
Fish Intense Leg Pose 다리를 위로 뻗은 물고기 자세 105
Fish Intense Leg Stretch 강한 다리 스트레칭이 결합된 물고기 자세 105
Fish Pose 물고기 자세 104
Fish Pose in Lotus 연꽃 자세가 결합된 물고기 자세 105
Fish Pose Reverse Prayer 뒤로 기도하는 물고기 자세 105
Forehead to Shin 이마를 정강이에 대는 자세 75
Four Limbed Staff Pose 사지 막대 자세 125
Full Lotus Pose 연꽃 자세 158

H

Half Boat Pose 반 요트 자세 164
Half Bound Lotus Fish Pose
팔을 감은 반 연꽃 자세가 결합된 물고기 자세 105
Half Bound Lotus Half Moon Pose
팔을 감은 반 연꽃 자세가 결합된 반달 자세 27
Half Bound Lotus Pose 팔을 감은 반 연꽃 자세 27
Half Bow Pose 반 활 자세 97
Half Camel Pose 반 낙타 자세 103
Half Cow Face Western Intense Stretch Pose
반 소 얼굴 자세가 결합된 강한 웨스턴 스트레칭 자세 61
Half Eastern Intense Stretch Pose
반 강한 이스턴 스트레칭 자세 141
Half Feet Out 발을 벌린 반 전굴 자세 55
Half Feet Out Backhand 발을 벌리고 손등을 짚는 반 전굴 자세 55
Half Fish Pose 1 반 물고기 자세 1   104
Half Fish Pose 2 반 물고기 자세 2   104
Half Frog Bow Pose 활 자세가 결합된 반 개구리 자세 87
Half Frog Pose 1 반 개구리 자세 1   84
Half Frog Pose 2 반 개구리 자세 2   85
Half Lord of the Fishes Marichi Twist
반 물고기 신 자세가 결합된 현자 마리치 자세 167
Half Lord of the Fishes Marichi Twist Supported
반 물고기 신 자세가 결합된 몸을 지탱하는 현자 마리치 자세 167
Half Lotus 반 연꽃 자세가 결합된 전사 III 자세 33
Half Lotus Frog Pose 1 반 연꽃 자세가 결합된 반 개구리 자세 1   87
Half Lotus Frog Pose 2 반 연꽃 자세가 결합된 반 개구리 자세 2   87
Half Lotus One Hand One Leg
한 손으로 다리를 잡는 반 연꽃 자세 85
Half Lotus Pose 반 연꽃 자세 159
Half Moon in Prayer 기도하는 반달 자세 26
Half Moon Pose 반달 자세 26
Half Moon Preparation 반달 자세 준비 27
Half Moon Reverse Prayer 뒤로 기도하는 반달 자세 27
Half Standing Forward Bend 서서 하는 반 전굴 자세 50
Half Upward Facing Intense Stretch
다리를 반 접어 위를 향해 뻗은 강한 스트레칭 자세 187
Hand Position of Pose Dedicated to Garuda in Yoga Pose
가루다 자세의 손 동작 71
Hand to Foot Hand to Knee 발과 무릎을 잡는 자세 19
Hand to Foot Hand to Knee Toppling
발과 무릎을 잡고 앞으로 구부리는 자세 19

Hands Behind 손을 뒤에 놓는 전굴 자세 55
Hands Bound 등 뒤로 손깍지 자세 15
Hands Bound Revolved Fierce Pose 손깍지 낀 맹수 자세 42
Hands on Hips 양손을 엉덩이에 올리는 자세 31
Hands Over Heels 양손으로 발뒤꿈치를 잡는 자세 59
Hands to Ankles 발목을 잡는 전굴 자세 55
Hands to Ground 양손을 바닥에 놓는 자세 59
Hands Under Feet 양손을 발 아래 놓는 자세 52
Hand-to-Foot Variation 발 잡고 서기 자세의 변형 21
Hanumanasana Backbend 뒤로 기울이는 하누만아사나 자세 169
Hanumanasana Forward Bend
앞으로 구부리는 하누만아사나 자세 169
Happy Baby Pose 행복한 아기 자세 181
Head Stand 물구나무서기 자세 138
Head to Knee Gate Preparation 1
머리를 무릎에 대는 빗장 자세 준비 1   171
Head to Knee Gate Preparation 2
머리를 무릎에 대는 빗장 자세 준비 2   172
Head to Knee Pose 머리를 무릎에 대는 자세 172
Hero Pose 영웅 자세 150
Hero Pose Cat Tilt Forward Bend
앞으로 구부리는 고양이 자세가 결합된 영웅 자세 151
Hero Pose Dog Tilt Backbend
뒤로 기울이는 개 자세가 결합된 영웅 자세 152
Hero Pose Heart Opener 가슴을 여는 영웅 자세 153
Hero Pose Raised Bound Hands
손깍지를 들어 올리는 영웅 자세 152
Hero Pose Revolved 몸을 돌린 영웅 자세 153
Hero Pose, Knees Wide 무릎을 벌린 영웅 자세 153
Hero Scale Pose 저울 자세 152

I

Intense Extended Puppy Dog Pose 1
강하게 뻗는 강아지 자세 1   64
Intense Extended Puppy Dog Pose 2
강하게 뻗는 강아지 자세 2   64
Intense Side Stretch 강한 측면 스트레칭 자세 46
Intense Side Stretch Forehead to Shin
이마를 정강이에 대는 강한 측면 스트레칭 자세 47
Intense Side Stretch Hands to Foot
양손으로 발을 잡는 강한 측면 스트레칭 자세 47
Intense Side Stretch Hands to Leg
양손으로 다리를 잡는 강한 측면 스트레칭 자세 47
Intense Side Stretch Pose Arms Extended
팔을 뻗은 강한 측면 스트레칭 자세 24
Intense Side Stretch Pose Preparation
강한 측면 스트레칭 자세 준비 24
Intense Side Stretch Preparation 강한 측면 스트레칭 준비 47
Intense Stretch Pose 1 강한 스트레칭 자세 1   51
Intense Stretch Pose 2 강한 스트레칭 자세 2   51
Intense Stretch Pose 3 강한 스트레칭 자세 3   51
Intense Stretch Pose 4 강한 스트레칭 자세 4   52
Intense Wrist Stretch Revolved Hand Bound
강한 손목 스트레칭 자세 42
Inverted Locust Pose 역 메뚜기 자세 108
Inverted Shoulder Stand 역 어깨로 서기 자세 136

K

King Pigeon Arm Extended 팔을 쭉 뻗은 왕비둘기 자세 112
King Pigeon Pose Preparation 왕비둘기 자세 준비 169

Knee Plank to Side 무릎을 바닥에 댄 측면 널빤지 자세 128
Knees Crossed Camel Pose 무릎을 교차시키는 낙타 자세 102
Knees to Chest Pose 무릎을 가슴까지 끌어당기는 자세 178

L

Leg Contraction Knee Bend Pose
다리를 당겨 무릎을 구부리는 자세 139
Leg Contraction Pose 다리 당기기 자세 137
Leg Position of Pose Dedicated to Garuda
발 잡고 서기 자세가 결합된 어깨로 서기 자세 137
Leg to Side 옆으로 다리 들기 자세 21
Legs Crossed 다리를 교차시키는 자세 53
Little Bow Pose 작은 활 자세 89
Locust Hands Bound 손깍지 낀 메뚜기 자세 107
Locust Pose 1 메뚜기 자세 1   106
Locust Pose 2 메뚜기 자세 2   107
Locust Pose 3 메뚜기 자세 3   107
Locust Reverse Prayer 뒤로 기도하는 메뚜기 자세 107
Lord of the Dance Foot to Elbow
발을 팔꿈치에 댄 춤의 신 자세 116
Lord of the Dance Hands to Foot
양손으로 발을 잡는 춤의 신 자세 117
Lord of the Dance Knee Bent 무릎을 구부리는 춤의 신 자세 116
Lord of the Dance Pose 1 춤의 신 자세 1   114
Lord of the Dance Pose 2 춤의 신 자세 2   115
Lord of the Dance Preparation 춤의 신 자세 준비 115
Lotus Bound Hands Forward Bend
손깍지를 끼고 앞으로 구부린 연꽃 자세 161
Lotus Cobra Pose 연꽃 코브라 자세 83
Lotus Forward Bend 앞으로 구부린 연꽃 자세 161
Lotus Intense Extended Puppy Dog Pose
연꽃 자세가 결합된 강아지 자세 65
Lotus Pose Bound 팔을 감은 연꽃 자세 159
Lotus Pose Reverse Prayer 뒤로 기도하는 연꽃 자세 159
Lotus Thread the Needle 실을 바늘에 꿰는 자세 161
Lotus with Backward-Bound Hands 뒤로 손깍지 낀 연꽃 자세 160
Lotus with Palms to Ground 손바닥으로 바닥을 짚은 연꽃 자세 160
Lotus with Upward-Bound Hands 위로 손깍지 낀 연꽃 자세 160

M

Mermaid in Locust Pose 인어 자세가 결합된 메뚜기 자세 109
Monkey Pose 원숭이 자세 168
Monkey Pose Prayer Hands 기도하는 원숭이 자세 169
Mountain Pose 산 자세 14

O

One Big Toe Pose Dedicated to Sage Vasishta
엄지발가락을 잡는 현자 바시쉬타 자세 128
One Hand Bound Revolved Fierce Pose
한 손을 돌려 감은 맹수 자세 43
One Hand Four Limbed Staff Pose
한 손을 든 사지 막대 자세 125
One Hand One Legged Big Toe Pose 1
한 손으로 엄지발가락을 잡는 자세 1   85
One Hand One Legged Big Toe Pose 2
한 손으로 엄지발가락을 잡는 자세 2   86
One Hand One Legged Big Toe Pose 3
한 손으로 엄지발가락을 잡는 자세 3   86
One Hand One Legged Big Toe Pose 4
한 손으로 엄지발가락을 잡는 자세 4   86

One Hand Staff Pose 한 손을 든 마카라를 위한 막대 자세 123
One Handed Extended Four Limbed Staff Pose
한 손을 뻗은 사지 막대 자세 121
One Handed Upward Facing Bow Pose
한 손을 든 위를 향한 활 자세 97
One Knee Bent King Pigeon Pose
한쪽 무릎을 구부린 왕비둘기 자세 169
One Leg Staff Pose 한 다리를 든 마카라를 위한 막대 자세 123
One Leg Standing Crescent 한 다리로 서서 하는 초승달 자세 16
One Leg Stretched Upward 한 다리를 위로 뻗은 자세 34
One Legged Bridge Pose 1 한 다리를 든 다리 자세 1 94
One Legged Bridge Pose 2 한 다리를 든 다리 자세 2 95
One Legged Bridge Pose 3 한 다리를 든 다리 자세 3 95
One Legged Crow Pose 한 다리를 접은 까마귀 자세 131
One Legged Downward Facing Dog
한 다리를 든 고개 숙인 개 자세 75
One Legged Extended Four Limbed Staff Pose 1
한 다리를 뻗은 사지 막대 자세 1 121
One Legged Extended Four Limbed Staff Pose 2
한 다리를 뻗은 사지 막대 자세 2 121
One Legged Extended Four Limbed Staff Pose 3
한 다리를 뻗은 사지 막대 자세 3 121
One Legged Four Limbed Staff Pose
한 다리를 든 사지 막대 자세 125
One Legged Frog in Locust
개구리 자세가 결합된 메뚜기 자세 108
One Legged Half Eastern Intense Stretch Pose 1
한 다리를 접은 반 강한 이스턴 스트레칭 자세 1 142
One Legged Half Eastern Intense Stretch Pose 2
한 다리를 접은 반 강한 이스턴 스트레칭 자세 2 143
One Legged Head Stand 한 다리를 내린 물구나무서기 자세 138
One Legged Inverted Locust 한 다리를 든 역 메뚜기 자세 109
One Legged Inverted Pose 한 다리를 든 위를 향한 활 자세 98
One Legged King Pigeon Pose 1 외발 왕비둘기 자세 1 110
One Legged King Pigeon Pose 2 외발 왕비둘기 자세 2 111
One Legged King Pigeon Pose 3 외발 왕비둘기 자세 3 111
One Legged King Pigeon Pose 4 외발 왕비둘기 자세 4 112
One Legged King Pigeon Pose 5 외발 왕비둘기 자세 5 113
One Legged King Pigeon Pose 6 외발 왕비둘기 자세 6 113
One Legged King Pigeon Pose Preparation
외발 왕비둘기 자세 준비 113
One Legged on Forearm 한 다리로 짚고 팔뚝으로 지탱한 자세 143
One Legged Plow Pose 한 다리를 접은 쟁기 자세 135
One Legged Unsupported Whole Body Pose
가루다 자세의 다리 동작 137
One Legged Wind Relieving Pose
한 다리를 든 바람 빼기 자세 179

P

Pendant Pose 펜던트 자세 131
Plank Pose 널빤지 자세 120
Plank Pose Preparation 널빤지 자세 준비 120
Plow Bound Hands 손깍지 낀 쟁기 자세 135
Plow Modification 쟁기 자세의 변형 134
Plow Pose 쟁기 자세 134
Plow Pose Hands to Toes 발가락을 잡는 쟁기 자세 135
Pose Dedicated to Makara 마카라 자세 108
Pose Dedicated to Sage Vasishta 현자 바시쉬타 자세 127
Pose Dedicated to Sage Vishvamitra
현자 비쉬바미트라 자세 128

Pose Dedicated to the Goddess Arani 여신 아라니 자세 65
Pose of the Heavenly Spirits Preparation
천상의 영혼 자세 준비 112
Prayer Camel Pose 기도하는 낙타 자세 101

R

Raised Hips Extended 엉덩이를 들고 뒤로 뻗는 자세 79
Raised Inverted Locust Pose 다리를 들어 올린 역 메뚜기 자세 109
Reclined Hero Pose 누워서 하는 영웅 자세 187
Reclined One Legged Thunderbolt Pose
누워서 한 다리를 든 번개 자세 183
Reclined Star Pose 누워서 하는 별 자세 181
Reclining Big Toe Pose 1 누워서 엄지발가락을 잡는 자세 1 182
Reclining Big Toe Pose 2 누워서 엄지발가락을 잡는 자세 2 183
Reclining Big Toe Pose 3 누워서 엄지발가락을 잡는 자세 3 185
Reclining Half One Leg Extended Pose
누워서 한 다리는 뻗고 한 다리는 접은 자세 184
Reclining Hands to Leg Pose 1
누워서 양손으로 다리를 잡는 자세 1 183
Reclining Hands to Leg Pose 2
누워서 양손으로 다리를 잡는 자세 2 184
Reclining Hands to Leg Pose 3
누워서 양손으로 다리를 잡는 자세 3 184
Reclining Hands to Leg Pose 4
누워서 양손으로 다리를 잡는 자세 4 185
Reclining Leg Position of the Half Cow Face
누워서 하는 반 소 얼굴 자세의 다리 동작 177
Reclining Legs Extended Pose 1
누워서 두 다리를 뻗은 자세 1 186
Reclining Legs Extended Pose 2
누워서 두 다리를 뻗은 자세 2 187
Reclining Lord of the Fishes Pose 1
누워서 하는 물고기 신 자세 1 177
Reclining Lord of the Fishes Pose 2
누워서 하는 물고기 신 자세 2 177
Reclining Lotus Pose 누워서 하는 연꽃 자세 186
Reclining One Hand to Foot Pose 누워서 발을 잡는 자세 180
Reclining One Hand to Leg Pose
누워서 한 손으로 다리를 잡는 자세 185
Reclining One Leg Extended Pose 1
누워서 한 다리를 뻗은 자세 1 184
Reclining One Leg Extended Pose 2
누워서 한 다리를 뻗은 자세 2 185
Reclining Tree Pose 누워서 하는 나무 자세 180
Reclining Twist 누워서 비틀기 자세 176
Reclining Waist Pose 누워서 허리 비틀기 자세 177
Reclining Waist Pose Preparation
누워서 허리 비틀기 자세 준비 179
Reverse Child's Pose Dedicated to Garuda
가루다를 위한 역 아이 자세 63
Reverse Prayer 뒤로 기도하는 자세 15
Reverse Prayer Staff Pose 뒤로 기도하는 막대 자세 146
Reverse Warrior 역전사 자세 29
Revolved Boat Pose 몸을 돌린 보트 자세 165
Revolved Boat Pose Supported 몸을 돌려 지탱하는 보트 자세 164
Revolved Boat Pose with Prayer Hands
몸을 돌려 기도하는 요트 자세 164
Revolved Both Legs Bound Fierce Pose
양다리가 묶인 맹수 자세 43
Revolved Bound Fire Log Pose 1 팔을 돌려 감은 장작 자세 1 71

Revolved Bound Fire Log Pose 2 팔을 돌려 감은 장작 자세 2 71
Revolved Bound Triangle Pose 팔을 돌려 감은 삼각 자세 25
Revolved Cow Face Pose 몸을 돌린 소 얼굴 자세 157
Revolved Cow Face Side Bend
몸을 돌려 옆으로 기울인 소 얼굴 자세 157
Revolved Downward Dog 몸을 돌린 고개 숙인 개 자세 132
Revolved Extended 발 잡고 서서 몸을 돌린 자세 21
Revolved Fierce Pose 몸을 돌린 맹수 자세 41
Revolved Fierce Pose (Hands Behind Head)
양손을 머리 뒤에 댄 맹수 자세 43
Revolved Fire Log Pose 몸을 돌린 장작 자세 71
Revolved Four Limbed Staff Pose 몸을 돌린 사지 막대 자세 125
Revolved Half Feet Spread Out Intense Stretch Pose 1
발을 벌리고 몸을 돌린 반 전굴 자세 – 강한 스트레칭 자세 1 57
Revolved Half Feet Spread Out Intense Stretch Pose 2
발을 벌리고 몸을 돌린 반 전굴 자세 – 강한 스트레칭 자세 2 57
Revolved Hand to Foot Pose in Half Eastern Intense Stretch Pose
몸을 돌려 발을 잡는 반 강한 이스턴 스트레칭 자세 143
Revolved Hanumanasana 몸을 돌린 하누만아사나 자세 169
Revolved Hanumanasana Side Bend
몸을 돌려 옆으로 기울인 하누만아사나 자세 169
Revolved Head to Knee Pose 활 당기기 자세 170
Revolved Head to Knee Preparation 활 당기기 자세 준비 172
Revolved Intense Side Stretch Pose
몸을 돌린 강한 측면 스트레칭 자세 24
Revolved King Pigeon Preparation
몸을 돌린 왕비둘기 자세 준비 169
Revolved Leg to Side Pose Dedicated to Sage Vasishta
다리를 옆으로 돌린 현자 바시쉬타 자세 127
Revolved Lotus Pose 몸을 돌린 연꽃 자세 161
Revolved Pose 몸을 감는 자세 173
Revolved Pose Dedicated to Yogi Shankara
몸을 돌린 요기 샨카라 자세 42
Revolved Prayer Hands 몸을 돌려 기도하는 자세 25
Revolved Reclining Hand to Foot Pose
몸을 돌려 누워서 발을 잡는 자세 177
Revolved Side Angle Pose 몸을 돌려 옆으로 기울인 자세 39
Revolved Side Angle Preparation
몸을 돌려 옆으로 기울인 자세 준비 38
Revolved Side Child's Pose 몸을 옆으로 돌린 아이 자세 63
Revolved Side Twisting 몸을 돌린 측면 비틀기 자세 49
Revolved Son of Anjani in Prayer
몸을 돌려 기도하는 안자니의 아들 자세 30
Revolved Triangle Pose 몸을 돌린 삼각 자세 23
Revolved Universal All-Encompassing Diamond Pose
몸을 돌린 만물을 아우르는 다이아몬드 자세 176
Rising Standing 다리 올리고 서기 자세 21
Rooster Pose 수탉 자세 131

S

Sage Marichi Preparation 1 현자 마리치 자세 준비 1 167
Sage Marichi Preparation 2 현자 마리치 자세 준비 2 167
Sage Marichi Supported Hand to Ankle
발목을 잡고 몸을 지탱하는 현자 마리치 자세 167
Sage Marichi's Pose 1 현자 마리치 자세 1 166
Sage Marichi's Pose 2 현자 마리치 자세 2 167
Seated Angle Pose 앉은 모양의 물구나무서기 자세 139
Seated Forward Bend 앉아서 하는 전굴 자세 58
Seated Forward Bend Half Bound Lotus
팔을 감은 반 연꽃 자세가 결합된 앉아서 하는 전굴 자세 60

Seated Forward Bend Prayer
앉아서 하는 기도하는 전굴 자세 59
Seated Gate Pose 앉아서 하는 빗장 자세 171
Seated Gate Pose with Bent Elbows
팔꿈치를 구부린 앉아서 하는 빗장 자세 173
Seated Gate Stretch
앉아서 하는 빗장 자세가 결합된 스트레칭 자세 173
Seated Half Bound Half Hero Pose
앉아서 몸을 반 감는 반 영웅 자세 171
Seated Half Bound Twist 앉아서 몸을 반 감는 비틀기 자세 172
Seated Head to Knee Pose 앉아서 머리를 무릎에 대는 자세 61
Shivalinga 쉬바링가 자세 133
Shivas Vigorous Cycle of Life 시바의 활기찬 생명 순환 자세 16
Shoulder Stand 어깨로 서기 자세 **136**
Shoulder Stand Hands Bound 손깍지 낀 어깨로 서기 자세 137
Shoulder Stand Supported One Leg
몸을 지탱하지 않는 어깨로 서기 자세 137
Shoulder Stand Supported One Leg
한 다리로 몸을 지탱하는 어깨로 서기 자세 137
Shoulder Stand Unsupported Hand to Calf
몸을 지탱하지 않고 종아리를 잡는 어깨로 서기 자세 137
Shoulder Stand Unsupported Pose
한 다리로 하는 전신 자세 137
Side Crow Pose 1 측면 까마귀 자세 1 130
Side Crow Pose 2 측면 까마귀 자세 2 131
Side Plank 측면 널빤지 자세 **126**
Side Plank Support with Arm Extended
팔을 뻗고 몸을 지탱하는 측면 널빤지 자세 129
Side Plank Supported 몸을 지탱하는 측면 널빤지 자세 129
Side Plank Supported with Top Bent Knee
무릎을 굽힌 몸을 지탱하는 측면 널빤지 자세 129
Side Stretch Hands Bound and Raised
손깍지 끼고 들어 올린 측면 스트레칭 자세 49
Side Stretch Hands Down 양손을 내린 측면 스트레칭 자세 48
Side Stretch Prayer Behind Leg
다리 뒤에서 기도하는 측면 스트레칭 자세 48
Side Stretch Revolved Prayer
몸을 돌려 기도하는 측면 스트레칭 자세 48
Sideways Bound Angle Pose 측면 나비 자세 68
Sideways Bow Pose 측면 활 자세 90
Sideways Easy Pose 측면 편안한 자세 149
Sideways Hands Bound 손깍지 낀 측면 늘이기 자세 15
Sideways Intense Stretch 강한 측면 스트레칭 자세 53
Sideways Reclining Angle Pose
누워서 다리를 옆으로 벌린 자세 177
Sideways Reclining Leg Position of the Pose Dedicated to Garuda
누워서 하는 가루다 자세의 다리 동작 177
Spinal Twist 척추 비틀기 자세 167
Staff Pose 막대 자세 **146**
Staff Pose Dedicated to Makara 마카라를 위한 막대 자세 122
Staff Pose Heart to Sky 1 가슴이 하늘을 향한 막대 자세 1 147
Staff Pose Heart to Sky 2 가슴이 하늘을 향한 막대 자세 2 147
Staff Pose Leg to Side 다리를 옆으로 돌린 막대 자세 125
Staff Pose Revolved 몸을 돌린 막대 자세 147
Staff Pose Revolved One Hand
몸을 돌린 마카라를 위한 막대 자세 123
Staff Pose Revolved One Hand Extended
한 손을 뻗고 몸을 돌린 막대 자세 122
Staff Pose Revolved with Arm Extended
몸을 돌려 팔을 뻗은 막대 자세 147

Staff Pose Revolved, Hand to Ankle
몸을 돌려 발목을 잡은 막대 자세 147
Standing Bound Unsupported
몸을 지탱하지 않고 서서 팔을 감는 자세 75
Standing Crescent 서서 하는 초승달 자세 16
Standing Extended Variation 서서 다리를 위로 뻗는 변형 자세 75
Standing Forward Bend 서서 하는 전굴 자세 50
Standing Half One Leg Stretch 서서 한 다리를 늘이는 자세 75
Standing Hands to Floor Pose
서서 양손으로 바닥을 짚는 자세 74
Standing Split Pose 서서 다리를 벌리는 자세 **74**
Standing Unsupported 몸을 지탱하지 않고 서는 자세 75
Sun Salutation Backbend 뒤로 기울이는 태양 경배 자세 17
Sun Salutation Bound Backbend
손깍지 끼고 뒤로 기울이는 태양 경배 자세 17
Superman Pose 슈퍼맨 자세 108
Supported Boat Pose 1 몸을 지탱하는 보트 자세 1 163
Supported Boat Pose 2 몸을 지탱하는 보트 자세 2 164
Supported One Leg Straight Up
몸을 지탱하고 한 다리를 똑바로 뻗는 자세 34
Svastika Legs 스바스티카 다리 자세 139

T

Tadasana Pose 타다사나 자세 16
Three Limbed Face to Foot Pose
얼굴을 다리에 대는 삼지 자세 60
Tiptoe Arms Extended Variation
발끝을 들고 양팔을 위로 뻗는 변형 자세 38
Tiptoe Bridge Pose 발끝을 드는 다리 자세 94
Tiptoe Half Eastern Intense Stretch Pose
발끝을 든 반 강한 이스턴 스트레칭 자세 142
Tiptoe Half Feet Spread Out Intense Stretch Pose
발을 벌리고 발끝을 드는 반 전굴 자세 – 강한 스트레칭 자세 57
Tiptoe Hero Arms Extended
발끝을 들고 양팔을 뻗은 영웅 자세 151
Tiptoe Hero Pose 발끝을 든 영웅 자세 151
Tiptoe Intense Pose 1 발끝을 든 강한 스트레칭 자세 1 53
Tiptoe Intense Pose 2 발끝을 든 강한 스트레칭 자세 2 53
Tiptoe One Legged Bridge Pose
발끝을 들고 한 다리로 하는 다리 자세 95
Tiptoe Variation 발끝을 드는 변형 자세 37
Tiptoe Warrior 발끝을 드는 전사 자세 29
Tree Pose 나무 자세 **18**
Tree Pose in Pose Dedicated to Sage Vasishta
나무 자세가 결합된 현자 바시쉬타 자세 127
Tree Pose Reverse Prayer 뒤로 기도하는 나무 자세 18
Tree Variation Half Bound Upward
팔을 반 감고 위를 향한 나무 자세 19
Tree Variation Revolved Half Bound
팔을 반 감아 돌린 나무 자세 18
Tree Variation Side Bending 옆으로 구부리는 나무 자세 19
Triangle Pose 삼각 자세 **22**
Triangle Pose Variation 삼각 자세의 변형 23
Twisting Chair Pose 의자 비틀기 자세 **40**
Two Handed Arm Balance 양팔로 균형을 잡는 자세 131
Two Hands Revolved 양손을 돌리는 자세 60

U

Uneven Legs Tiptoe Intense Pose
한쪽 발끝을 든 강한 스트레칭 자세 49

Unsupported One Leg Straight Up
몸을 지탱하지 않고 한 다리를 똑바로 뻗는 자세 34
Unsupported Upward Salute Pose
몸을 지탱하지 않고 위를 향해 경배하는 자세 102
Upward Bow Bound Arms Tiptoes
손깍지 끼고 발끝을 든 위를 향한 활 자세 99
Upward Bow Bound Wheel Pose 손깍지 낀 바퀴 자세 99
Upward Bow Head and Elbows to Ground
머리와 팔꿈치를 바닥에 댄 위를 향한 활 자세 98
Upward Bow Head and Elbows to Ground Tiptoes
머리와 팔꿈치를 바닥에 대고 발끝을 든 위를 향한 활 자세 98
Upward Bow Inverted Tiptoe 발끝을 위를 향한 활 자세 97
Upward Bow Legs Inverted 다리를 뻗은 위를 향한 활 자세 99
Upward Bow Pose Head to Ground
머리를 바닥에 댄 위를 향한 활 자세 97
Upward Extended 위로 다리 뻗기 자세 21
Upward Facing Bow Pose 위를 향한 활 자세 **96**
Upward Facing Dog 고개를 든 개 자세 **78**
Upward Facing Dog Bent Knee
무릎을 구부린 고개를 든 개 자세 81
Upward Facing Dog Extended 뒤로 뻗는 고개를 든 개 자세 79
Upward Facing Dog One Legged Connected
한 다리를 접는 고개를 든 개 자세 81
Upward Facing Dog Reaching
팔을 위로 뻗친 고개를 든 개 자세 79
Upward Facing Dog Sideways 고개를 든 측면 개 자세 80
Upward Facing Dog Tiptoes 발끝을 들고 고개를 든 개 자세 80
Upward Facing Plank 위를 향한 널빤지 자세 **140**
Upward Facing Western Intense Stretch
위를 향한 강한 웨스턴 스트레칭 자세 187
Upward Lotus Pose 위를 향한 연꽃 자세 139
Upward Salute 양손을 위로 향한 경배 자세 15
Upward-Facing Dog with Uneven Legs
한쪽 다리를 든 고개를 든 개 자세 79

W

Warrior I Backbend 뒤로 기울이는 전사 I 자세 28
Warrior I Open Chest 가슴을 여는 전사 I 자세 29
Warrior I Pose 전사 I 자세 **28**
Warrior II Pose 전사 II 자세 **30**
Warrior III Pose 전사 III 자세 **32**
Warrior Reverse Prayer 뒤로 기도하는 전사 자세 33
Water Grove Pose 수초 자세 65
Water Grove Pose Hands Bound 손깍지 낀 수초 자세 65
Western Intense Stretch Pose 강한 웨스턴 스트레칭 자세 59
Wide Angle Seated Arms Extended 양팔을 뻗은 박쥐 자세 73
Wide Angle Seated Bend 박쥐 자세 **72**
Wide Angle Seated Hands Bound Raised
손깍지를 들어 올린 박쥐 자세 73
Wide Angle Seated Reverse Prayer
뒤로 기도하는 박쥐 자세 73
Wide Legged Forward Bend 다리를 벌린 전굴 자세 **54**
Wide Legged Intense Stretch Pose 1
다리를 벌린 강한 스트레칭 자세 1 56
Wide Legged Intense Stretch Pose 2
다리를 벌린 강한 스트레칭 자세 2 56
Wide Legged Intense Stretch Reverse Prayer Hands
다리를 벌리고 뒤로 기도하는 강한 스트레칭 자세 56
Wind Relieving Pose 바람 빼기 자세 179
Wrapped Arms 팔을 감싼 자세 33

역자소개

김성원
(사)한국치유요가협회 회장
자연치유학(요가치유 전공) 박사
요가 테라피스트

김지선
중원대학교 스포츠산업 전공 조교수
한국유화학회 건강과학 분과위원장
한국운동생리학회 이사

최정심(Ria)
아시안요가연맹 심판위원
대한요가스포츠연맹 이사
대한체육회 대한요가회 이사

정준익
리발란스체형컨트롤기법센터 대표
(사)한국치유요가협회 연수위원장
중국 심양의과대학 해부연수 수료

샤나 조연정
(사)한국치유요가협회 이사
샤나필라테스 요가 대표
테라피랩(T-lab) 연구소장

Credits

Photography
Naila Ruechel

PhotographyAssistant
Finn Moore

Models
Natasha Diamond-Walker
Jessica Gambellur
Lloyd Knight
Daniel Wright

Additional Photography
Page 7 Bychykhin Olexandr/Shutterstock.com
Page 9 palawat744/Shutterstock.com
Pages 12–13 kudla/Shutterstock.com
Pages 44–45 May_Chanikran/Shutterstock.com
Pages 76–77 zhu difeng/Shutterstock.com
Pages 118–119 DR Travel Photo and Video/Shutterstock.com
Pages 144–145 Olga Danylenko/Shutterstock.com
Pages 174–175 Yuttana Jaowattana/Shutterstock.com

Illustration
All anatomical illustrations by Hector Diaz/3DLabz Animation Limited
Full-body anatomy and Insets by Linda Bucklin/Shutterstock.com